现代著名老中医名著重刊丛书·〈第三辑〉

温病纵横

赵绍琴　胡定邦　刘景源　编著

人民卫生出版社

图书在版编目(CIP)数据

温病纵横/赵绍琴等编著. —北京:人民卫生出版社,2006.12

(现代著名老中医名著重刊丛书　第三辑)

ISBN 978-7-117-08240-2

Ⅰ. 温…　Ⅱ. 赵…　Ⅲ. 温病　Ⅳ. R254.2

中国版本图书馆 CIP 数据核字(2006)第 140416 号

门户网:	www. pmph. com	出版物查询、网上书店
卫人网:	www. ipmph. com	护士、医师、药师、中医师、卫生资格考试培训

现代著名老中医名著重刊丛书

第三辑

温 病 纵 横

编　　著: 赵绍琴　胡定邦　刘景源
出版发行: 人民卫生出版社(中继线 010-59780011)
地　　址: 北京市朝阳区潘家园南里 19 号
邮　　编: 100021
E - mail: pmph @ pmph. com
购书热线: 010-67605754　010-65264830
010-59787586　010-59787592
印　　刷: 三河市潮河印业有限公司
经　　销: 新华书店
开　　本: 850×1168　1/32　**印张:** 12.25
字　　数: 303 千字
版　　次: 2006 年 12 月第 1 版　2024 年 3 月第 1 版第 13 次印刷
标准书号: ISBN 978-7-117-08240-2/R・8241
定　　价: 23.00 元
打击盗版举报电话: 010-59787491　E-mail: WQ @ pmph. com
(凡属印装质量问题请与本社销售中心联系退换)

出版说明

自 20 世纪 60 年代开始，我社先后组织出版了一批著名老中医经验整理著作，包括医论医话等。半个世纪过去了，这批著作对我国近代中医学术的发展产生了积极的推动作用，整理出版著名老中医经验的重大意义正在日益彰显，这些著名老中医在我国近代中医发展史上占有重要地位。他们当中的代表如秦伯未、施今墨、蒲辅周等著名医家，既熟通旧学，又勤修新知；既提倡继承传统中医，又不排斥西医诊疗技术的应用，在中医学发展过程中起到了承前启后的作用。这批著作均成于他们的垂暮之年，有的甚至撰写于病榻之前，无论是亲自撰述，还是口传身授，或是其弟子整理，都集中反映了他们毕生所学和临床经验之精华，诸位名老中医不吝秘术、广求传播，所秉承的正是力求为民除瘼的一片赤诚之心。诸位先贤治学严谨，厚积薄发，所述医案，辨证明晰，治必效验，不仅具有很强的临床实用性，其中也不乏具有创造性的建树；医话著作则娓娓道来，深入浅出，是学习中医的难得佳作，为近世不可多得的传世之作。

由于原版书出版的时间已久，已很难见到，部分著作甚至已成为学习中医者的收藏珍品，为促进中医临床和中医学术水平的提高，我社决定将一批名医名著编为《现代著名老中医名著重刊丛书》分批出版，以飨读者。

第一辑收录 13 种名著：

《中医临证备要》
《施今墨临床经验集》
《蒲辅周医案》
《蒲辅周医疗经验》
《岳美中论医集》
《岳美中医案集》
《郭士魁临床经验选集——杂病证治》
《钱伯煊妇科医案》
《朱小南妇科经验选》
《赵心波儿科临床经验选编》
《赵锡武医疗经验》
《朱仁康临床经验集——皮肤外科》
《张赞臣临床经验选编》

第二辑收录 14 种名著：

《中医入门》
《章太炎医论》
《冉雪峰医案》
《菊人医话》
《赵炳南临床经验集》
《刘奉五妇科经验》
《关幼波临床经验选》
《女科证治》
《从病例谈辨证论治》
《读古医书随笔》
《金寿山医论选集》
《刘寿山正骨经验》
《韦文贵眼科临床经验选》
《陆瘦燕针灸论著医案选》

第三辑收录 20 种名著：

《内经类证》
《金子久专辑》
《清代名医医案精华》
《陈良夫专辑》
《清代名医医话精华》
《杨志一医论医案集》
《中医对几种急性传染病的辨证论治》
《赵绍琴临证 400 法》
《潘澄濂医论集》
《叶熙春专辑》
《范文甫专辑》

《临诊一得录》　　　　　　　　《妇科知要》

《中医儿科临床浅解》　　　　　《伤寒挈要》

《金匮要略简释》　　　　　　　《金匮要略浅述》

《温病纵横》　　　　　　　　　《临证会要》

《针灸临床经验辑要》

这批名著原于20世纪60年代前后至80年代初在我社出版，自发行以来一直受到读者的广泛欢迎，其中多数品种的发行量都达到了数十万册，在中医界产生了很大的影响，对提高中医临床水平和中医事业的发展起到了极大的推动作用。

为使读者能够原汁原味地阅读名老中医原著，我们在重刊时采取尽可能保持原书原貌的原则，主要修改了原著中疏漏的少量印制错误，规范了文字用法和体例层次，在版式上则按照现在读者的阅读习惯予以编排。此外，为不影响原书内容的准确性，避免因换算造成的人为错误，部分旧制的药名、病名、医学术语、计量单位、现已淘汰的检测项目与方法等均未改动，保留了原貌。对于犀角、虎骨等现已禁止使用的药品，本次重刊也未予改动，希冀读者在临证时使用相应的代用品。

人民卫生出版社

2006年11月

凡例

一、本书将温病分为温热病和湿热病两大类型，以卫气营血辨证作为温热病的辨证纲领；三焦辨证作为湿热病的辨证纲领，分别论述其证治。卫气营血辨证从横的方面标明了温热病由浅入深的传变层次；三焦辨证从纵的方面概括了湿热病由上至下的传变途径。因而，本书命名为《温病纵横》。

二、本书分为上、中、下、附四篇。

1. 上篇为总论部分。论述温病的概念、特点；温病与伤寒的关系；温病的病因、病机及治法；温病的分类及辨证纲领；温病学说的形成和发展等内容。

2. 中篇为各论部分。第一章论述温病的概念及证候特点，辨证纲领，治疗原则及治疗禁忌，并以卫气营血辨证为纲领，分别介绍卫分、气分、营分、血分四类证候的证治；第二章论述湿热病的概念及证候特点，辨证纲领，转归，治疗原则及治疗禁忌，并以三焦辨证为纲领，分别介绍上焦、中焦、下焦三类证候的证治。在每一证型后，尽可能选录古代文献加以印证，并附以按语，以利读者理解原文。中篇所选录文献资料，以《温病条辨》一书为主。

我们还在某些证型后面选录了一些有关治验医案及名老中医经验，以供读者参考。所选医案，除署名者外，均为赵绍琴医案。

3. 下篇为名篇选按部分。从《温热经纬》一书中全文选入的有《叶香岩外感温热篇》、《陈平伯外感温病篇》、《薛生白湿热病篇》三篇温病学重要文献，分条加以按语。

4. 附篇为赵绍琴温病论文选，选录了三篇有关温病学的专题论文，以供读者阅读古代文献及临床参考。

三、本书所引用的文献资料，大部分来源于《温病条辨》、《温热经纬》、《时病论》、《重订通俗伤寒论》等几部温病学主要著作。凡引录原文，悉注明出处，以便读者查阅。

四、本书所选方剂，尽量选用众所周知的常用方。每方之后皆注明来源。因书中方剂皆引自古代文献，为保持原貌，剂量一律沿用旧制，临床使用时可根据比例换算为公制。某些方剂原书未注明剂量，我们根据临床用量代为补入，凡此类方剂，皆于方后加注说明。验案中的方剂剂量，一律采用公制，为求得统一，某些验案中原方是用旧制者，亦一律换算成公制。

五、书中某些方剂，临床应用时，宜根据病情，适当加减药味，我们谨将个人临床经验，附于其方论中，以供读者参考。

书中所引用之古代文献，我们认为某些地方有舛讹不实之处，谨就个人体会在按语中加以说明。

目录

上篇　总　　论

中篇　各　　论

下篇 名篇选按

附篇　赵绍琴温病论文选

上篇 总论

第一章 概 说

一、温病和温病学的概念

温病是外感四时温热或湿热邪气所引起的，以急性发热为主要临床特征的多种急性热病的总称。它主要包括多种感染性疾病（其中包括多种急性传染病）。还有某些急性热病，如中暑等，虽非感染性疾病，但因其具有温病的特征，也属于温病的范畴。

温病学就是专门研究温病的病因、病理、发展变化规律及辨证论治的一门学科，它对多种急性热病的辨证论治，都具有很大的指导意义。

二、温病的特点

温病虽然包括多种证候，其临床表现亦不尽相同，但是它们在某些方面具有共同的特点，概括起来可分为四个方面。

1. 因外感温热或湿热邪气而发病　温病是外感性疾病，其病种虽多，但总起来说，病因不外温热邪气或湿热邪气两类。

2. 具有特殊的临床表现　温病是外感热性病，具有不同于其他疾病的特殊临床表现。概括起来说，温热病主要表现为起病急、传变快、变化多、热象偏重、易伤津液等特点；湿热病多表现为身热不扬、气机阻滞、水液代谢失常、脾胃运化功能障碍、病势缠绵难愈等特点。

3. 具有明显的季节性、地域性　温病与内伤杂病不同，其发病多与季节密切相关。如：春季气候温暖，易发生温热病；而雨湿季节则往往多发生湿热病。因为温病的发生具有明显的季节性，所以又有“时令病”之称。

我国疆域辽阔，各地气候特点及自然环境不同，因而对某些温病的发生有直接影响。如：湿热病多发于江南水乡，而西北高原干旱地区则较少。

4. 大多具有传染性　温病是外感时令之邪为患，邪气自口鼻而入，侵袭人体。一人受病之后，可以通过呼吸或接触、再由口鼻传染他人。某些温病如瘟疫等，甚至可以造成大面积流行。

三、温病与伤寒的关系

温病与伤寒是两类性质不同的外感热性病。因其性质不同，所以临床证候和治疗原则有着很大的区别，但因其均属外感病范畴，所以二者又有着密切的关系。在古代，伤寒有广义与狭义之分。所谓“广义伤寒”，是一切外感热性病的统称，其中也包括了温病，如《素问·热论》说：“今夫热病者，皆伤寒之类也。”这种说法，是把所有外感热性病皆划入伤寒的范畴，其“伤寒”一词，即指广义伤寒。所谓“狭义伤寒”，是专指外感风寒邪气所引起的疾病，它与外感温热或湿热邪气所引起的温病是性质不同的两类外感病。《难经·五十八难》说：“伤寒有五，有中风、有伤寒、有湿温、有热病、有温病。”其中“伤寒有五”的伤寒，是指广义伤寒，它既包括了外感风寒邪气所引起的中风、伤寒，也包括了外感温热或湿热邪气所引起的湿温、热病、温病。而五种之一的伤寒，又是专指外感风寒邪气所引起的狭义伤寒，是外感热性病中的一个种类，它与温病虽同属广义伤寒的范畴，但二者性质不同。总起来说，温病可以统属于广义伤寒的范畴之内，而它与狭义伤寒又是外感病中性质不同的两大类别。

在东汉以前，祖国医学对外感病的研究，侧重于伤寒方面。特别是东汉末年张仲景的著作《伤寒杂病论》问世以后，确立了伤寒病的辨证论治体系，对后世产生了深远的影响，逐渐形成了以研究伤寒病为主的伤寒学派。而在这一时期，对温病的论述却较少。随着时代的发展，经过历代医家的不断探求和研究，祖国医学对温病的认识日渐深刻。特别是明、清时期，经过吴又可、叶天士、吴鞠通等温病学家的努力，确立了温病的辨证论治体系，形成了与伤寒学派相辅相成的温病学派。从而，使祖国医学对外感热性病的认识更臻全面、完善。

我们研究温病学的目的，就是要探讨温病的病因、病理、发展变化规律及辨证论治原则。因此，首先要了解温病与伤寒这两类性质不同的外感病之间的异同，只有掌握了这两个不同的概念，才能更好地掌握温病学的内容。

温病和伤寒都是因外感自然界的邪气干扰了人体正常生理功能，导致人体动态平衡的破坏而发生的外感热性病。温病和伤寒因感受的邪气性质不同，对人体的损害各有不同，所以温病和伤寒在不同阶段的病机及临床症状又有不同，其治疗方法亦因之不同。如温病初起，是风热邪气从口鼻而入，首先侵袭手太阴肺经，导致肺失宣降，卫外失司，临床症状有发热、微恶风寒，无汗或少汗，头痛、咳嗽、咽红或痛或肿，口微渴，舌边尖红，脉不缓不紧而浮数等肺卫证候，治用辛凉清解方法，以疏风清热；而伤寒初起，是风寒邪气从皮毛而入，侵袭足太阳膀胱经，病因是寒邪束表，表阳被郁，故临床见证是恶寒重、发热、头痛、一身关节疼痛，口不渴、舌苔薄白而滑润，脉浮紧等表寒证，治疗必须用辛温发汗法以解除肌表之寒邪。

温病是风热温邪从口鼻而入；伤寒是风寒侵袭足太阳膀胱经。温病是热邪故治用辛凉清解，而伤寒是风寒束表当用辛温解表法，以解除表闭而要汗出。温病是温热邪气直入于里，所以它的特点是传变快、变化多、伤阴分而易出现痉厥神昏或吐衄、发斑等危重证候；伤寒乃是寒邪从表化热入里，因其有寒邪化热之过程，故传变较温病为慢，正如叶天士所说："盖伤寒之邪留恋在表，然后化热入里，温邪则热变最速。"

因温病伤寒均属外感性疾病，所以二者在发病初起和发展过程中在某一阶段中可能有近似之处，因为温病是热邪从口鼻而入，未侵皮表，故以咽红、咳嗽、口渴、脉数为主；而伤寒是寒邪束表，表气闭郁，故以恶寒、体痛、脉紧为主。虽然全是外邪侵袭，都有恶寒、发热、头痛等症状，一定注意本质的区别及发展的不同。

第二章　温病的病因、病机及治法

一、温病的病因

温病是外感性疾病。其发病原因，主要与人体防御机能正常与否及外界致病因素有关。

人体的防御机能，取决于人体的正气，它是温病发生与否的内在决定因素。在人体正气充盛时，对外界致病因素有充足的抵抗力，因此，温病就不容易发生，正如《素问遗篇·刺法论》所说："正气存内，邪不可干。"若人体正气不足，或致病因素过于强盛，超过了人体的防御能力，则易导致温病的发生，正如《素问·评热病论》所说："邪之所凑，其气必虚。"

温病的发生，具有明显的季节性，其发病与四时气候特点密切相关。引起温病发生的外界致病因素，一般认为有六淫、温毒、疫疠等邪气。

四时气候特点虽然各不相同，六淫邪气的性质也各自有异，但其侵犯人体，皆可从阳化热，而导致温病的发生。一般说来，温病的病因可以分为五种。

1. 风热邪气　风性主动，无处不到，四季皆有，六淫邪气致病，往往以风邪为先导。且风为春季主气，风邪为患多见于春季，春为四季之首，故古人称"风为百病之长"。风邪犯人，可以从阳化热而为风热邪气，风亦可与热相合而同时致病，导致风温病。

风为阳邪，其性开泄。感受风热邪气而发生温病，往往先伤及肺卫，初起多见发热，微恶风寒，咳嗽，脉浮数等临床表现。风性善行数变，因此，风热为患往往变化迅速，很容易由肺卫内陷心包，而出现神昏，痉厥等重证。

2. 暑热邪气　暑为热极，乃夏季之主气，暑邪为患见于夏季，则发生暑温病。

暑为阳邪，其性开泄升散。暑热邪气为患，多发病急骤，初起即见高热，汗出，口渴，脉洪大等热盛证候。进而每易消耗津液，甚则损及肝血肾精，而致亡阴失水之重证。暑邪易耗气伤津，暑热为患又易导致气津两伤，甚至成虚脱重证。

夏季不仅气候炎热，且雨水较多，热蒸湿动，湿热弥漫空间，人身之所触，呼吸之所受，均不离湿热之气，故暑邪为患，又往往挟有湿浊，每易导致湿热病。

3. 湿热邪气　湿为长夏之主气。夏末秋初，雨水较多，气候炎热，自然界湿热弥漫，此时人体最易感受湿热邪气而发生湿热病。

湿为阴邪，热为阳邪，湿与热合，如油入面，热蕴湿中，湿遏热伏，难解难分。故湿热病初起，往往以湿邪为患之特点更为突出，常见身热不扬，舌苔白腻，脉濡等临床表现。

湿性重浊粘滞，阻滞气机，易困脾胃。因而，湿热病过程中，多见头身困重，神识呆痴，胸脘痞闷，纳呆不饥，大便溏滞等临床表现，且病程长而缠绵难愈。

4. 燥热邪气　燥为秋之主气。早秋季节，久晴无雨，骄阳曝热，温度较高，气候干燥，人体易感受燥热邪气而为患，是为“温燥”，属温病范畴。而深秋季节，西风萧瑟，天气清凉，人体易感受凉燥邪气而发病，是为“凉燥”，其证与伤寒相类，不属温病范畴。

燥邪易伤津液，温燥邪气伤人，多先侵袭于肺，消耗肺津，而出现口、鼻、咽喉干燥，皮肤干燥，干咳无痰，小便短少，舌苔干燥等津液损伤之临床表现。

5. 伏寒化温　寒为冬季主气，本非温病的直接原因。但有些春季发生的温病，初起并无明显表证，而是开始即见里热证。古代有些医学家认为，此乃冬季感受寒邪，潜伏于体内，郁而化热，遇春季天气温暖之时，伏热外发，或为时令之邪所诱，里热自内外发，而成温病，此即“伏气温病”学说。如《素问·生气通天论》所云，“冬伤于寒，春必温病”，即指此而言。

温病的病因虽可分为以上五种，但就其性质来讲，不外温热邪气和湿热邪气两类。风热、暑热、燥热、伏寒化温属于温热邪气类；湿热、暑湿属于湿热邪气类。

此外，温毒和疫疠邪气亦可导致温病的发生。温毒乃温热毒邪，其发病和一般温病相比，具有局部红、肿、热、痛之特点，并具有传染性。然究其邪气性质，亦多属温热邪气范畴。

疫疠之邪致病，具有强烈的传染性，往往造成大面积流行，病情较一般温病严重。然论其性质，亦不外温热邪气和湿热邪气两类。属温热邪气者，称为“暑燥疫”；属湿热邪气者，称为“湿热疫”。

古代医学家对于温病病因的认识，是从长期的临床实践中总结出来的，是对各种温病所产生的症状和体征进行综合、归纳，通过分析而推求出致病因素的，这种通过分析证候来探求病因的方法，称为“辨证求因”。从今天的水平来看，温病是多种感染性疾病（其中包括多种传染病）的总称，其发病大多是由于病原微生物感染所致。由于历史条件所限，古代医学家还不可能直接观察到病原微生物，因而，对温病的病因，从六淫致病的角度去认识，并在此前提下，发展成为一套完整、严密的辨证论治体系。直到今天，仍然有效地指导着我们的临床实践，是祖国医学伟大宝库的一个重要组成部分。

二、温病的病机

温病的病机，总起来说，是致病因素侵袭人体，破坏了人体的动态平衡，导致脏腑功能障碍，气血阴阳失调，而使人体发生病理性的改变。由于致病因素有别，人体体质有异，病邪侵袭人体后所造成的损伤各不相同。根据其临床表现，温病又可分为多种证候，每一证候的病机，将在本书“中篇·各论”中分别详述。

三、温病的治法

由于温病的病因不同，所导致的临床证候有异，在治疗上也要采取相应的措施。温病的治疗，一般可分为疏卫、清气、通下、祛湿、和解、清营、凉血、开窍、滋阴、息风、固脱等法。这些内容，将于“中篇·各论”中分别详细介绍。

第三章　温病的分类及辨证纲领

一、温病的分类

1. 以病名分类　由于四时气候不同，致病因素有别，人的体质各异，各种类型的温病临床表现及发展变化规律也有所差异。古代温病学家把各种温病分别命以不同的名称，作为对温病进行分类的一种方法。这些名称中，有以季节命名的，如春温、暑温、冬温；有以四时气候特点命名的，如风温、暑温、湿温；有以季节与四时气候特点结合命名的，如秋燥；有以发病特点或流行特点命名的，如温疟、温毒、瘟疫；也有以邪气潜伏于体内，伏而后发而命名的，如春温、伏暑。

现将各种常用温病病名的概念分述如下：

(1) 风温：发生于春季的新感温病。因感受风热邪气所引起，初起见发热，微恶风寒等表证，继而由表入里，深入发展。

(2) 春温：发生于春季的温病。古人认为其发病是冬季感受寒邪，邪气潜伏于体内，郁而化热，至春季自内外发，或为风热邪气所诱发，初起即以里热证为主，故又称之为“伏气温病”。

(3) 温热：分为广义和狭义两个概念。广义之温热病，泛指风温、春温、暑温、秋燥、冬温等各种温热类疾病。狭义之温热病，即指春温病而言。

(4) 暑温：夏季（夏至以后）感受暑邪所引起的温病称为暑温。暑为热之极，夏季或炎热酷旱，或湿热熏蒸，故暑温病又可分为暑热病和暑湿病两类。

暑热病，是感受暑热邪气所引起的，以里热证为主的暑温病，属温热病范畴。

暑湿病，是感受暑湿邪气所引起的，以湿热见证为主的暑温病，属湿热病范畴。

另外，夏季因气候炎热，雨水较多，湿热弥漫，所以发生的温病较多，除暑温病外，还有一些其他暑病，择其常见者附列于后。

附：五种常见暑病

（1）冒暑（暑咳）：夏季偶然感冒暑热或暑湿邪气所引起的病证称为冒暑。其病变部位在肺与皮毛，病情多较轻微，一般仅见发热恶寒，咳嗽，头晕等临床表现。因其常有咳嗽见证，故又称为暑咳。

（2）中暑、暑厥：暑热邪气卒中人体，而致突然晕倒，不省人事者，称为中暑。若中暑而又见四肢厥逆者，称为暑厥。

（3）暑风（暑痫）：暑风与暑痫病名各异，其病则一，是暑热邪气引动肝风，而致四肢抽搐，颈项强直，甚则角弓反张的动风病证。

（4）暑瘵：暑热或暑湿邪气侵袭于肺，损伤肺络，而致咯吐痰血或骤然吐衄的病证。因其多发于夏季，状似痨瘵，故名“暑瘵”，然与痨瘵的病因、病机、治法均迥然不同。

（5）暑秽：暑湿秽浊之气卒中人体，而致头痛烦躁，甚则神昏，胸脘痞闷，是中暑的另一种类型。

（6）湿温：发生于夏秋之交雨湿季节的一种温病，因感受湿热邪气而发病。初起见身热不扬，身重脘痞，苔腻，脉濡等临床表现。发病缓慢，病势缠绵，病程长。

（7）伏暑：秋、冬季节发生的一种温病。其临床表现与暑湿病相同，古人认为是暑湿邪气内伏，至秋冬季节自内外发，或为时令之邪所诱发，故称之为“伏气温病”。

(8) 秋燥：秋季感受燥邪所引起的，以燥伤津液为主证的温病。

(9) 冬温：冬季发生的温病。冬季气候反常，应寒反温，人体感受风热邪气而发生冬温病，其临床特点与风温病相同，只是因为发生于冬季，而另立冬温之名。

(10) 温毒：感受温热毒邪所引起的、具有传染性的温病。除一般温病见证外，又见局部红、肿、热、痛，如痄腮、大头瘟、烂喉丹痧等。

(11) 瘟疫：感受疫疠邪气所引起的、具有强烈传染性的温病。一般分为暑燥疫和湿热疫两类。

《素问遗篇·刺法论》说："五疫之至，皆相染易，无问大小，病状相似。"可见"疫"是指能互相传染而引起大流行的疾病。"瘟疫"即指能互相传染，引起大流行的温病。温病与瘟疫的区别，主要在于传染力的强弱，流行面积的大小。一般说来，温病若在散发或小面积流行的情况下，不称为疫。如发病急剧，传染力强，迅速蔓延而引起大流行的，即称为瘟疫。

(12) 温疟：以但热不寒，骨节疼烦，时有呕吐为主症的一种温病。

关于温病的病名，历代温病学家的说法不尽相同，对每一个病名的理解亦不完全一致。因而，就难免有一病数名，或名同而病异的混乱现象，使初学者难于掌握。我们认为，温病的病名在历史上曾起过积极作用，以此作为一种对温病进行分类的方法，也有其一定的意义。但总起来看，名称虽多，就其病变性质而论，不外温热病与湿热病两大类别。所以本书仅就历代传统说法，对温病的病名于本章中作一简要介绍，而在"中篇·各论"对温病分类辨证施治中，则不再作重点论述。

2. 以发病类型分类　温病有初起先见肺卫表证，然后由表入里，由浅入深逐步发展者；亦有初起无明显表证阶段，起病急骤，病势凶险，开始即以里热证为主者，两者发病类型不同。古代医学家就以此为据，将其分为新感温病与伏气温病两类。

（1）新感温病：感而即发的温病称为新感温病。其特点是：感受邪气的当时即发病，初起先见发热，微恶风寒等肺卫表证，继而由表入里，由浅入深地逐步发展。如风温、暑温、湿温、秋燥、冬温等。

（2）伏气温病：伏而后发的温病称为伏气温病。其特点是：感受邪气的当时并不发病，邪气潜伏于体内，这种潜伏于体内的邪气称为“伏邪”，过一段时间后，或伏邪自内外发，或伏邪为时令之邪所诱发，没有明显的表证阶段，初起即以里热证为主。如“春温”、“伏暑”。有些古代医学家，就是根据春温和伏暑这一特点，把这类温病称为“伏气温病”或“伏邪温病”。至于邪气在人体潜伏的部位，有谓伏于肌肤者，有谓伏于少阴者，有谓伏于膜原者，说法不一，但总起来说，都认为是邪伏于里，自内外发。

对于伏气温病学说，近代温病学者看法颇有分歧，有人赞同，亦有人反对此论，认为不存在伏邪。我们认为，以新感温病与伏气温病两种学说，做为对温病发病类型的一种分类方法，亦未尝不可。但从临床实践来看，不论新感温病，还是伏气温病，均须按照温病的辨证纲领辨证论治，而不必拘泥于两种学说的理论之争。

3. 以病变的性质分类　温病的名称虽多，发病类型虽有不同，然从其致病因素及临床特点来看，其病变的性质不外温热病和湿热病两大类。因感受温热邪气而发病，具有起病急、传变快、变化多、热象偏重、易伤津液等特点的称为温热病；因感受湿热邪气而发病，具有身热不扬、气机阻滞、水液代谢失常、脾胃运化功能障碍、病势缠绵难愈等特点的称为湿热病。

若把以病变的性质分类和以病名分类两种分类方法结合起

来看，属温热病的有风温、春温、暑温（暑热病）、秋燥、冬温、温毒、温疫（暑燥疫）、温疟；属湿热病的有湿温、暑温（暑湿病）、伏暑、温疫（湿热疫）。

若把以病变的性质分类和以发病类型分类两种分类方法结合起来看，新感温病中属温热病者有风温、暑温（暑热病）、秋燥、冬温、温毒、温疫（暑燥疫）；属湿热病者有湿温、暑温（暑湿病）、温疫（湿热疫）。伏气温病中之春温、温疟属温热病；伏暑属湿热病。

为使学者便于掌握，兹将温病三种分类方法的相互关系归纳如下表，以供参考。

温病分类表

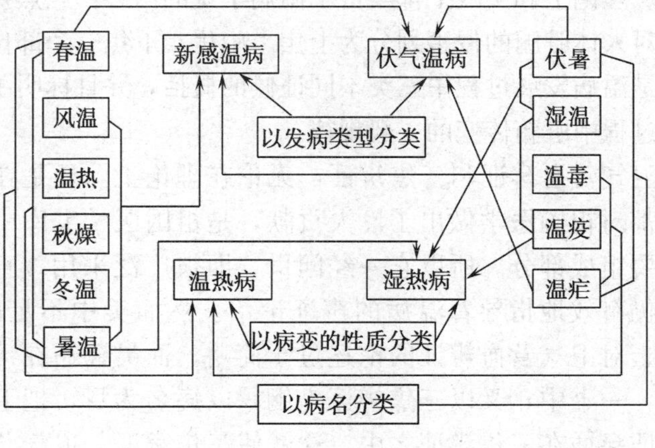

从表中可以看出，温病的三种分类方法是相互联系的。我们认为，这三者中，以病变性质分类的方法，最能概括温病的全貌，并能充分地体现出温病的临床特点，而且便于掌握其辨证论治规律。因此，本书在“中篇·各论”中采用以病变性质分类的方法，把温病分为温热病和湿热病两类，分别论述其辨证论治。

二、温病的辨证纲领

清代著名温病学家叶天士，突破历来按照《伤寒论》的六经分证纲领，以六经论外感病的框框，根据温病的发展变化规律，创立了卫气营血辨证，开温病辨证论治之先河，为温病学说奠定了理论基础。卫气营血辨证把温病分为卫、气、营、血四个阶段，它不仅是温病发展过程中四类不同证候的概括，并且标明了温病由浅入深的传变层次，揭示了温病发展变化的一般规律。

清代另一著名温病学家吴鞠通，在吸取前人经验的基础上，又创立了三焦辨证，为温病的辨证论治开拓了更广泛的途径，从理论上和实践上都丰富了温病学说的内容。三焦辨证把温病对人体脏腑的侵害划分为上焦、中焦、下焦三个部位。它不仅是温病发展过程中三类不同证候的概括，并且标明了温病发展过程中脏腑传变的一般规律。

卫气营血辨证和三焦辨证，无论在理论上，还是在实践上，都对祖国医学做出了巨大贡献，是祖国医学宝库中的一个重要组成部分。所以它一经问世，即被广泛采用，直至今天，仍有效地指导着温病的辨证论治。然而美中不足的是，叶天士对卫气营血辨证的论述过于简略。而吴鞠通在《温病条辨》一书中，又以三焦辨证为纲，以病名为目，把卫气营血辨证穿插在三焦辨证之中，这就使三焦辨证与卫气营血辨证及病名三者混在一起，纵横交织，错综复杂，反使初学者不易掌握。

我们认为，温病从病变的性质来分，可划分为温热病和湿热病两类。卫气营血辨证能够深刻地揭示温热病的发展变化规律，并有效地指导其临床辨证论治；而三焦辨证则能深刻地揭示湿热病的发展变化规律，并有效地指导其临床辨证论治。因此，我们主张，以卫气营血辨证作为温热病的辨证纲领，而以三焦辨证作为湿热病的辨证纲领。

卫气营血辨证从横的方面标明了温热病由浅入深的传变层次；三焦辨证从纵的方面标明了湿热病由上至下的传变途径。关于卫气营血辨证和三焦辨证的详细内容，我们将在“中篇·各论”中详述。

第四章 温病学说的形成和发展

温病学说是祖国医学的重要组成部分，它是我国古代医学家在同外感热病作斗争的临床实践中，经过千百年的漫长历程，无数人的不断努力，才逐渐形成和发展起来的。其形成和发展过程，大致可分为五个阶段。

一、《黄帝内经》和《难经》对温病的认识

《黄帝内经》大约成书于春秋、战国至秦、汉时期，是我国现存较早的一部古典医学巨著，其中已有关于温病的记载。如《素问·生气通天论》说："冬伤于寒，春必温病。""因于暑，汗，烦则喘喝，静则多言。"《素问·热论》说："凡病伤寒而成温者，先夏至日为病温，后夏至日为病暑。"《素问·六元正纪大论》说："气乃大温，草木乃荣，民乃疠，温病乃作。"《素问·刺志论》说："气虚身热，得之伤暑。"

和《内经》同时代而稍晚的古典医籍《难经》中，也有关于温病的记载。如《难经·五十八难》说："伤寒有五，有中风、有伤寒、有湿温、有热病、有温病。"

从《黄帝内经》和《难经》的记载中可以看出，这一时期，对温病的病因、病机、临床表现及某些病名已有所认识，但对其辨证论治，却还没有专门论述。

二、《伤寒杂病论》对温病的认识

《伤寒杂病论》是东汉末年张机（字仲景，南阳郡涅阳人，约生于公元150～219年间）的著作。它是我国现存较早的一部重要临床医学著作。由于当时战乱频发，原书已佚，经后世医学家整理、编次而成为《伤寒论》和《金匮要略》两部书刊

行于世。在这两部书中，也有关于温病的记载。如《伤寒论》说："太阳病，发热而渴，不恶寒者，为温病。"《金匮要略方论·痉湿暍病脉证第二》说："太阳中热者，暍是也。汗出恶寒，身热而渴，白虎加人参汤主之。"《伤寒论》和《金匮要略》中一些方剂如麻杏石甘汤、白虎汤、三承气汤、白头翁汤等，亦被后世治疗温病所广泛采用，对温病治疗上的发展产生了深远的影响。但在这两部书中，对温病的辨证论治，毕竟还没有做出系统的论述。因为《伤寒论》是论述外感病的第一部专著，对后世影响极大，所以一些医学家认为，《伤寒论》中也概括了温病学的内容，在温病的治疗上，也承袭《伤寒论》的方法。这样，就束缚了温病学说的发展，使温病学说在很长的历史时期内，不能脱离《伤寒论》的框框而独自形成体系。

三、晋、唐时期对温病的认识

1. 晋代王熙（叔和） 王叔和在《伤寒论序例》中把温病分为两种。他认为，一种温病是冬时感寒藏于肌肤，至春为温病，至夏为暑病。这种寒邪内伏，至春、夏自内外发而成伏气温病的观点，对《内经》"冬伤于寒，春必温病"的说法作了进一步说明；另一种温病是病中更感异气，转为温病。

此外，王叔和又首创"时行"之说。他说："凡时行者，春时应暖而反大寒，夏时应大热而反大凉，秋时应凉而反大热，冬时应寒而反大温，此非其时而有其气，是以一岁之中，长幼之病，每相似者，此则时行之气也。"他的这种说法，对后世关于疫病的认识有一定的影响。

2. 隋代巢元方 巢元方在《诸病源候论》中把温病分为三十四候，对其病因、病机均有论述，并指出了温病有"转相染易"的流行特点。这些论述对后世温病学家有一定启发。

3. 唐代孙思邈和王焘 唐代孙思邈所著的《备急千金要方》和王焘所著的《外台秘要》两部书，是祖国医学典籍中继

《伤寒杂病论》之后较为重要的临床医学著作。在这两部书中，收载了一些治疗温病的方剂。如《备急千金要方》用葳蕤汤以滋阴解表，对后世颇有启发。《外台秘要》中的太乙流金散烧烟熏辟温气，黑膏方治疗温毒发斑等，对后世预防与治疗温病都有一定启示。

晋、唐时期对温病的认识及某些治疗方法，散见于一些医学家的著作之中，这一时期温病学的发展是缓慢的。

四、金、元时期对温病的认识

金、元时期，由于连年战乱，劳动人民生活极端艰苦，疾病广泛流行，这种状况，对医学的发展提出了迫切的要求。此时，一些医学家提出了“古方新病不相能”的主张，打破了自晋、唐以来医学界泥古守旧的局面，推动了祖国医学的发展。这一时期，对温病学有所创见的主要有刘完素、王履等人。

1. 金代刘完素　刘完素，字守真，因生于河间府，后世称之为刘河间，约生于公元1110年间，著有《素问玄机原病式》、《素问病机气宜保命集》、《伤寒直格》等书。他根据当时热性病流行的情况，总结治疗经验，提出“六气皆从火化”的观点，对火热致病的病机进行了深入的分析，提出了以寒凉药治疗热性病的见解，并运用双解散、凉膈散、天水散（六一散）、黄连解毒汤等方剂治疗热病，发展了祖国医学对温病的认识。这是温病学在理论上和实践上向前发展的一个重要标志，为温病学说的形成奠定了基础。

2. 元代王履　王履，字安道，江苏昆山县人，约生于公元1332～1391年间，著有《医经溯洄集》一书。他在书中明确地指出了温病与伤寒之不同。他说：“伤寒即发于天令寒冷之时，而寒邪在表，闭其腠理，故非辛温之剂，不足以散之。……温病、热病后发于天令暄热之时，……无寒在表，故非辛凉或苦寒或酸苦之剂不足以解之”。

从刘完素、王履的著作中可以看出，金、元时期对温病的病因、病机及治疗均已有了进一步的认识，但此时用药尚未能完全摆脱辛温发散的框框，如：双解散中仍用麻黄、防风、苍术等药，而且温病学说也还尚未形成完整的理论体系。

五、明、清时期温病学说的形成和发展

明、清两代是我国封建社会的没落时期，阶级矛盾、民族矛盾非常尖锐。统治阶级对广大劳动人民进行着残酷的剥削和压迫，劳动人民生活异常贫困，造成了疫病的频繁流行。这就迫使一些医学家寻求相应的治疗方法，使温病学说在广泛的临床实践中逐渐形成和发展起来，温病学著作不断出现，理论渐趋完善，终于摆脱了《伤寒论》的束缚而形成独立的体系。

1. 明代汪机的“新感温病”说　汪机，字省之，安徽祁门人，世居祁门之石山，人亦称之为汪石山，生于公元1463～1539年间。在汪石山以前，对于温病的发病，都依据《内经》“冬伤于寒，春必温病”之说而局限于“伏气温病”的范畴。汪氏首先提出“新感温病”的观点，他说：“有不因冬月伤寒而病温者，此特春温之气，可名曰春温，如冬之伤寒，秋之伤湿，夏之中暑相同，此新感之温病也。”他这种对温病发病的认识，对温病学说完整体系的形成有很大贡献。

2. 明代吴有性的“戾气”说　吴有性，字又可，明末江苏姑苏人，崇祯辛巳年（1641年）瘟疫大流行，遍及浙江、江苏、山东、河北等省。吴又可在大量临床实践中深入研究当时瘟疫流行的特点，总结治疗经验，著成《瘟疫论》一书。

吴又可反对王叔和提出的疫病发生原因是“非其时而有其气”的说法。他认为：“瘟疫之为病，非风、非寒、非暑、非湿，乃天地之间别有一种异气所感。”他称这种异气为“戾

气”。他还指出了瘟疫的传变途径是“自口鼻而入”，这种观点，突破了外邪伤人皆从皮毛而入的旧框框。他还论述了瘟疫的传变及治疗问题，组创了方剂达原饮，给瘟疫的治疗开辟了新的途径。《瘟疫论》是一部出现较早的温病学专著。

3. 清代叶桂的“卫气营血辨证” 叶桂，字香岩，号天士，苏州人，生于公元1666～1746年间。叶氏勤奋好学，虚心求师，十年之内先后从十七位老师学医。他一生从事临床实践，很少著述。现所能见到的叶氏关于温病的论述，据说乃叶氏晚年游洞庭湖时，其门人顾景文随于舟中，手录叶氏口授而成章。现所传本出于华岫云、唐大烈二人。唐氏将其收于《吴医汇讲》，并对原文某些字句作了改动，名为《温证论治》。章楠（虚谷）从唐本又将其编入《医门棒喝》，名之为《叶氏温病论》，并对原文作了注释。华氏将其载入《临证指南》，名为《叶天士温热论》。王世雄又从华本将此篇收于《温热经纬》中，改题篇名为《叶香岩外感温热篇》、《叶香岩三时伏气外感篇》两部分，除选录章虚谷等人注释外，王氏本人也加入按语。

叶天士关于温病的论述，篇幅虽然不多，但言简意赅，既精且深，为温病学提供了理论依据和辨证论治的纲领，是温病学的重要文献。其主要贡献可以概括为三个方面：

（1）明确地指出了温病发生、发展的机理及各个不同阶段的治疗原则。

（2）创立“卫气营血辨证”，标明了温病由浅入深的传变层次，明确地指出了温病的辨证论治规律。

（3）在温病的诊断上，总结前人经验，并大有发展，对望舌、验齿、辨斑疹、白痦作了详细说明，为临床诊断提供了重要依据。

叶天士卫气营血辨证的创立，把温病学提高到一个崭新的阶段，使温病学说形成了一套完整的体系，对后世温病学的发展产生了巨大影响。

4. 清代杨璿的《伤寒温疫条辨》 杨璿，字玉衡，又名栗山，四川成都人，生于公元1705年。他对伤寒及温病进行了多年的研究，颇为推崇刘完素和吴又可的见解。他继承前人经验，但又不拘泥于前人之说，而能有所发展。他结合自己丰富的实践经验，著成《伤寒温疫条辨》一书。在书中，杨氏详细剖析了伤寒与温病病因、病机及治疗方法的不同。他指出，温病之所由来，是因"杂气由口鼻入三焦，怫郁内炽"。对于温病的治法，他指出："若用辛温解表，是为抱薪投火，轻者必重，重者必死。惟用辛凉苦寒，如升降、双解之剂，以开导其里热，里热除而表证自解。"在具体处方用药上，他创立了治疗温病的十五方，其中"轻则清之"八方，"重则泻之"六方，而以升降散为其总方。升降散由白僵蚕、蝉蜕、姜黄、大黄组成，有宣透风热，清解热毒之功，其余十四个方剂，皆以升降散中药物为主而随证化裁。这十五个方剂，对于治疗温病有较高的实用价值，颇为后世一些医家所推崇，《伤寒温疫条辨》亦是温病学的宝贵文献之一。

5. 清代吴瑭的"三焦辨证" 吴瑭，字鞠通，江苏淮阴人，生于公元1736～1820年间。他一生经历了多次瘟疫的流行，亲人亦有死于温病者，这就激励了他发愤钻研医学。他看到了吴又可的《温疫论》，认为他"议论宏阔，实有发前人所未发"，然而"细察其法，亦不免支离驳杂，大抵功过两不相掩，盖用心良苦，而学术未精也"。于是他"又遍考晋、唐以来诸贤议论"，认为"非不珠璧琳琅，求一美备者，盖不可得"。他对叶天士评价很高，认为他"持论平和，立法精细"，但又指出叶氏也有不足之处："叶氏吴人，所治多南方证，又立论甚简，但有医案散见于杂证之中，人多忽之而不深究。"于是吴鞠通下定决心写一部温病学专书。他经过多年努力，"历取诸贤精妙，考之《内经》，参以心得"，采取《伤寒论》

以条文分证的形式，著成《温病条辨》一书，并于条文之后自加分注，以方、药附于证后，这是一部系统的温病学专著。其主要贡献可归纳为三个方面：

（1）提出了“三焦辨证”，它以三焦为纲，病名为目，论述了风温、湿温、温疫等九种温病的证治，对后世有很大指导意义。

（2）提出“治上焦如羽，非轻不举”，“治中焦如衡，非平不安”，“治下焦如权，非重不沉”，作为三焦温病的治疗原则，为临床处方用药提供了理论依据和规范。

（3）吸取前人经验，归纳出清络、清营、育阴等各种治疗法则，创立了银翘散、桑菊饮、清营汤、大定风珠等方剂，使温病学说在理、法、方、药各方面更加系统和完善。

《温病条辨》是一部理、法、方、药系统完整的温病学专书，有很高的理论价值和实用价值，为近代温病学者所推崇。但它以三焦为纲，病名为目，把卫气营血辨证穿插到三焦辨证之中，这就使其眉目不清，纷繁复杂，给初学者带来阅读上的困难，是其美中不足之处。

6. 清代其他温病学家及其著作　清代除了叶天士、杨栗山、吴鞠通之外，还有许多医学家在温病学方面有所著述，其中较为突出的如陈平伯（祖恭）的《外感温病篇》，薛雪（字生白，自号一瓢）的《湿热病篇》，余霖（师愚）的《疫疹一得》，雷丰（少逸）的《时病论》等著作，都从理论上和实践上丰富了温病学说的内容，使温病学说日臻完善，自成体系，有效地指导着温病的辨证论治。

在清代的温病学著作中，特别应当提出的还有王世雄的《温热经纬》一书。王世雄，字孟英，钱塘人，生于公元1809～1890年间。他一生勤奋地研究医学，特别在温病学方面，造诣很高，著有《温热经纬》一书。是书以《黄帝内经》、《伤寒论》、《金匮要略》中有关温病的论述为经，以叶天士、陈平伯、薛生白、余师愚诸家的温病学著作为纬，附以后世温病学家的注释，并结合自己的体会加以按语，对其是非曲直详加评析，是一部优秀的温病学文献汇编。

从以上简述中可以看出，祖国医学温病学说是经过无数人的努力，在漫长的历史时期内，在同急性热病作斗争的大量临床实践中逐步形成和发展起来的。

中篇 各论

第一章 温 热 病

概 说

一、温热病的概念及其特点

1. 温热病的概念 温热病是外感四时各种温热邪气所引起的、以急性发热及津液损伤为主要临床特征的多种急性热病的总称。

2. 温热病的特点 温为热之渐，热为温之甚。二者仅程度轻重不同，没有本质上的区别，所以往往混称。温热为阳邪，传变迅速，且鼓动气血，消灼津液。因此，温热病具有起病急、传变快、变化多、热象偏重、易化燥伤阴等特点。在温热病的发展过程中，初起多表现为邪犯肺卫，卫外功能失常，见发热，微恶风寒，头痛，咽红或痛，口微渴，咳嗽，脉浮数。继之则邪气由表入里，正邪相争，使人体功能活动亢奋，见壮热恶热，汗出而热不退，口渴饮冷，面目红赤，大便燥结，或便脓血，小便短赤，咳痰黄稠，舌苔黄燥，脉数等。如病情进一步发展，邪热深入营血，则可见身热夜甚，烦躁不安，舌质红绛，脉细数，甚至昏迷痉厥，耗血动血，亡阴失水等。温热病起病急骤，发展迅速，对人体威胁严重，在临床中掌握其特点，及时辨证论治是非常重要的。

二、温热病的辨证纲领——卫气营血辨证

1. 卫气营血的生理概念

（1）卫：《素问·痹论》："卫者，水谷之悍气也，其气慓疾滑利，不能入于脉也，故循皮肤之中，分肉之间，熏于肓膜，散于胸腹。"《灵枢·本藏》："卫气者，所以温分肉，充皮肤，肥腠理，司开合者也。……卫气和则分肉解利，皮肤调柔，腠理致密矣。"可见，卫气是人体阳气的一部分。它游行于人体周身，内而脏腑，外而肌肉皮毛，具有温煦和保卫作用，特别是司腠理、毛孔的开合，抵御外邪的侵袭。因此，可以说"卫"就是人体的抗邪、保卫功能。

（2）气：《灵枢·决气》："上焦开发，宣五谷味，熏肤，充身，泽毛，若雾露之溉，是谓气。"可见，"气"是维持人体生命活动的一种基本物质，它又是人体生命活动的表现，是全身各脏腑功能活动的外在反映。因此，可以说"气"就是人体的正气，即脏腑的功能。

（3）营：《素问·痹论》："营者，水谷之精气也，和调于五脏，洒陈于六腑，乃能入于脉也，故循脉上下，贯五脏，络六腑也。"《灵枢·邪客》："营气者，泌其津液，注之于脉，化以为血，以荣四末，内注五脏六腑。"可见，"营"是维持人体生命活动的营养物质，它来源于水谷精微，运行于经脉之中，通于心，是血液的组成成分。因此，可以说"营"是人体的营养物质，是血中之津液。

（4）血：《灵枢·决气》："中焦受气取汁，变化而赤，是谓血。"《灵枢·本脏》则指出："人之血气精神者，所以奉生而周于性命者也。……是故血和则经脉流利，营复阴阳，筋骨

劲强，关节清利矣。”可见，“血”是维持人体生命活动的重要营养物质。血与五脏有着密切的关系，概括起来说，血统于心，藏于肝，生化于脾，敷布于肺，施泄于肾，循经脉而运行于全身。

综上所述，“卫”是指人体的保卫功能。“气”是指各脏腑的功能。因此可以说“卫”是“气”的一部分。“营”和“血”都是行于脉中的营养物质，而营是血中之津液，因此，“营”是“血”的一部分。

卫和气属阳，在外；营和血属阴，在内。卫气和营血之间，既是相互对立的，又是相互依存的，既是相互消长的，又是相互转化的，它们之间的这种对立统一关系，维持了人体的动态平衡，使人体在矛盾运动中保持正常的生命活动。如果由于外界邪气的干扰，破坏了这种生理上的动态平衡，则将导致疾病的发生。

2. 卫气营血辨证的内容　四时温热邪气侵袭人体，造成卫气营血生理功能的失常，破坏了人体的动态平衡，可导致温热病的发生。叶天士根据卫、气、营、血各自的特点，创立了卫气营血辨证，以它作为温病的辨证纲领，从而使卫、气、营，血增添了病理上的内容。

叶天士以卫气营血辨证为纲领，详细论述了温热病的发展变化规律，而对湿热病的论述却颇少。吴鞠通发展了叶氏的学说，对温热病和湿热病的辨证论治均作了详细论述，但他把卫气营血辨证穿插于三焦辨证之中，反使两类温病的辨证纲领含混不清，难于掌握。从临床实践来看，温热邪气侵袭人体，往往首先导致人体卫外功能障碍，发生卫分证候。继而导致脏腑功能活动障碍，出现气分证候。若再继续深入发展，则损伤营阴，甚至耗血动血，而出现营分证候或血分证候。而湿热病初起，卫分证候和气分证候的界线往往不甚明显。而未化燥之前，又很少出现营分证候和血分证候。我们认为，以卫气营血辨温热病，以三焦辨湿热病，更能反映这两类温病的临床特点。因此，我们主张以卫气营血辨证作为温热病的辨证纲领。

卫气营血辨证的临床意义有三：

（1）是温热病发展的四个不同阶段中，四类不同证候的概括。

（2）标明了温热病发展变化的一般规律。

（3）说明了温热病病情的轻重，病位的浅深，正邪的盛衰，是论治的依据。

温热病按照卫气营血辨证，可分为卫分证候，气分证候、营分证候、血分证候四大类。它们的一般发展规律是：卫分证候→气分证候→营分证候→血分证候，如果反过来，由营、血传至卫、气，是病变由重转轻，由深出浅。

卫分证候和气分证候，都是人体功能活动障碍的病变。卫分证候是气分证候的轻浅阶段，也有人称“卫为气之表”；营分证候和血分证候，都是人体营养物质损伤的病变，营分证候是血分证候的轻浅阶段，也有人称“营为血之表”。

因此，概括起来说，卫气营血辨证，实际上就是气血辨证。其核心思想，就是以温热邪气对人体功能活动和营养物质的损害程度来作为判断温热病浅深轻重的标准，以此来分析疾病的发展和预后。

三、温热病的治疗原则

根据《素问·至真要大论》“治热以寒”、“热者寒之”的原则，治疗温热病应以寒凉药物为主。但由于卫、气、营、血阶段的不同，选择寒凉药物也各异。叶天士说，“在卫汗之可也”，到气才可清气”，“入营犹可透热转气”，“入血就恐耗血动血，直须凉血散血”（《外感温热篇》）。也就是说，治疗卫分证候，应选用辛凉清解药物，以解除表邪，使邪气去、营卫通而汗外出。治疗气分证候，应选用寒凉清热药物，以清除里热。治疗营分证候，应选用清营凉血药物，并适当配以轻清宣透气分的药物，以清透营分邪热。治疗血分证候，应选用凉血散血的药物，以凉血散瘀。

四、温热病的治疗禁忌

1. 忌辛温发汗　温热病是外感温热邪气，与伤寒外感寒邪截然不同，因此绝不能用辛温发汗药，如麻黄、桂枝、羌活、独活之类，以防助热耗津，引邪深入。

2. 忌淡渗利尿　温热病最易伤阴，常可见到尿少或无尿，应以清热生津法治疗，热去则津复，津复则小便自然而下。因此，治温热病切忌利尿药，如猪苓、泽泻、车前子、滑石之类，以防其再度伤阴。

3. 慎用腻补　温热病最易出现津液耗损的现象，但与内伤杂病中阴虚证不同。治疗应以清热为主，配以甘寒生津的药物，热退则津还。因此，治疗温热病，在其邪气未尽的情况下，切不可因其津液亏乏而妄用腻补，如熟地、龟甲，鳖甲之类，以防腻药壅滞，使邪热内郁而致“闭门留寇”。

4. 慎用苦寒　温热病以热邪为主，耗伤人的津血。因此，宜选用辛凉、辛寒、甘寒、咸寒药物，以清解热邪。而苦寒之药（如黄芩、黄连、黄柏、龙胆草之类），虽有清热之功，但有过苦化燥伤津之弊，应当慎用。

第一节　卫分证治

一、证候特点

卫分证候是温热邪气由口、鼻而入，侵犯于肺。因“肺主气属卫”（《外感温热篇》），故临床见肺气失于宣降，卫外功能失调的证候。可见发热，微恶风寒，口微渴，咳嗽，舌尖边红、苔薄白，脉浮数等。叶天士说："温邪上受，首先犯肺。"吴鞠通说："凡病温者，始于上焦，在手太阴。"都是讲的这个道理。

二、治疗原则

温热邪气侵袭体表，应选用辛凉清解的药物治之，使腠理通达，营卫调和，汗出而病解。正如叶天士所说："在卫汗之可也。"（《外感温热篇》）如温热邪气犯肺，肺失宣降，则应在辛凉清解之中配以宣降肺气的药物。

三、辨证论治

1. 风热犯卫

【临床表现】 发热，微恶风寒，无汗或少汗，头痛，咳嗽，咽红或痛，口微渴，舌尖边红，苔薄白，脉浮数。

【病机分析】 风热之邪初袭于卫，内侵于肺，正邪交争，功能亢奋，故体温升高而出现发热。邪气袭表，卫外功能失常，则微恶风寒。风热之邪主升发、疏泄，使腠理开泄而汗出，但因邪在体表，营卫之气不得宣畅，故虽有汗而汗出不畅。风热上扰清空，头部气血逆乱，则头痛。风热上攻咽喉，咽部气血壅滞，则咽红或痛。风热侵袭，肺失宣降，故上逆而咳。热为阳邪，津液受灼，则口渴，病在初起，津伤不甚，故虽口渴而不甚。邪热在卫，里热未盛，故舌尖边红而苔薄白。正气抗邪于卫，则气血充盛于卫，故脉浮；热邪鼓动气血，运行加速，故脉数。

本证与伤寒之风寒束表证候虽均为外感病，都具有发热恶寒之表证，但二者的病因、病机截然不同，治疗原则亦异，临床应详细加以区别。本证为外感风热，故发热重而恶寒轻；风寒束表之证为外感风寒，寒邪外束，卫阳被郁，因而恶寒重而发热轻，且表闭无汗。又风寒外束，气血凝滞，头痛、周身疼痛突出，与本证之头痛、咽痛不同。再者，寒主凝滞，故脉见浮紧，与本证脉浮数也判然有别。

【治法】 辛凉清解

【方药】 银翘散 《温病条辨》

连翘一两　银花一两　苦桔梗六钱　薄荷六钱　竹叶四钱　生甘草五钱　芥穗四钱　淡豆豉五钱　牛蒡子六钱

上杵为散，每服六钱，鲜苇根汤煎，香气大出，即取服，勿过煎。肺药取轻清，过煎则味厚而入中焦矣。病重者，约二时一服，日三服，夜一服；轻者三时一服，日二服，夜一服；病不解者，作再服。盖肺位最高，药过重，则过病所，少用又有病重药轻之患，故从普济消毒饮时时清扬法。今人亦间有用辛凉法者，多不见效，盖病大药轻之故，一不见效，随改弦易辙，转去转远，即不更张，缓缓延至数日后，必成中下焦证矣。胸膈闷者，加藿香三钱、郁金三钱，护膻中；渴甚者，加花粉；项肿咽痛者，加马勃、元参；衄者，去芥穗、豆豉，加白茅根三钱、侧柏炭三钱、栀子炭三钱；咳者，加杏仁利肺气；二、三日病犹在肺，热渐入里，加细生地、麦冬保津液；再不解，或小便短者，加知母、黄芩、栀子之苦寒，与麦、地之甘寒，合化阴气，而治热淫所胜。

【方论】 风热伤卫与风寒外束迥然不同，治法亦判然有别。寒邪束表，卫阳被郁，当辛温发汗，使邪随汗解。风热袭卫，则应以辛凉之药清解，疏透在表之热。辛凉清解之法，用意非在发汗，而在清透热邪。邪祛则营卫通，通则汗出而病愈。故叶天士云："在卫汗之可也。"方中银花、连翘、竹叶、薄荷皆性凉而质轻，轻清宣透，驱除卫分之邪热。牛蒡子辛平，清风热利咽喉。桔梗宣肺止咳，配生甘草即《伤寒论》之"桔梗汤"，有清热利咽止痛之功。芦根甘寒，清热生津止渴。芥穗、淡豆豉味辛性温，善散表邪。方中以少量辛温药，配入大队清凉药之中，则取其辛散透邪之功，而制其温燥之弊，共成辛凉平和之剂，故吴鞠通称本方为“辛凉平剂”。并对其功用作了概括说明：“此方之妙，预护其虚，纯然清肃上焦，不犯中下，无开门揖盗之弊，有轻以去实之能，用之得法，自然奏效。”（《温病条辨·上焦篇第四条银翘散方论》）

若胸膈闷，为挟有湿邪，加藿香、郁金化湿宣郁，以防湿热酿痰，蒙蔽心包。渴甚为津伤较甚，加花粉以生津止渴。项肿、咽痛为热毒较盛，加马勃、元参清热解毒利咽。衄乃血热上溢，去芥穗、豆豉之辛散，加白茅根、侧柏炭，栀子炭以凉血止血。咳乃肺气上逆所致，加杏仁利肺气以止咳。热渐入里，则必伤津，加生地、麦冬以保津生津。热甚而小便短，加知母、黄芩、栀子清热，配麦冬、生地共奏清热生津之功。

关于温病初起宜用辛凉清解，而不用汗法的道理，吴氏论述颇为精详。他说：“按温病忌汗，汗之不惟不解，反生他患。盖病在手经，徒伤足太阳无益；病自口鼻吸受而生，徒发其表亦无益也。且汗为心液，心阳受伤，必有神明内乱、谵语癫狂、内闭外脱之变。再，误汗虽曰伤阳，汗乃五液之一，未始不伤阴也。《伤寒论》曰：‘尺脉微者为里虚，禁汗。’其义可见。其曰伤阳者，特举其伤之重者而言之耳。温病最善伤阴，用药又复伤阴，岂非为贼立帜乎？此古来用伤寒法治温病之大错也。”（《温病条辨·上焦篇第四条银翘散方论》）

【文献选录】

（1）“太阴之为病，脉不缓不紧而动数，或两寸独大，尺肤热，头痛，微恶风寒，身热自汗，口渴，或不渴，而咳，午后热甚者，名曰温病。”（《温病条辨·上焦篇第三条》）

（2）“太阴风温、温热、温疫、冬温，初起恶风寒者，桂枝汤主之；但热不恶寒而渴者，辛凉平剂银翘散主之。温毒、暑温、湿温、温疟不在此例。”（《温病条辨·上焦篇第四条》）

（3）“太阴温病，恶风寒，服桂枝汤已，恶寒解，余病不解者，银翘散主之；余证悉减者，减其制。”（《温病条辨·上焦

篇第五条》)

【按语】 第（1）条“太阴之为病”言手太阴肺之病变。“脉不缓不紧而动数”乃从脉象上来鉴别温病与伤寒。“不缓”，指非太阳中风证，“不紧”，指非太阳伤寒证。“动数”，指脉搏跳动频数，可知是热邪所致。太阳中风脉浮缓，太阳伤寒脉浮紧，二者皆省略“浮”字，则可知动数之前也省略“浮”字。“浮”乃表证之脉象。伤寒与温病初起均可见表证，故其脉皆浮，此乃二者之相同处。吴氏本句在于区别伤寒与温病之不同，故三者皆略去“浮”字。两寸脉候上焦病变，温邪上受，始于上焦，故“两寸独大”。“尺肤”，指前臂尺泽穴至太渊穴一段的肌肤，此乃手太阴肺经循行部位，故肺卫受邪则尺肤热。头痛，微恶风寒，身热自汗，口渴，咳嗽是温热邪气侵袭肺卫的见证。午后为阳明经气主令之时，阳明乃多气多血之经，阳明主令之时气血旺盛，正气奋起驱邪，邪正相争，故午后热甚。吴氏将此条称曰“温病”，实则属于温热病风热犯卫证候，治宜辛凉平剂银翘散。

第（2）条“太阴风温、温热、温疫、冬温”一句，指出此四种病皆属温热病范畴。“初起恶风寒者，桂枝汤主之。”一句，讲外感病初起以恶风寒为主者，应以桂枝汤辛温解表。然温热病初起乃感受风热邪气，无寒在表，用辛温之剂实属大谬不然，故吴氏的《温病条辨》以桂枝汤为治温病的群方之冠，不断受到后世学者的批评。但在临床上银翘散证确有与桂枝汤证相鉴别的必要，因为二证均有发热，微恶风寒，自汗之见证，其鉴别的关键是口渴，脉数，舌尖边红。“但热不恶寒而渴者，辛凉平剂银翘散主之”一句，也有不当之处。盖“但热不恶寒而渴者”，乃《伤寒论》“太阳病，发热而渴，不恶寒者，为温病”一条之缩写。但热不恶寒，口渴应属里热证，治宜清泄里热，银翘散不能胜其任。我们认为，银翘散证虽有微恶风寒症状，但时间短暂，很快则但热不寒，吴氏为了与伤寒鉴别，突出了发热症状，这却又是值得我们深入体会的。

【验案】 例一：风温

周某 女 50岁 1937年4月1日

身热头痛，体温38.3℃，微恶风寒，无汗咳嗽，咽红且痛，口微渴，舌边尖红，苔薄白，两脉浮数。风温之邪，侵袭肺卫，用辛凉疏卫方法，以宣肺退热。饮食当慎，荤腥宜忌。

薄荷1.5克（后下） 前胡6克 浙贝12克 桑叶9克 银花9克 连翘15克 淡豆豉9克 炒牛蒡3克 芦根30克 二付

二诊 1937年4月3日

药后小汗而头痛身热皆止，体温37℃，咳嗽有痰，咽红已不痛，口干舌苔白而尖红，脉象已改弦滑。风热已解，肺热留恋，再以清解肃化法。

薄荷1.5克（后下） 前胡3克 黄芩9克 杏仁9克 芦茅根各30克 焦三仙各9克 二付

药后诸恙皆安。

例二：风温误治

张某 男 30岁 1937年5月3日

据述二日前身热不甚，但咳，痰吐不多，口微渴而苔薄白，病已两天，本属风热侵犯于卫，肺失宣降，应服桑菊饮治之。但误服桂枝汤一剂，并饮红糖生姜水取汗。今晨身热颇壮，体温39.7℃，咽红肿痛，且有白腐，咳嗽痰中带血，胸宇刺痛，头痛口干，渴饮思凉，两脉弦滑且数，舌绛干裂，心烦昨夜不能入睡，今晨神志不清，大有神昏谵语之势。本为风热犯卫，肺失清肃，前医错认为风寒犯表，以辛温之剂，发汗解表，孰不知汗为心液，误汗伤阴。况本为热邪而又用辛热之品，势必促其温热内陷，神昏谵语。急以宣气热兼以疏卫，凉营分以开神明之法。此风温化热，逆传心包，防其增重。

蝉衣3克 僵蚕6克 连翘12克 银花12克 杏仁9克 片姜黄6克 竹茹9克 菖蒲9克 鲜茅芦根各30克 生石

膏24克　一付

二诊　1937年5月4日

药后身热渐退，体温39.1℃，神志较清，咽红肿痛皆减，干咳痰中血渍未见，昨夜已得安睡。昨进疏卫凉营之剂，今日神苏热减，病势好转，再以前方加减为治。

前胡3克　僵蚕6克　蝉衣3克　连翘9克　银花12克　姜黄6克　知母6克　生石膏15克　焦三仙各9克　鲜茅芦根各30克　二付

三诊　1937年5月7日

身热退净，体温37.2℃，咽红肿痛已止，咳嗽已微，夜寐较安，大便通而小溲短少，舌白苔厚腻质略红，两脉弦滑皆细，数象已无。温邪误汗以后，阴分已伤，前服清热凉营之剂，病势大减。再以清气热，肃降化痰之法。

生紫菀3克　前胡3克　杏仁6克　川贝6克　黄芩6克　鲜茅芦根各30克　焦三仙各9克　三付

四诊　1937年5月12日

病已基本痊愈，仍有一二声咳嗽，再休息一周，忌荤腥甜黏之味即愈。

【按】例二为一误治病案，温病忌汗，尤其忌辛温发汗，这方面吴鞠通论述颇详，确为后世医家的戒律。本例即是误治后的变证，出现卫气之热不解，内迫于营的现象，结果改用升降散去大黄加味治之，一剂则神志得开，再剂则热退咳减而渐愈。如若见神昏，不用升降散透转气分之热，反用安宫牛黄清热，势必把温邪冰伏于内，加重病情发展。

2. 风热犯肺

【临床表现】　但咳，身不甚热，口微渴，舌苔薄白，脉浮。

【病机分析】　本证乃风热邪气侵犯于肺，致使肺失宣降，上逆而咳。但因邪气轻微，故身热不甚。温病初起伤津不重，故口仅微渴，或只口干。舌苔薄白，脉浮是邪浅病轻之候。

【治法】 辛凉宣肺

【方药】 桑菊饮 《温病条辨》

杏仁二钱　连翘一钱五分　薄荷八分　桑叶二钱五分　菊花一钱　苦梗二钱　甘草八分　苇根二钱

水二杯，煮取一杯，日二服。二、三日不解，气粗似喘，燥在气分者，加石膏、知母；舌绛暮热，甚燥，邪初入营，加元参二钱、犀角一钱；在血分者，去薄荷、苇根，加麦冬、细生地、玉竹、丹皮各二钱；肺热甚加黄芩；渴者加花粉。

【方论】 方中桑叶、菊花、薄荷、连翘轻清宣透，疏散肺卫风热。桔梗宣肺，杏仁降气，一升一降以调肺气之失常，使其宣发肃降功能恢复而咳止。生甘草泄热，且调和诸药。芦根清热生津止渴。本方系辛凉与微苦之药相配，力轻而平和。故吴鞠通称之为“辛凉轻剂”。

若气粗似喘，为热邪渐入气分，加生石膏、黄芩、贝母以清气化痰定喘；如舌绛夜热甚，为邪渐入营，加犀角、元参清营凉血；如邪有入血之势，恐耗血动血，则去薄荷之辛散，改芦根为茅根，加麦冬、生地、玉竹、丹皮凉血养阴散血；肺热甚加黄芩以清肺热；渴甚者加花粉以生津止渴。

银翘散与桑菊饮二方，虽同为辛凉之剂，但二者功用略有差别：银翘散中用芥穗、豆豉，配银花、连翘重在清解表热；桑菊饮以桑叶、菊花配桔梗、杏仁清轻宣透，宣降肺中风热。银翘散证病变重点在卫，桑菊饮证病变重点在肺。银翘散证以热重，桑菊饮证以咳重。

【文献选录】

（1）“太阴风温，但咳，身不甚热，微渴者，辛凉轻剂，桑菊饮主之。”（《温病条辨·上焦篇第十八条》）

（2）“感燥而咳者，桑菊饮主之。”（《温病条辨·上焦篇第五十五条》）

【按语】“但咳”，是以干咳少痰为主。外感风热或温燥之邪，初起一般都是刺激性干咳，是肺气不宣的结果，若燥甚者，可于原方加沙参。过数日则多见咳嗽黄痰，此时非桑菊饮所能胜任。“身不甚热”，言感邪不重。

【验案】 例一：风温犯肺（腺病毒肺炎）

张某　男　2岁　1959年3月10日

因发热三天住某医院。

住院检查摘要：

血化验：白细胞总数27000/mm^3，中性76%mm^3，淋巴24%mm^3，体温39.9℃，听诊两肺水泡音。

诊断：腺病毒肺炎。

病程与治疗：住院后曾用青、链、合霉素等抗菌素药物治疗。会诊时仍高烧无汗，神昏嗜睡，咳嗽微喘，口渴，舌质红，苔微黄，脉浮数。乃风温上受，肺气郁闭，宜辛凉轻剂，宣肺透卫，方用桑菊饮加味。

桑叶3克　菊花6克　连翘4.5克　杏仁4.5克　桔梗1.5克　甘草1.5克　牛蒡子4.5克　薄荷2.4克　苇根15克　竹叶6克　葱白三寸　共进二剂

药后得微汗，身热略降，咳嗽有痰，舌质正红，苔薄黄，脉滑数，表闭已开，余热未彻，宜予清疏利痰之剂。

苏叶3克　前胡3克　桔梗2.4克　桑皮3克　黄芩2.4克　天花粉6克　竹叶4.5克　橘红3克　枇杷叶6克　再服一剂

微汗续出而身热已退，亦不神昏嗜睡，咳嗽不显，唯大便二日未行，舌红减退，苔黄微腻，脉沉数，乃表解里未和之候，宜原方去苏叶加枳实3克　莱菔子3克　麦芽6克。

服后体温正常，咳嗽已止，仍未大便，舌中心有腻苔未退，脉滑数，乃肺胃未和，拟调和肺胃，利湿消滞。

冬瓜仁12克　杏仁6克　苡仁12克　苇根15克　炒枳实4.5克　莱菔子4.5克　麦芽6克　建曲6克

服二剂而诸证悉平，食、眠、二便俱正常，停药食养痊愈出院。

【按】 叶天士谓“风温上受，首先犯肺”，故以桑菊清轻辛凉之剂，宣肺以散上受之风，透卫以清在表之热。二剂即得微汗，再剂则身热已退。慎勿见其为腺病毒肺炎，初起即投以苦寒重剂，药过病所，失去清轻透达之机，则反伤正阳，易使轻者重，重者危，因思吴鞠通所谓“治上焦如羽”，实为临床经验之谈。（选自《蒲辅周医案》）

例二：风热犯肺 （误治）

李某 男 21岁 1962年4月10日

身热不甚，但咳微渴，体温37.8℃，舌苔薄白，咽红微痛，脉象浮数。本是风温之邪，侵于肺卫，肺失宣降，应予桑菊饮加减为法。今误用辛温发汗之药治之（麻黄、杏仁、炙草），药后发热剧增，体温39℃，脉象滑数，咽红肿痛，舌红苔黄燥。本是风热，过用辛温，既发汗以伤阴，又助热以化燥，故高烧咽红且肿，势将发热增重，姑以清润宣肺，肃化清解。防其咳嗽暴作，饮食宜慎。

沙参12克 浙川贝母各6克 杏仁9克 炒栀皮6克 淡竹叶3克 连翘9克 黄芩9克 鲜芦根24克 鲜梨一个（连皮去核切片） 二付

二诊 1962年4月13日

前服甘寒清润之后，身热大减，体温37.5℃咽红肿略退，脉象从浮数已转为滑数，舌红苔黄，大便略干，小便短赤。昨服甘寒清润，阴复而热减，再以甘寒养阴折热。辛辣油黏皆忌。

浙川贝母各9克 沙参15克 杏仁9克 麦冬9克 炙杷叶15克 黛蛤散15克（布包） 瓜蒌仁24克 鲜梨皮二枚，洗净切片 三付

三诊 1962年4月17日

身热退净，体温36.7℃，咽红肿痛皆愈，饮食二便正常。原方续服三付而康复。

【按】 病温当以凉药治之，反用热药，是抱薪投火，故发热增重，津液受伤，后改用清润之法，而诸症豁然。说明温病处处顾及津液是经验之谈。

3. 外感温燥

【临床表现】 发热，微恶风寒，头痛，口渴，咽干鼻燥，咳嗽少痰或干咳，尿少而黄，舌尖边红、苔薄白而干，脉浮数而右脉大。

【病机分析】 温燥邪气侵袭肺卫，正邪交争，则发热。邪气在卫，卫外失司，则微恶风寒。温燥上扰清空，则头痛。燥伤津液，则咽干鼻燥、干咳尿少。舌红苔薄白，脉浮数说明邪仍在表。

外感温燥与风热犯卫之证，均可见发热，微恶风寒，头痛咳嗽，脉浮数等临床表现，二者颇相类似。但外感温燥尤以燥伤肺津为主要特征，津液亏乏之象比风热犯卫为重，口干、咽干、鼻干、干咳突出，二者以此为别。

【治法】 清润宣降

【方药】 桑杏汤 《温病条辨》

桑叶一钱　杏仁一钱五分　沙参二钱　象贝一钱　香豉一钱　栀皮一钱　梨皮一钱

水二杯，煮取一杯，顿服之，重者再作服（轻药不得重用，重用必过病所。再一次煮成三杯，其二、三次之气味必变，药之气味俱轻故也）。

【方论】 方中桑叶、香豉轻宣透热，以清解在表温燥之邪。杏仁苦润，降肺气以止咳。象贝性寒，宣肺止咳化痰。栀皮以其质轻而入上焦，泄肺热。沙参、梨皮生津润肺。诸药配伍，共奏宣解表邪，清肺润燥之功。

【文献选录】

“秋感燥气，右脉数大，伤手太阴气分者，桑杏汤主之。”（《温病条辨·上焦篇第五十四条》）

【按语】 燥为秋之气，秋有初秋、深秋之别，故秋感燥邪，又有温燥、凉燥之分。初秋承暑热之令，虽已入秋，其气尚温，此时人所感受者，多为温燥。深秋时节，西风肃杀，天气清凉，此时人所感受者，多为凉燥。温燥为病，属温热病范畴，故在温热病中辨治。凉燥近似伤寒，不属温病。从吴氏的“秋感燥气”、“右脉数大”和用寒凉药来看，乃指温燥而言。至于“伤手太阴气分”一句，是指温燥伤肺而言，非病入气分。因有微恶风寒见证，故仍属肺卫病变。

4. 阴虚感温

【临床表现】 素体阴虚，外感温热，发热，微恶风寒，头痛咳嗽，无汗或少汗，干咳心烦，口渴咽干，尿少而黄，舌红而干瘦，脉细数。

【病机分析】 素体阴亏，津液亏乏，又外感温热邪气，重伤津液。因而，除发热，微恶风寒，头痛等肺卫见证外，突出表现阴液亏损之象，如口渴咽干，干咳心烦，尿少，舌红干瘦，脉细数等见证皆是。又因津亏无以滋汗，故汗少或无汗，甚则盗汗。

【治法】 滋阴解表

【方药】 加减葳蕤汤《重订通俗伤寒论》

生葳蕤二钱至三钱　生葱白二枚至三枚　桔梗一钱至钱半　东白薇五分至一钱　淡豆豉三钱至四钱　苏薄荷一钱至钱半　炙草五分　红枣二枚

【方论】 素体阴虚，又感温热，治当标本兼顾，扶正祛邪。本方以葳蕤（玉竹）滋阴生津，以助汗之源。更配以甘草、大枣甘润之品，可助玉竹之力。葱白、豆豉、薄荷、桔梗宣肺疏表，以祛肺卫之风热邪气。阴虚之人又患温热，最易导致阴虚火旺，或逆陷心包，故加白薇清阴分虚热，且清中能透。各药合用，共奏滋阴清热，疏表祛邪之功效。滋阴而不恋邪，祛邪而不伤正，配伍严谨，用药精当。

【文献选录】

"方以生玉竹滋阴润燥为君。臣以葱、豉、薄、桔疏风散热。佐以白薇苦咸降泄。使以甘草、红枣，甘润增液，以助玉竹之滋阴润燥。为阴虚体感冒风温及冬温咳嗽、咽干痰结之良剂。"（《重订通俗伤寒论·加减葳蕤汤何秀山按》）

【按语】 俞根初制加减葳蕤汤，是在孙思邈的葳蕤汤基础上化裁而来，是阴虚感温的主方，实属标本兼顾之法。何秀山的按语解其方而广其用，对后人启发很大。

【验案】 阴虚感温

龚某 男 47岁 1940年5月3日

形体消瘦，素体阴虚，复感温燥之邪，发热口干，头痛咳嗽，干咳无痰，微恶风寒，心烦口渴，尿少且黄，舌红绛且形瘦，两脉细弦小数。阴虚之体，又感温邪，滋阴以养其液，疏卫兼以退热。

白薇3克 玉竹9克 豆豉3克 前胡3克 薄荷1.5克（后下） 山栀6克 芦根24克 二付

二诊 1940年5月5日

身热退而恶寒解，头痛减而咳嗽除，咽干口渴，小便色黄，舌绛形瘦，两脉细弦小滑，温邪已解，阴分不足，再以甘寒清热，养阴生津。

玉竹9克 山栀6克 前胡3克 鲜芦根24克 鲜石斛15克 桔梗6克

三诊 1940年5月8日

诸恙皆减，微咳无痰，咽干口渴，脉象弦细小滑，按之略数，舌干质红形瘦，外感温邪已解，阴虚内热未除，再以甘寒养阴，润燥折热方法。

细生地15克 石斛15克 桔梗6克 生草9克 麦冬9克 北沙参24克 川贝6克 鲜茅芦根各24克 三付

四诊 1940年5月13日

药后诸症皆减，脉仍细小且滑，舌红口干，心烦而欲饮，阴虚已久，肝肾早亏，改用丸药，以善其后。

细生地 60 克　肥玉竹 60 克　川石斛 30 克　生白芍 60 克　麦门冬 30 克　五味子 30 克　山药 45 克　丹皮 24 克　茯苓块 60 克　元参 30 克　焦三仙各 60 克　鸡内金 30 克　香稻芽 60 克　砂仁 15 克　白术 30 克　炒枳壳 30 克　木香 15 克

上药共研细末，炼蜜为丸，如梧桐子大，每日早晚饭后，各服 6 克，如遇感冒暂停。

【按】 阴虚感温和一般温病的鉴别，关键在于舌和脉上。若临床见到在肺卫证的基础上又有舌红绛干瘦，脉细数，就要按阴虚感温论治。

第二节　气分证治

一、证候特点

气分证候是温热邪气在里的阶段。其受邪途径，或由卫分传来，或温热邪气直入气分，或因伏邪内发而致。它是正邪相争于里，从而影响脏腑功能活动，使之处于亢奋状态而引起的一类证候。气分证候的范围相当广泛，病变部位或在肺，或在胸膈，或在胃肠，或在肝胆……一句话：凡不在卫，又不在营血者，都属气分证。温热病在气分阶段，一般邪气盛而正气不衰，正邪斗争激烈，呈现一派阳热有余之象。主要表现为：身热不恶寒，反恶热，汗出，口渴欲饮，舌苔黄，脉数有力等。

二、治疗原则

气分证候以里热炽盛为主要临床特点。根据“热者寒之”的原则，应选用寒凉药物以清泄里热，如石膏、知母等。即叶天士所说：“到气才可清气。”

如因里热炽盛，燥热与肠内积滞相结成实，导致大便燥结之证，则应选用泻下药，以攻下热结，如大黄、芒硝等。

里热炽盛易伤津耗气，故在气分证候的发展过程中，可出现高热伤津或气阴两伤之证，治疗时，应在清泄里热的同时，适当配入养阴生津的药物，如知母、天花粉、石斛、芦根之类，或配入补益气阴的药物，如西洋参（可用粉剂，量要小，一般用2～3分）、沙参、玉竹（大剂量用）之类。

三、辨证论治

1. 热邪在肺

（1）温热壅肺

【临床表现】 身热恶热，汗出口渴，咳喘气急，甚则鼻翼扇动，胸胁满闷，痰白粘稠或黄，舌红苔黄，脉滑数。

【病机分析】 温热邪气内壅于肺则发热，热盛于里而不在表，故不恶寒而反恶热。里热蒸腾，迫津外泄，则汗出。热伤津液，则口渴。邪热壅肺，肺失宣降，则咳喘。鼻为肺之外窍，呼吸急迫则鼻扇。肺气壅塞，气机不能宣达，故胸胁满闷。热灼肺津，炼液为痰，痰阻气机，故咳喘之中又见黄、白稠痰。舌红苔黄，脉数均主里热，脉滑主痰盛。

【治法】 清宣肺热

【方药】 麻杏石甘汤 《温病条辨》

麻黄（去节）三钱　杏仁（去皮尖碾细）三钱　石膏（碾）三钱　甘草（炙）二钱

水八杯，先煮麻黄，减二杯，去沫，内诸药，煮取三杯，先服一杯，以喉亮为度。

【方论】 麻黄辛温，宣肺平喘。石膏辛寒，清泄肺热。麻黄得石膏寒凉之制，则功专于宣肺平喘而不在解表发汗；石膏得麻黄，则功专于清泄肺热。二者相伍，而成辛寒之剂。方中更用杏仁降肺气，以助麻黄止咳平喘。炙甘草益气扶正，调和诸药。

根据我们临床观察，咳喘痰黄者可加黄芩、贝母、瓜蒌，喘甚不得卧者加葶苈子、苏子、鱼腥草、前胡，以增强清肺化痰平喘之力。

【文献选录】

“喘咳息促，吐稀涎，脉洪数，右大于左，喉哑，是为热饮，麻杏石甘汤主之。”（《温病条辨·下焦篇第四十八条》）

【按语】“喘咳息促”乃热壅于肺，肺失清肃所致。“吐稀涎”一句，吴氏在分注中自注云：“涎稀，知非劳伤之咳，亦非火邪之但咳无痰而喉哑可比。”可见，吴氏所说之“吐稀涎”，是与劳伤久咳及火邪化燥的燥痰相鉴别，吴氏所谓之“热饮”，并非痰饮清稀之谓，而是指吐稀涎。“脉洪数，右大于左”乃肺热壅盛之候。“喉哑”是痰热阻肺，金实不鸣的结果。

麻杏石甘汤证本属肺之气分证候，病在上焦。吴氏将其列入下焦篇中，是与小青龙汤证对照而论。

【验案】例一：温热壅肺（肺炎）

孔某　男　20岁　1960年2月18日

发烧3～4日，体温38.7℃，头痛恶寒，胸痛咳嗽，阵阵汗出，胸闷气促作喘，痰黄粘稠，大便两日未行，舌红苔黄根厚糙老且干，两脉洪滑且数，心烦口干且渴。西医诊断为“大叶性肺炎”。此属风温蕴热，肺气壅塞，升降失和之证。用清宣肃化方法，防其增重，饮食当慎。

苏叶子各6克　杏仁10克　生石膏25克　生甘草6克　莱菔子10克　白芥子3克　甜葶苈3克　黛蛤散（包）12克　芦根25克　二付

二诊　1960年2月21日

前药服二剂后，身热退而咳喘皆减，胸痛未作，痰吐略爽，其色亦浅，舌苔黄厚渐化，大便甚畅，两脉弦滑，数势大减。热郁已解，滞热较轻，肺气已畅而升降渐调，再以前方加减，饮食荤腥仍忌。

前胡 3 克　杏仁 10 克　黄芩 10 克　浙贝母 12 克　苏叶子各 3 克　莱菔子 6 克　黛蛤散 12 克（布包）　冬瓜子 30 克　茅芦根各 30 克　　二付

三诊　1960 年 2 月 24 日

前药又服二剂之后，身热咳喘皆愈，夜寐甚安，咳嗽吐痰甚少，两脉仍属弦滑，二便如常，经透视两肺纹理略粗，肺炎基本吸收，比前大有好转，再以清肃疏化。

前胡 3 克　杏仁 6 克　苏子 10 克　黄芩 10 克　炙杷叶 10 克　黛蛤散 10 克（布包）　芦根 25 克　焦三仙各 10 克　二付

又服上方两剂之后，一切均属正常，又休息五天上班工作。

例二：肺炎误治

邢某　男　7 岁　1963 年 4 月 28 日

发烧咳嗽，面目俱赤，舌苔黄厚，口干渴饮，大便两日未行，夜间咳嗽甚重，小便黄少，两脉弦数有力。前天曾服某医开中药方：麻黄 6 克　桂枝 10 克　杏仁 10 克　炙甘草 10 克　茯苓 10 克　生姜 3 克　大枣两枚　一剂。药后身热加重，体温 40℃，咳嗽喘逆，痰中带血，神志有时不清，咽痛且肿，扁桃腺白腐肿大，今查白细胞 12000/mm^3，尿无异常发现，X 线透视：两肺纹理粗糙，符合支气管肺炎现象。此风温蕴热在肺，胃肠食滞蕴蓄，本当清肃化痰兼以导滞，误用辛温发汗方法，以热治热，诸症蜂起，有逆传心包之势，姑以凉膈泄热，兼以通腑，仿凉膈散之义。

薄荷 2 克（后下）　前胡 6 克　黄芩 10 克　生石膏 20 克　钩藤 6 克　莱菔子 6 克　紫雪丹 1.5 克（分冲）　羚羊角粉 0.6 克（分冲）　一付

二诊　1963 年 4 月 30 日

药后身热渐退，咳喘大减，痰血未吐，神志已清，昨夜安寐一宵，今晨大便一次，色深且粘，恶臭难闻，病势已衰。但舌根苔黄略厚，咽微作痛，温邪滞热减而未净，再以肃降化痰，清解化滞之法，忌食油腻荤腥，甜粘糖果也慎。

前胡 3 克　杏仁 10 克　川贝母 3 克　钩藤 10 克　黄芩 6 克　瓜蒌仁 15 克　莱菔子 6 克　鲜梨一枚（连皮去核切片）　二付

三诊　1963 年 5 月 2 日

身热已退净，体温 36.7℃，咳嗽喘逆未作，痰血未吐，今日透视正常，查白细胞 6700/mm^3，尿正常。两脉细小且滑，舌苔已化净，大小便正常，嘱慎食一周，可上学。

【按】 小儿肺炎，有寒有热，初起因风寒犯肺，当以辛温发汗；若初起是风热犯肺，绝对禁用辛温解表，否则就会形成“桂枝下咽，阳盛则毙”的严重证候。本例就是立春以后，风温犯肺，兼有滞热，本应辛凉疏化，反用麻、桂发汗，违背了“温病忌汗”这一条基本原则，结果诸症蜂起。改用表里双解的凉膈散，并加紫雪丹以泄里热，羚羊粉以凉血分，三剂而热退血止，扭转了病机，充分说明了温病忌汗的道理。

（2）肺热成痈

【临床表现】 发热，咳喘，咳吐脓臭痰，甚则痰中带血，胸背疼痛，舌苔黄腻，脉滑数。

【病机分析】 本病多因风热外袭，痰热内结所致。《内经》云：“热盛则肉腐，肉腐则成脓。”指的就是这个道理。痰热壅肺，则发热。肺失清肃，则咳喘。热盛肉腐，则成痈而化脓血。痰热阻肺，气血运行不畅，则胸背疼痛。苔黄腻，脉滑数均为痰热内蕴之象。

【治法】 清肺涤痰，逐瘀排脓

【方药】 苇茎汤合桔梗汤

苇茎汤　《备急千金要方》

苇茎切二升，以水二斗，煮取五升，去滓　薏苡仁半升

瓜瓣半升　桃仁三十枚

右（上）四味，㕮咀，内苇汁中，煮取二升，服一升，当有所见，吐脓血。

桔梗汤 《金匮要略方论》

桔梗一两　甘草二两

右（上）二味，以水三升，煮取一升，分温再服，则吐脓血也。

【方论】 方中苇茎（即芦根）清泄肺热为君药，薏苡仁清利湿热排脓为臣药，更佐以瓜瓣祛痰排脓，桃仁活血逐瘀。此四药共奏清热化痰，逐瘀排脓之效。不论肺痈将成或已成均可服之。将成者服之，可促其消散，已成者服之，可使脓痰瘀血排出体外。加入桔梗不但止咳，更有祛痰排脓之功。配入生甘草清热解毒，调合诸药。

根据我们临床经验：肺痈脓已成，咳吐大量脓血臭痰者，可于上方中加入银花、连翘、黄芩、败酱草、鱼腥草、贝母、赤芍等，以增强清热祛痰，逐瘀排脓之效。

【文献选录】

(1)“问曰：病咳逆，脉之，何以知此为肺痈？当有脓血，吐之则死？其脉何类？师曰：寸口脉微而数，微则为风，数则有热，微则汗出，数则恶寒。风中于卫，呼气不入；热过于荣，吸而不出；口干喘满，咽燥不渴，多唾浊沫；时时振寒。热之所过，血为之凝滞，蓄结痈脓，吐如米粥。始萌可救，脓成则死。”（《金匮要略方论·肺痿肺痈咳嗽上气病脉证治第七》）

(2)“咳而胸满，振寒，脉数，咽干不渴，时出浊唾腥臭，久久吐脓如米粥者，为肺痈，桔梗汤主之。”（《同上》）

【按语】 张仲景在这两段条文里，详细地讨论了肺痈的病因、病机、症状、治法，明确地指出了肺痈的病因是风热邪气，病机是风热入肺，气血凝滞，蓄结痈脓。他的这种学术思想和治疗方法，至今仍有指导意义。

【验案】 肺痈

姚某 女 56岁 1963年5月7日

发烧7～8天，体温38.3℃，咳嗽头痛，咽红痰吐不爽，曾服止咳糖浆、复方甘草合剂、咳必清、枇杷露等，咳嗽未减，身热不退，今晨咳嗽胸痛，吐脓血数口，味臭且粘，继则痰中带血，胸胁作痛，舌苔黄腻，质红且干，两脉弦滑而数，大便略干，小便不多、色黄，心烦口渴。此风温蕴热，互阻于肺，发为肺痈，可用千金苇茎汤法加减治之。

鲜苇茎60克 冬瓜子30克 桃仁10克 苦桔梗10克 薏苡米25克 生甘草10克 甜葶苈3克 犀黄丸6克（分两次药汁送下） 二付

二诊 1963年5月11日

身热渐退，体温37.5℃，咳嗽渐减而痰血亦轻，痰吐味臭，两脉弦滑略数，胸中时时作痛，舌红苔腻浮黄且干，肺痈重证，再以清肃化痰，逐瘀排脓。

鲜苇茎60克 冬瓜子30克 前胡3克 川贝母10克 杏仁泥10克 桃仁10克 薏苡米25克 苦桔梗10克 生甘草6克 黛蛤散12克（布包） 犀黄丸6克 三七粉1.5克（分两次药汁送下） 三付

三诊 1963年5月15日

前方连进三剂，身热已退净，体温36.9℃，咳嗽大减，痰吐甚少，已无血脓臭味，自觉胸痛亦止，两脉弦滑，数象亦差，舌红苔腻略黄，饮食二便如常，改用活血化瘀，祛腐生肌之品。

鲜苇茎60克 桃仁6克 茜草10克 川贝母6克 薏苡米25克 赤白芍各18克 北沙参25克 犀黄丸6克 三七粉1.5克（分两次药汁送下） 三付

四诊 1963年5月19日

身热退而咳嗽亦止，脓血臭痰未再吐，胸痛已止，舌脉如常，病已向愈，议用调补脾胃，以后天扶先天，辛辣油腻之品暂为禁服。

茯苓10克　北沙参18克　生白术6克　炙甘草　白扁豆各10克　生熟薏米各12克　冬瓜皮子各15克　五付

五诊　1963年5月26日

近来症状完全消失，饮食二便如常，肺透视正常，嘱其再休息一周可工作。

【按】《内经》云："热盛则肉腐，肉腐则生脓。"肺痈就是温热入肺致肉腐的结果。但肺痈有成脓与未成脓之分，初起与后期之别，一般应分四期治疗。兹将赵友琴先生治肺痈四法附录于下，以供参考。

初期：肺痈未成，发热微恶风寒，兼有咳嗽，喘憋，痰多微黄，胸痛，苔薄黄，脉浮数。治以辛凉清解，肃肺化痰，可用：

薄荷3克　前胡6克　贝母12克　杏仁10克　苏子10克　黄芩10克　生石膏12克　鲜芦茅根各30克

中期：壮热不恶寒，咳喘，痰黄稠，胸痛，口渴，舌红苔黄腻，脉洪数。治以泄热化湿，肃肺消痰，可用：

甜葶苈6克　前胡6克　黄芩10克　桑白皮12克　皂角6克　桔梗10克　生甘草6克　银花15克　贝母10克　醒消丸6克（分二次服）

极期：壮热，咳喘胸痛，吐脓血痰，或脓臭痰，舌红苔黄腻，脉洪数。治以清化痰热，活血通瘀，可用：

鲜芦根90克　冬瓜子30克　桃仁6克　苡仁30克　鱼腥草30克　甜葶苈3克　黄芩10克　皂刺3克　银花30克　犀黄丸6克（分二次服）

后期：余热不退，脓痰渐净，身疲气短，苔薄质红而瘦，脉细弦小数。治以甘寒养阴，活血通络，可用：

南北沙参各30克　麦冬10克　贝母10克　桔梗10克

生甘草 6 克　生黄芪 12 克　苡仁 30 克　赤芍 10 克　地骨皮 10 克　桑白皮 10 克　丹皮 10 克。

（3）燥热伤肺

【临床表现】 发热头痛，干咳无痰，或痰少而燥，甚则痰中带血，喘息气急，鼻燥咽干，心烦口渴，胸胁疼痛，少气乏力，舌尖边红，苔薄黄而干或少苔，脉数。

【病机分析】 本证是燥热盛而气阴两伤之候。燥热伤肺，热盛于里，故发热。热邪上蒸清空，则头痛。燥热壅肺，肺失清肃，上逆而致咳喘气急。燥热灼津，肺津受损，故干咳少痰。燥咳伤及肺络，可见痰中带血。燥热壅肺，气机不畅，乃致胸胁作痛。肺津亏损，不能上润，则口燥渴，鼻干、咽干。热扰心神，则心烦。燥热耗气，故少气乏力。舌尖边红，苔薄黄而干或少苔，是燥热伤津之象。脉数为肺中燥热之征。

【治法】 清肺润燥

【方药】 清燥救肺汤 《温病条辨》

石膏二钱五分　甘草一钱　霜桑叶三钱　人参七分　杏仁（泥）七分　胡麻仁（炒研）一钱　阿胶八分　麦冬（不去心）二钱　枇杷叶（去净毛，炙）六分

水一碗，煮六分，频频二、三次温服。痰多加贝母，瓜蒌，血枯加生地黄，热甚加犀角、羚羊角，或加牛黄。

【方论】 方中石膏辛寒以清肺热。桑叶质轻性凉，宣透燥热邪气。炙杷叶、杏仁味苦，肃降肺气，四药共奏清宣燥热，止咳平喘之功。麦冬、阿胶、麻仁滋阴生津润燥。燥热邪气不但消耗肺津，而且消耗肺气，故用人参、甘草以益肺气，即《内经》所谓："损其肺者，益其气。"甘草又有调合诸药之功。若痰多者，加贝母、瓜蒌清化热痰。燥甚津伤而血枯者，加生地以生津养血。热甚者，加犀角、羚羊角或牛黄清其大热，以防深入营分。

本证与桑杏汤证比较，虽均为温燥伤肺，但桑杏汤证是燥

热初袭肺卫，属卫分证；本证是单纯肺中燥热，属气分证。桑杏汤证干咳，恶风寒而病程短；本证干咳，不恶寒而病程较长。桑杏汤证是单纯燥热；本证属燥热甚而气阴两伤。

【文献选录】

“诸气膹郁，诸痿喘呕之因于燥者，喻氏清燥救肺汤主之。”（《温病条辨·上焦篇第五十八条》）

【按语】《素问·至真要大论》云：“诸气膹郁，皆属于肺。”“诸痿喘呕，皆属于上。”这两句指出，多种喘息气急，气滞胸闷的证候及痿证，和上焦肺的关系甚为密切。吴鞠通更进一步明确指出，肺燥可以导致喘息气急，气滞胸闷，也可导致痿证（包括肺痿），这一类肺燥证候，应以喻嘉言所组创的清燥救肺汤治疗。喻氏的清燥救肺汤，从临床实践上充实了《内经》的理论，对后世治疗燥热伤肺的证候有很大指导意义。

【验案】 燥热伤肺

袁某　男　37岁　1953年9月25日

时当秋令，久旱无雨，发烧头痛，体温38.3℃，干咳痰少，今晨痰中带血，鼻干咽燥，心烦欲饮，自觉乏力短气，自服橘红丸12丸（每日4丸，连服三日），病情益增。证属秋感燥热，肺津受伤，本当用甘寒清润之法。但自服橘红丸，其方本为燥湿化痰，宜用于老年痰湿患者。今误服燥热之药，更伤阴分，燥咳伤于肺络，故见痰粘稠而带血渍，脉象细小弦数，舌绛干裂，仿喻昌清燥救肺法，润燥兼止其血。

北沙参25克　浙川贝母各10克　晚蚕砂12克　杏仁10克　淡豆豉10克　炒栀皮6克　前胡3克　鲜茅根30克　黛蛤散12克（布包）　鲜梨一个（连皮去核切片入煎）　三付

二诊　1953年9月29日

连服清燥润肺止咳之药，两天来咳血已止，鼻咽干燥亦轻，夜已成寐，咳嗽痰粘成块，仍觉乏力，口干渴饮，身热头痛皆止，体温 37℃，两脉弦细，数势渐缓，舌绛苔较润。此燥热渐减，阴伤少复，仍议甘寒润燥方法。

生桑皮 10 克　地骨皮 10 克　肥玉竹 10 克　麦门冬 10 克　南北沙参各 15 克　川贝母 6 克　炒山栀 6 克　黛蛤散 10 克（布包）　鲜茅芦根各 30 克　冬瓜子 30 克　三付

三诊　1953 年 10 月 3 日

节日饮酒之后，咳嗽痰血又发，身热又重，体温38.1℃，舌红口干，咳嗽胸痛较重，两脉弦滑而数。X 线透视："两侧肺纹理增重，支气管炎现象。"素体阴伤热盛，时值久旱雨少，燥热较重，咳嗽痰中带血初愈，燥热始退，阴伤未复，节日饮酒过多，且吃辛辣油腻，有助热而伤阴，再以甘寒育阴，泄热止红。饮食当慎，百日忌酒，防其咳血加重。

鲜生地 30 克　苏子 6 克　川楝子 10 克　黄芩 10 克　大小蓟各 10 克　炒槐米 10 克　黛蛤散 10 克（布包）　鲜茅根 30 克　北沙参 30 克　焦三仙各 10 克　云南白药一瓶（分四次药送下）　二付

四诊　1953 年 10 月 6 日

药后咳血未作，咳嗽亦轻，身热渐减，体温 37.5℃，自述胸痛见轻，舌红糙裂，口干且渴，两脉细弦小滑，数象渐减。再以甘寒育阴，润燥止红。

鲜生地 30 克　川楝子 10 克　苏子 10 克　黄芩 10 克　白头翁 10 克　茜草 10 克　黛蛤散 10 克（布包）　干荷叶 10 克　藕节 10 克　北沙参 25 克　云南白药一瓶（分六次服）　三付

五诊　1953 年 10 月 11 日

近来咳嗽痰血未见，身热已退，体温 36.9℃，经 X 线两肺透视已正常。两脉弦细小滑，舌红口干，饮食二便如常，嘱其停药休息一周，忌食辛辣油腻及一切刺激之品。

【按】　本例为燥热伤肺，治疗应宗《内经》"燥者濡之"的原则。但患者自服辛温燥烈的橘红丸，结果因燥就燥，病情恶化。后转用甘寒微苦之法，病人顺利好转，这说明了辨证论治的重要性。

中医治病，很讲究忌口，尤其燥热之病，辛辣油腻均须严格禁食，否则服药效果不佳。

（4）暑热犯肺（暑咳）

【临床表现】 身热，头晕而痛，咳喘少痰，胸胁闷痛，心烦口渴，舌苔薄黄，脉数两寸有力。

【病机分析】 暑热内蕴故身热。暑热上窜清空，则头晕而痛。肺热津伤，气逆而上，则咳喘少痰。暑热壅滞，肺气不畅，故胸胁闷痛。暑热内扰神明，则心烦；热灼津液则口渴。苔薄黄，脉数两寸有力，均是上焦肺中暑热之征。

【治法】 宣肺清暑

【方药】 雷氏清宣金脏法 《时病论》

牛蒡子一钱五分　川贝母二钱（去心）　马兜铃一钱　杏仁二钱（去皮尖，研）　陈瓜蒌壳三钱　桔梗一钱五分　冬桑叶三钱

加枇杷叶三钱去毛蜜炙为引。

【方论】 “清宣金脏”，即清宣肺脏也。本方是清宣肺中暑热邪气，化痰止咳之剂。方中八药皆入肺经而有止咳之功。牛蒡子、桑叶清宣肺热，透邪外达；杏仁、桔梗相配宣降肺气；川贝母、马兜铃、瓜蒌壳、炙杷叶四药清肺化痰。诸药互伍，共奏清宣肺热，肃降肺气，化痰止咳平喘之功。

【文献选录】

“暑咳之为病，独在暑月也。良由暑热下逼，先伤乎上，夫五脏之位，惟肺最高，为诸脏之华盖，暑热袭之，肺经先病者，固无论矣。且暑中有火，肺体属金，火未有不克金者也。其脉濡滑而数，两寸有力而强，咳逆乏痰，即有也少，或身热口渴，或胸闷胁痛，此皆暑热入肺之脉证也，宜用清宣金脏法加滑石、甘草治之。”（《时病论》）

【按语】 雷少逸此段暑热犯肺而致暑咳之说，颇为详尽。

然其言脉“濡”则未必尽然。因濡为湿证之脉，而暑热未必皆兼湿邪。临床所见暑咳之证，以雷氏清宣金脏法治之颇验。雷氏云“清宣金脏法加滑石、甘草”，意在清利湿热，然暑热致咳未必挟湿，故不必再加滑石、甘草。若暑湿而致之咳嗽，则又宜别法治之。

2. 热在胸膈

(1) 热郁胸膈

【临床表现】 身微热，心烦懊侬，坐卧不安，胸闷欲呕，苔薄而略黄，寸脉略大。

【病机分析】 本证乃卫分之证已罢，余热郁于胸膈；或气分证高热已解，余邪郁于胸膈。因余邪尚存，故身有微热。热郁胸膈，不得发越，神明被扰，故心烦懊侬，坐卧不安，莫名所苦。热郁胸膈，气机不畅，故胸闷。余热下扰，胃气失于和降，则欲呕。热郁较轻，故苔薄黄。寸脉略大，也属余热之象。

【治法】 宣郁折热

【方药】 栀子豉汤《温病条辨》

栀子（捣碎）五枚　香豆豉六钱

水四杯，先煮栀子数沸，后纳香豉，煮取二杯，先温服一杯，得吐止后服。

【方论】 栀子苦寒，清热泄火，通利三焦。豆豉宣郁达表，有“火郁发之”之功。二药相配，一宣一泄，解除胸膈郁热。

【文献选录】

(1)“太阴病得之二、三日，舌微黄，寸脉盛，心烦懊侬，起卧不安，欲呕不得呕，无中焦证，栀子豉汤主之。”（《温病条辨·上焦篇第十三条》）

(2)“下后虚烦不眠，心中懊侬，甚至反复颠倒，栀子豉汤主之；若少气者，加甘草；若呕者，加姜汁。”（《温病条

辨·中焦篇第十八条》)

【按语】 第1条“太阴病得之二、三日，……无中焦证”指肺卫证已罢，而又未见气分高热，故可知其证是余邪郁于胸膈气分。第2条“下后”指气分证下之后，可知其证乃气分高热已解，余邪郁于胸膈。两条互参，说明栀子豉汤证之热郁胸膈，可由卫分余热所致，亦可由气分余热所致。

“少气”为郁热伤气，加甘草以益气。“呕”乃由郁热阻滞，胃气上逆所致，加姜汁宣通胃气以止呕。

（2）热灼胸膈

【临床表现】 身热恶热，烦躁不安，胸膈灼热如焚，唇焦咽燥，口渴，咽喉肿痛，口舌生疮，面红目赤，小便短赤，大便秘结，舌心干四边色红、苔黄燥，脉数有力。

【病机分析】 此证是气分热邪壅于胸膈，化火灼津，微兼腑实。身热恶热，是热邪在里，里热已甚。热扰神明，则烦躁不安。化火灼津，则口渴，咽燥，唇焦。火性上炎，气血上壅，则面红目赤，咽喉肿痛，口舌生疮。胸膈热甚，故灼热如焚。热伤津液，则小便短赤。大肠燥结，可致便秘。舌心干而四边红、苔黄燥，脉数有力均为里热炽盛之象。

便秘虽为阳明腑实之证，但腹不硬满而痛，这与承气汤证有别，说明腑实未甚。本证与栀子豉汤证均为热在胸膈，但有轻重之分，病机也有所差异。栀子豉汤证仅为热郁胸膈、而不兼腑实；本证既热灼胸膈，而又兼腑实，更有上焦火证的特点。

【治法】 凉膈泄热

【方药】 凉膈散《太平惠民和剂局方》

川大黄　朴硝　甘草煎各二十两　山栀子仁　薄荷叶去梗　黄芩各十两　连翘二斤半

右（上）粗末，每二钱，水一盏，入竹叶七片，蜜少许，煎至七分，去滓，食后温服。小儿可服半钱，更随岁数加减服之。得利下，止服。

【方论】 方中以连翘、薄荷、竹叶、山栀、黄芩从上清散胸膈之热。大黄、朴硝从下通腑实，而清泄胸膈之邪。甘草、白蜜缓急清火，生津润燥。本方虽有通腑之功，但治在胸膈之热，而不在大便之秘结。即或无便秘，而有热灼胸膈之证，亦可使用。

【验案】 热灼胸膈

郑某　男　50 岁　1946 年 11 月 3 日

时令雨少，咽干心烦，懊侬不安，夜寐欠佳，胸中闷闷不乐。连日来过食酒肉辛辣，昨日发烧头晕，体温 37.8℃，今诊两脉滑数有力，舌红且干，苔黄根厚浮黑。咽红肿痛，大便干结，小溲赤少，自觉灼热，舌疮作痛，唇焦破裂，面红目赤，有时憎寒，口干渴而思冷饮。温邪蕴热在里，热灼津伤，过食辛辣荤腻，胃肠积滞。热灼胸膈，故心烦懊侬，积滞不除，则阳明蕴热更甚。凉膈泄热，兼以通腑。

薄荷 1.5 克（后下）黄芩 10 克　炒栀子 6 克　淡豆豉 10 克　连翘 10 克　前胡 6 克　枳实 6 克　瓜蒌仁 25 克　元明粉 1.5 克（冲）　生大黄粉 1.5 克（后下）　一付

二诊　1946 年 11 月 4 日

昨服药 2～3 小时后，腹痛大便畅通一次，小溲较多，夜间得小汗而睡眠甚佳，心烦懊侬皆减，体温 37℃，身热已退，憎寒亦除，口干渴饮皆轻，舌红苔黄根部略厚，咽红减而肿痛亦止，两脉弦滑仍有力，但数象已无。温邪蕴热，肠胃积滞，药后虽减，但尚未除尽。再以凉胸膈，化积滞，兼以通腑。

炒山栀 6 克　淡豆豉 12 克　蝉衣 6 克　银花 18 克　竹叶 6 克　炒枳壳 10 克　黄芩 10 克　瓜蒌仁 18 克　焦三仙各 10 克　大黄粉 1 克　元明粉 1 克（分两次冲）　二付

三诊　1946 年 11 月 7 日

药后大便畅通两次，心烦懊侬已除，身热退净，憎寒止而时有口干，舌苔已化，根部略厚不多，咽部红肿皆止，脉象濡滑而有神。胃肠滞热已除，温邪蕴热亦解。仍议疏调胃肠方法。饮食寒暖，诸当小心，辛辣荤腥仍忌。

【按】 热郁胸膈，属积滞化火之类，治之必当以化积滞、导郁热为主，若单纯苦寒祛热，则积滞不去，膈热不能解除。

3. 痰热结胸

【临床表现】 身热恶热，头晕面赤，胸脘痞满，按之作痛，渴欲冷饮，饮不解渴，得水则呕，便秘溲短，舌苔黄腻而滑，脉滑数有力。

【病机分析】 本证是热邪与痰水相结而形成的结胸证候。里热炽盛，故身热恶热。热邪上蒸，气血充斥，故头晕面赤。痰热互结，阻于胸脘，气机不畅，故胸脘痞满，按之作痛。热伤津液，又兼痰阻气机，水津不布，津液不得上承，故渴欲冷饮，饮不解渴。痰水内阻，胃失和降，故得水则呕。热邪伤津，则便秘溲短。舌苔黄，脉数有力乃邪热内甚之象；苔滑腻，脉滑是痰热内停之征。

本证身热恶热，面赤冷饮，有似阳明无形热盛之证。然苔滑腻不燥，且胸脘痞满，按之作痛，是属痰热结胸，与阳明热盛不同。

本证大便秘结，又似阳明腑实。然本证虽便秘而无腹满痛拒按，其按痛部位在胸脘而不在腹部，且苔黄滑腻而不燥，可知痰热阻于胸脘，与大肠腑实之证亦不相同。

本证与热郁胸膈的凉膈散证也有区别。两证虽均在胸膈，但凉膈散证是上焦火热微兼腑实，属燥热之邪。而本证却是痰热结胸。病位虽同，而病因有异，脉证亦不相同，一见胸膈灼热如焚；一见胸脘痞满，按之痛。可资鉴别。

【治法】 清热化痰散结

【方药】 小陷胸加枳实汤 《温病条辨》

黄连三钱 栝蒌三钱 枳实二钱 半夏五钱 急流水五

杯，煮取二杯，分二次服。

【方论】 方中黄连苦寒清热燥湿。半夏辛苦温，其量用五钱之多，是加强其化痰散结和胃降逆止呕的作用。栝蒌甘寒，宽胸化痰。枳实味苦，降气开结。本方辛苦合用，辛开苦降，以清泄痰热，开散痞结，宣畅气机，使痰热消除，则结胸可愈。

【文献选录】

“脉洪滑，面赤身热头晕，不恶寒，但恶热，舌上黄滑苔，渴欲凉饮，饮不解渴，得水则呕，按之胸下痛，小便短，大便闭者，阳明暑温，水结在胸也，小陷胸汤加枳实主之。（此条别于温热，全在舌滑、胸痛、呕水。——朱评）。”（《温病条辨·中焦篇第三十八条》）

【按语】“按之胸下痛”一句：胸下即脘部，故指胸脘部按之作痛。“水结在胸”之“水”，泛指痰饮水湿一类邪气。

4. 肺胃热炽

【临床表现】 高热恶热，面赤心烦，或喘息气急，大渴饮冷，蒸蒸汗出，舌苔黄燥，脉洪大而数。

【病机分析】 本证为手太阴肺与足阳明胃经无形热邪弥漫之候。肺朝百脉，主一身之气，主宣发。胃为水谷之海，十二经气血之源。故肺胃热盛，则可随十二经气血运行于周身。又，肺主皮毛，胃主肌肉，故肺胃热盛，则皮毛、肌肉皆热，而出现高热恶热。阳明经脉循于面颊，故阳明热盛则面赤。热扰心神则心烦。热邪迫肺，肺气上逆，则喘息气急。高热伤津，则大渴饮冷。里热蒸腾，逼津外泄，则蒸蒸汗出。舌苔黄燥，是里热津伤之兆。脉洪大而数，是热盛于里，气血涌盛之征。

【治法】 清热生津

【方药】 白虎汤 《温病条辨》

生石膏（研）一两　知母五钱　生甘草三钱　白粳米一合

水八杯，煮取三杯，分温三服，病退，减后服，不知，再作服。

【方论】 方中石膏辛寒，入肺胃二经，清热解肌，达热出表，可除气分之高热。知母苦寒而性润，入肺胃二经，清热养阴。知母配石膏，可增强清热止渴除烦之力。生甘草泻火解毒，配粳米可保养胃气；配石膏则又甘寒生津。本方四药相配，共奏清热生津之功。

若见高热不退，汗出不止，气短神疲，甚则微喘鼻扇，脉洪大而芤，是高热迫津，津液大泄，汗出过多，气随汗泄，气阴两伤的结果。治疗应当一方面清其里热，以祛其邪；另一方面要补益气阴，以防虚脱之虞。方用白虎加人参汤。

白虎加人参汤 《温病条辨》

即于白虎汤内，加人参三钱

根据我们的经验，人参宜另煎兑入，或用人参粉一钱冲服，既免浪费，疗效又佳。

【文献选录】

(1)“太阴温病，脉浮洪，舌黄，渴甚，大汗，面赤，恶热者，辛凉重剂白虎汤主之。”（《温病条辨·上焦篇第七条》）

(2)“太阴温病，脉浮大而芤，汗大出，微喘，甚至鼻孔扇者，白虎加人参汤主之；脉若散大者，急用之，倍人参。”（《温病条辨·上焦篇第八条》）

(3)“形似伤寒，但右脉洪大而数，左脉反小于右，口渴甚，面赤，汗大出者，名曰暑温，在手太阴，白虎汤主之；脉芤甚者，白虎加人参汤主之。”（《温病条辨·上焦篇第二十二条》）

(4)“手太阴暑温，或已经发汗，或未发汗，而汗不止，烦渴而喘，脉洪大有力者，白虎汤主之；脉洪大而芤者，白虎加人参汤主之……”（《温病条辨·上焦篇第二十六条》）

(5)“太阴伏暑，舌白口渴，有汗，或大汗不止者，银翘散去牛蒡子、元参、芥穗，加杏仁、石膏、黄芩主之；脉洪

大，渴甚汗多者，仍用白虎法；脉虚大而芤者，仍用人参白虎法。”（《温病条辨·上焦篇第四十条》）

（6）“面目俱赤，语声重浊，呼吸俱粗，大便闭，小便涩，舌苔老黄，甚则黑有芒刺，但恶热，不恶寒，日晡益甚者，传至中焦，阳明温病也。脉浮洪躁甚者，白虎汤主之；脉沉数有力，甚则脉体反小而实者，大承气汤主之。”（《温病条辨·中焦篇第一条》）

（7）“下后无汗脉浮者，银翘汤主之；脉浮洪者，白虎汤主之；脉洪而芤者，白虎加人参汤主之。”（《温病条辨·中焦篇第十三条》）

（8）“白虎本为达热出表，若其人脉浮弦而细者，不可与也；脉沉者，不可与也；不渴者，不可与也；汗不出者，不可与也，常须识此，勿令误也。”（《温病条辨·上焦篇第九条》）

【按语】 第（1）～（5）条皆论手太阴肺经气分热证的证治；第（6）条论足阳明胃经气分热证的证治。二者皆可用白虎汤治疗。手太阴与足阳明同病同治，其原因有五：

（1）手太阴肺经：“起于中焦，下络大肠，还循胃口，上膈属肺。”（《灵枢·经脉篇》）肺与胃经脉相通，故温邪上受，首先犯肺，顺传于胃，可致肺胃同病。

（2）肺开窍于鼻，胃开窍于口，温热邪气由口鼻而入，可进而犯肺，或进而犯胃，也可肺胃同病。

（3）肺朝百脉，主一身之气，主宣发。胃为水谷之海，十二经气血之源。十二经气血皆禀受于胃而宣发于肺，故肺、胃热盛皆可导致身热蒸腾。

（4）肺主皮毛，胃主肌肉。肺与胃经脉相通，皮毛与肌肉密切相连，故肺胃热盛，均可导致皮毛肌肉皆热，而呈现高热恶热。

（5）白虎汤之主要药物为石膏、知母，此二药皆入肺经而清肺热，也入胃经而清胃热。故白虎汤既为清手太阴气分大热之剂，亦为清足阳明气分大热之方。

《伤寒论》以白虎汤治阳明经热，为后世树立了清热剂的楷模。《温病条辨》不仅用白虎汤清阳明气分之热，而且又治手太阴气分之热，是吴鞠通继承《伤寒论》，而在理论上和实践上加以发展的具体体现，也为后世古方活用树立了榜样。

第（1）条“脉浮洪”一句，从脉象上具体反映了白虎汤证的热势。洪脉如钩，来盛去衰，拍拍而浮，如波涛汹涌之势，主里热炽盛，津液已伤。脉浮主气血运行于表，多因表有邪气，气血外达以抗邪，然也有非表证而脉浮者，本条讲“舌黄，渴甚，大汗，面赤，恶热”即无表证之象，而是里热炽盛，蒸腾于外，气血涌于外，故脉象洪而且浮。

“辛凉重剂”一句，讲白虎汤之功用。白虎汤以石膏为君，石膏味辛而性寒，味辛能散，性寒能清，有清热解肌，达热出表之功，配以知母、甘草、粳米则清热之力尤强，且更具生津之力，使祛邪而不伤正。本方与银翘散、桑菊饮均为辛凉之剂，但银翘散、桑菊饮多用轻清宣透之品，以清透肺卫之邪，病位浅而药平和，故称“辛凉平剂”、“辛凉轻剂”。本方药重力猛功专，清气分之大热，故称“辛凉重剂”。正如吴鞠通在本条分注中所说：“辛凉平剂焉能胜任，非虎啸风生，金飙退热，而又能保津液不可。”

第（2）条论气分高热，大汗不止，伤津耗气，而致里热不解又气阴两伤之候。芤脉之象，浮大中空，乃因高热大汗，津气大伤所致。散脉之象，浮散无根，举之浮散不聚，漫无根蒂，按之则无，主气血耗散，正气将绝，较之芤脉，更为危重。“微喘，甚则鼻孔扇”是高热大汗，肺气大伤，实中挟虚之喘，当与热壅于肺，肺失宣降的实喘相鉴别。本条之证，病本在于气分高热，热不除则汗不止，汗不止则耗气阴，气阴大伤，势将虚脱。正如吴鞠通在本条分注中所说，“浮大而芤，几乎散矣，阴虚而阳不固也。补阴药有鞭长莫及之虞，惟白虎退邪阳，人参固正阳，使阳能生阴，乃救化源欲绝之妙法也。汗涌，鼻扇，脉散，皆化源欲绝之征兆也”，故要“急用之，倍人参”。

白虎加人参汤主治气分热盛而气阴两伤的证候。本条详论气阴两伤之候，而气分高热之候则从略。如仅从本条所引之证来看，则应治以生脉散，而不宜用白虎加人参汤。故读此条所列之证，应参照本条所用之方。以方测证，则知本条证候除“脉浮大而芤，汗大出，微喘，甚至鼻孔扇”之外，还应有第（1）条所述之“脉浮洪，舌黄，渴甚，大汗，面赤，恶热”诸项。因第（1）条已详述白虎汤之证，故本条从略，而详论加人参之由。再参照（3）～（7）条，则更全面而明确。此种写法，吴氏在《温病条辨·凡例》中已明确指出：“此书须前后互参，往往义详于前而略于后，详于后而略于前。”本条写法即白虎汤证已详于前，故略于后。读此条应方、证互参，前后对照，融会贯通，不可孤立地片面理解。

白虎加人参汤为攻补兼施之方，适应于气分热盛而又气阴两伤之证。若仅气分热盛，则只能用白虎汤，不宜用白虎加人参汤。若大汗淋漓，或汗出如油，虚喘气微，脉微欲绝，已成虚脱之势，则宜以生脉散益气固脱，不可再用白虎加人参汤。

第（3）条“形似伤寒”一句，点出暑温病初起之证与太阳伤寒之证的疑似，以警学者，切莫把二者混为一谈而误用辛温发汗之剂。太阳伤寒初起可见发热恶寒，头痛。暑温初起也可见发热恶寒，头痛之证。但二者病因、病机截然不同：太阳伤寒初起是风寒束表，卫阳被郁，气血凝滞所致，必恶寒甚而发热轻，头痛，周身骨节疼痛，无汗，口不渴，舌苔薄白，脉浮紧。暑温初起则里热炽甚，必发热甚，而其恶寒是暑热伤气，卫外失司的结果，多表现为背部微感畏寒，与伤寒之恶寒重显然不同。暑热上扰清空，也可见头痛，但此种头痛多为头胀而痛，甚则头晕，与伤寒头身酸痛迥然有别。况且伤寒不口渴，暑热口渴甚，伤寒不汗出，暑热大汗出，只要临床详细辨证，是不难区别的。

“右脉洪大而数，左脉反小于右”，与“名曰暑温，在手太阴，白虎汤主之”两句，前后呼应，指出暑温病初起的病变部位和脉象。暑为热极，初起即侵入手太阴肺经气分，故治宜辛凉重剂白虎汤。肺主气，右脉候气的病变，气分热盛，故右脉洪大而数，左脉反小。

第（4）条明确指出：不论已经用过发汗药，或未用过发汗药，只要具有“汗不止，烦渴而喘，脉洪大有力”的白虎汤证，皆可用白虎汤治疗。白虎汤证俱，脉又洪大而芤的，可用白虎加人参汤治疗。

第（5）条论述伏暑病有属湿热病和属温热病两种类型。二者证候不同，治法亦异。属温热病中白虎汤证者，仍用白虎汤法。属白虎加人参汤证，仍用白虎加人参汤法。

第（7）条论述燥屎内结的阳明腑实证，用过攻下法后，有形热结虽去，无形热邪仍盛的治法——若见无汗脉浮者，其无汗是因津伤无以作汗。脉浮是下后热邪达表之征。治用银翘汤（银花五钱、连翘三钱、竹叶二钱、生甘草一钱、麦冬四钱、细生地四钱），是以轻凉配甘寒之品，宣透热邪而生津；若属于白虎汤适应证者，仍用白虎汤治疗；属于白虎加人参汤适应证者，仍用白虎加人参汤治疗。

第（4）、（5）、（7）三条明确地指出：不管在什么情况下，只要具有白虎汤的适应证，即可用白虎汤治疗。吴氏这种“有是证，便用是方”的主导思想，突出地体现了祖国医学“辨证论治”的特点。

第（6）条论述了阳明温病的共同特点，又进一步从脉象上加以区别。温热邪气在足阳明胃和手阳明大肠的病变，均称阳明温病，皆属气分热盛，故二者有共同的症状：“面目俱赤，语声重浊，呼吸俱粗，大便闭，小便涩，舌苔老黄，甚则黑有芒刺，但恶热，不恶寒，日晡益甚。”阳明经脉循于面颊，故阳明热盛则面目俱赤。阳明热盛，上迫于肺，热邪壅肺，金实不鸣，则语声重浊。肺热上逆，则呼吸俱粗。热盛伤津，则便闭溲涩。热邪灼津，则舌苔老黄，甚则黑而起芒刺。里热盛，故恶热而不恶寒。日晡乃申时，阳明经气旺于申时，邪在阳明，当其本经主令之时，正气奋起抗邪，故日晡热甚。但二者又有不同：足阳明胃之病变属无形热盛，其热邪蒸腾于外，逼迫气血外涌，故其脉象浮洪而躁动不安。其证虽有大便闭，但尚未炼结成实，故必无腹满痛拒按。手阳明大肠之病变属有形热结，大肠热邪与燥屎相结，阻滞气机，气血内闭，故其脉象沉数有力，如燥结特甚，气血内闭特甚，则可见脉体反小而实。其证不仅大便闭，同时又必有腹满痛拒按。吴鞠通从脉象上区别此二证，实际上是以脉象论病机，病机不同，治法亦异。足阳明胃之无形热盛，蒸腾于外，当因势利导，用白虎汤辛寒清气，达热出表；手阳明大肠有形热结盘踞于内，则用大承气汤下之。

以上七条分别论述了白虎汤及白虎加人参汤的适应证。

第（8）条论述白虎汤的禁忌证。

①“脉浮弦而细者，不可与也”：脉细主阴虚血少，脉弦主筋脉拘急，弦细并见，是阴虚血少不能柔养筋脉，筋脉拘急，欲作虚风内动之兆。此类脉象不应见浮象，其浮者，乃又有外感邪气所致。阴虚外感之体，虽有热象，不可用白虎汤。

②“脉沉者，不可与也”：脉沉有二种情况，一为沉实有力，一为沉而无力。沉实有力之脉，多见于阳明腑实证，治当攻下，非白虎汤力所能及，故不用白虎汤。沉而无力之脉，多见于肾阳衰微之证。肾阳衰微，火不归原，浮阳外越，假热真寒，也可见身热，面赤，口渴之假象。然其身虽热，却欲被覆向火；面虽赤，而浮红娇嫩；口虽渴，而不能饮，或喜热饮。与白虎汤证之壮热，口渴饮冷，满面红赤截然不同，当然更不

能用白虎汤再伤其阳。

又有中气素虚而脉沉之患者，亦每见身热自汗，状似白虎汤证。然其病机属气虚阳浮，故身热多发于劳累耗气之后，汗出乃因气虚不能固表，且又兼见气短，神疲，脉沉弱无力等象，须与白虎汤证相鉴别。

③“不渴者，不可与也”：虽发热而口不渴，是湿热之证。湿热未化燥，没有伤津液，故口不渴。治疗不能用白虎汤，以防冰伏湿邪。

也有温热病进入营血，而口反不渴者，但舌必绛，脉必细，身灼热，与白虎汤证亦显然有别。

④“汗不出者，不可与也”：身热而汗不出，一为表有寒邪，一为津液大亏。暑温病中的寒湿困表，暑热内蕴之证，是外感寒湿，困束肌表，闭塞腠理而致暑热内蕴，不得外发。其人虽有身热，口渴，面赤等暑热里证；但又有恶寒，无汗，头身重痛等寒湿表证。治当解表与清暑并施，方用新加香薷饮，而不能用白虎汤单纯清其里热，以防寒凉郁遏，反致表闭病深。吴鞠通《温病条辨·上焦篇第二十四条》所云“手太阴暑温，如上条证，但汗不出者，新加香薷饮主之”，即指此而言。吴氏在本条分注中又云：“证如上条，指形似伤寒，右脉洪大，左手反小，面赤口渴而言，但以汗不能自出，表实为异，故用香薷饮发暑邪之表也。”此论更进一步明确地指出了“汗不出者”不能用白虎汤的道理。由此推论，广而言之，凡表有寒邪困束而汗不出者，虽有高热，亦不可用白虎汤。

温病津液大亏，无源作汗，亦可见身热、口渴而汗不出，当以养阴生津为法，治用甘寒之品以清热生津，而不能单纯用白虎汤大寒清热之剂。

总之，白虎汤是治气分热炽之良剂，但非大热，大渴，大汗，脉洪大者，不可与之。若用之不当，为患亦深。本条以两种脉象和两种症状为例，论述白虎汤之禁忌证，发人深思。正如吴氏在本条分注中所云："此白虎之禁忌也。按白虎慓悍，邪重非其力不举，用之得当，原有立竿见影之妙，若用之不当，祸不旋踵，懦者多不敢用，未免坐误事机；孟浪者，不问其脉证之若何，一概用之，甚至石膏用至斤余之多，应手而效者固多，应手而毙者亦复不少。皆未真知确见其所以然之故，故手下无准的也。"

【验案】 例一：肺胃热炽

胡某　女　52岁　1964年5月6日　东直门医院病房

患者因重症肌无力，住院已将半年，每日服用八珍汤、十全大补汤等剂，四天前陡然发烧38.5℃，病情恶化。此次发烧前每天只在饭前注射两次新斯的明，目前必须增加药量，否则不能坚持吃完一顿饭。病情恶化，体温逐增，遂请全院老大夫会诊。

病人面色萎黄，形体消瘦，精神不振，舌胖苔白糙老且干，两脉虚濡而数，按之细弦且数，自述心烦梦多，小溲色黄，大便两日未行，身热颇壮，体温39.4℃，从协和医院借来铁肺准备抢救。会诊时，诸医皆曰：气血大虚，必须甘温以除大热。余曰：前服参、芪、桂、附诸药皆甘温也，何其不见效？诸医又曰：原方力量太小，应增加剂量。余曰：个人看法，本属虚人，也能生实病，我所说实病，包括新感病、传染病或其他实证。故请经治医生用冰箱冷水少少与之。病人非常喜饮，又多给了一些，病人仍想多喝，将一杯（约300毫升）喝完，病人说："我还想喝"，遂又给约300毫升。饮毕自觉头身有小汗出，心情愉快，即时安睡。余曰：病人素体气血不足，用甘温补中，本属对证。但目前非本虚为主，乃标热为主，如是虚热，病人何能饮冰水600毫升，且饮后小汗出而入睡？根据其舌胖苔白糙老且干，两脉虚濡而数，按之细弦且数，心烦梦多，溲黄便秘，断定是阳明气分之热，故改用白虎汤。

生石膏25克　生甘草10克　知母10克　粳米60克　煎100毫升分两次服。一付

二诊　1964年5月7日

昨服白虎汤后，夜间汗出而身热已退，体温37℃，两脉虚濡而滑，按之细弱，弦数之象已无。病人今日精神甚佳，食欲亦增，心烦减而夜寐甚安，大便已通，小溲甚畅，舌胖苔已滑润，改用甘寒生津益气方法，以善其后。

生石膏12克　沙参10克　麦门冬10克　生甘草10克　知母3克　一付

三诊　1964年5月8日

据病房医护同志说，病人已痊愈。余云：可以停药，仍请经管医生处理。后来亦未用铁肺，病人一切如常。

【按】 白虎汤是治阳明气分热证常用之分，以高热，大渴，脉洪大有力，汗出较多为其主证。在久病或慢性病人，特别是虚衰患者，往往在临床中多不敢应用。本病人为重症肌无力，经常须用补阳、益气、兴奋药，有时在吃饭前必须注射新斯的明，否则难以吃进。在这种情况下，虽然发烧，口干渴，脉数或较有力，易从虚的方面考虑，每以甘温除热为其主旨。但是，不能简单地，不加分析，不细辨证。我们知道，虚人也能有实病，长期患慢性病的人，也能有新感。这就必须仔细辨证，在辨证精确的基础上做好试治，试治肯定之后再行放手用药。

会诊之后，多数医生同意大量温补，但根据脉、舌、症状及用冰水试饮，饮进600毫升之后，病人能入睡，这才肯定其属热证，属白虎汤证，结果服药而愈。

例二：暑温阳气大伤，汗出肢冷

钱某　男　51岁　1960年8月29日

两天来身热头晕，阵阵恶寒，右脉洪大而数，左手略小，面赤口渴，头面汗出较多，昨服藿香正气散加减方：藿香10

克　苏叶 6 克　佩兰叶 10 克　半夏 10 克　白术 6 克　厚朴 6 克　白芷 6 克　生姜三片　大枣五枚　一付。

服药后汗出更多，夜间四肢发冷，今晨面色苍白，两脉虚大而芤，遍体汗出，口渴欲饮，心慌气短，神志欠清，喘息气急，舌苔白腻。此暑温热蕴，津液大伤，本当益气兼以折热，误服辛散伤津之品，急予益气生津，达热出表，防其神昏致厥。

生石膏 30 克(先煎)　知母 15 克　生甘草 10 克　粳米 30 克　生黄芪 30 克　五味子 10 克　西洋参粉 6 克即刻先服　一付

二诊　1960 年 8 月 30 日

药后汗出已止，身热渐退，口渴喘息皆止，已能安眠，小溲甚少，两脉已由虚大而芤转为细弱小滑，头面汗出甚少，面仍略红，口干渴亦行缓解。暑温误汗之后，正气大伤，津液过耗，昨服益气生津之品，虽见小效，尚不足恃，再以甘温益气，甘寒生津，兼以祛暑，以观其后。原方减石膏为 15 克，加党参 12 克　二付

三诊　1960 年 9 月 2 日

前药连投两剂之后，身热已退净而汗出亦止，喘息已平，口仍干渴，面色正常，精神好，两脉细弱且滑，大便通而小溲渐利。暑温误汗之后，气津皆伤，今观舌质偏红，苔白略干，虽汗止气复，然阴津尚未全复，改用甘寒益气，兼祛虚热。饮食当慎，生冷粘甜皆忌。

北沙参 25 克　太子参 10 克　生黄芪 18 克　五味子 10 克　麦门冬 12 克　生白芍 25 克　鲜荷叶半张（撕碎入煎）　二付

上药又服两剂，诸症皆安，饮食睡眠皆如常，经休息一周后而上班工作。

【按】　暑温面赤口渴，头面汗出较多，早期以暑热为主，而晚期当考虑正气不足为主，因暑伤元气，汗为心液，过汗亡阳，津液受伤，故用白虎必加参、芪。

5. 津气欲脱

【临床表现】 身热骤退，大汗不止，气短喘息，精神倦怠，脉虚欲绝或散大无根。

【病机分析】 本证乃气分高热，伤津耗气所导致的正气虚脱之候。温热病治疗得法，热势渐退，而神清脉静，是向愈之征。然大汗不止而身热骤退，却是气津大伤，正气欲脱之兆。身无热而汗出不止，是气虚不能固表，气不敛津之征。元气大伤，则精神倦怠。肺气欲绝，少气不足以息，故气短喘息。津气大亏，脉络空虚，鼓动无力，则脉微欲绝，若津血内乏，而气独浮于外，则亦可见脉散大无根。

本证纯属一派津气大亏，正气欲脱之危象。

【治法】 补气生津，敛阴固脱

【方药】 生脉散 《温病条辨》

人参三钱　麦冬（不去心）二钱　五味子一钱

水三杯，煮取八分二杯，分二次服，渣再煎服，脉不敛，再作服，以脉敛为度。

【方论】 本证乃由壮热大汗而致津随汗竭，气随津脱的津气欲脱证，故用人参甘温，益气生津固脱。麦冬甘寒，五味子酸温，二药相伍，酸甘化阴以养阴生津。五味子酸能收敛止汗，守阴留阳。本方三药配伍，使阳气得固，汗不外泄；阴液内守，阳不外脱，共奏益气生津，敛阴固脱之功。津气得复，脉象自生，故名“生脉散”。本方纯属补正，必虚多无邪者方可用之。如邪热尚盛，而津气大亏，是白虎加人参汤证，生脉散并非所宜，否则有“闭门留寇”之患。

若汗出过多，阳气将脱，证见冷汗淋漓，四肢厥冷，脉微欲绝，神志不清，是属亡阳危象，应于本方中加附子以回阳固脱。亦可用参附汤加龙骨、牡蛎以益气回阳，敛汗固脱。

【文献选录】

(1)“手太阴暑温……汗多脉散大，喘喝欲脱者，生脉散

主之。”（《温病条辨·上焦篇第二十六条》）

（2）“暑月热伤元气，气短倦怠，口渴多汗，肺虚而咳者，宜人参麦冬五味子等药。——雄按：徐洄溪云：‘此伤暑之后，存其津液之方也。’观方下治证，无一字治暑邪者。庸医以治暑病，误之甚矣。其命名之意，即于复脉汤内取用参、麦二味，因止汗，故加五味子，近人不论何病，每用此方收住邪气，杀人无算。用此方者，须详审其邪之有无，不可徇俗而视为治暑之剂也。”（《温热经纬·薛生白湿热病篇第三十九条》）

【按语】 第（1）条吴鞠通所谓“喘喝欲脱”是指津气大伤，肺气欲绝，气短喘息而喝喝有声。

第（2）条薛生白所谓“肺虚而咳”之“咳”字，应为喘字。元气大伤，肺气欲绝，清肃失司，当作虚喘而非咳。若肺热之咳者，当清肺止咳，人参、麦冬、五味子非所宜也。

王世雄按语指出：“用此方者，须详审其邪之有无，不可徇俗而视为治暑之剂也。”告诫后世学者，暑邪尚存不可用生脉散，实属画龙点睛之笔。

此二条皆讲暑病，是言暑为热极，易伤津耗气而致虚脱。实则一切温热病，凡气分热炽，伤津耗气过甚，皆可导致虚脱，皆可用生脉散治之。

6. 阳明热炽兼津液大伤

【临床表现】 高热不退，灼热无汗，口渴饮冷，心烦躁扰，腹不满痛，大便不结，小便不利，舌红苔黄燥苍老，脉洪数重按细小。

【病机分析】 本证为阳明热炽，津液大伤，腑实未结之候。若邪热壅于阳明气分，正邪剧争，迫津外泄，应见高热不退，汗出不止。但本证却见灼热无汗，这是因为热愈盛则汗愈出，汗愈出则津愈伤，津愈伤则热愈炽，形成恶性循环，最后导致津液大伤无以作汗，出现灼热而无汗的相反现象。实质上是阳明经热，壮热大汗的进一步发展。口渴饮冷是饮水自救也。心烦躁扰是热扰神明，阳不入阴也。腹不满痛，大便不结，是邪热未入大肠，阳明腑实未结，仍为无形热炽之象。小便不利是津伤化源不足，无以为溺。苔黄燥苍老，标明病仍在气分，舌质虽红而不绛，为邪热未入营血。脉洪大为热炽气分，气血外涌之兆，重按细小为津液大伤无以充脉之征。

【治法】 寒凉清热，甘苦化阴

【方药】 冬地三黄汤《温病条辨》

麦冬八钱　黄连一钱　苇根汁半酒杯冲　元参四钱　黄柏一钱　银花露半酒杯冲　细生地四钱　黄芩一钱　生甘草三钱

水八杯，煮取三杯，分三次服，以小便得利为度。

【方论】 本证既为阳明热炽，津液大伤之候，故以麦冬、元参、生地甘咸寒以生津清热，养胃之阴，此三药组合，是为增液汤。胃为水谷之海，十二经气血之源，胃阴大伤，则十二经干枯，胃阴一复，津液得布，则十二经滋润，故用增液汤以复其阴。即吴氏所谓："温病燥热，欲解燥者，先滋其干。"（《温病条辨·中焦篇第三十一条》）黄连、黄芩、黄柏均为苦寒之品，清热泄火功效卓著，但有伤津化燥之弊，热炽者当用，然不可过量，故吴氏仅用一钱，足见其处方精细，处处注意"不可纯用苦寒也，服之反燥甚"（《温病条辨·中焦篇第三十一条》）的原则。苇根汁甘寒清热生津，银花露芳香清热醒神，生甘草清热解毒，诸药相伍，共奏"甘苦合化阴气"之功，为阳明热炽，津液大伤的主方。

本证与白虎汤证、白虎加人参汤证均有所区别。白虎汤证乃阳明无形热炽，是以高热汗出，口渴甚，脉洪大为主的实热证；白虎加人参汤证则是白虎汤证的进一步发展，是因高热伤津，大汗伤气，属高热不退，气阴两伤之候；本证却是以热炽津伤为主，而耗气不甚。因此，本证和白虎加人参汤证相较，一是主伤津，一是主伤气；一是津伤将欲入营，一是气伤将致虚脱。他们之间的发展关系大致如下表：

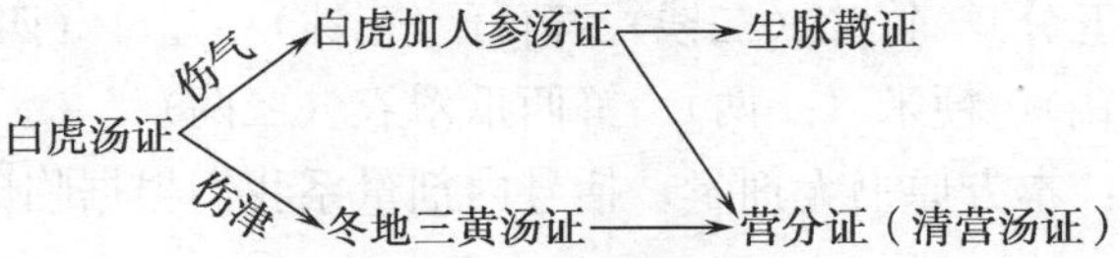

【文献选录】

“阳明温病，无汗，实证未剧，不可下，小便不利者，甘苦合化，冬地三黄汤主之。”（《温病条辨·中焦篇第二十九条》）

【按语】 本条是说明阳明温病津液大伤的证治。阳明温病，病在气分，应高热不退，大汗不止。今反“无汗”，“小便不利”，是津伤过度，生化之源不足的结果。“实证未剧者”，言阳明温热在胃不在肠，乃无形热炽，不是有形热结，故不用下法，否则更会大伤其阴。除以上这些症状外，还应有阳明温病的共性，如高热不退，不恶寒，反恶热，口渴饮冷等。吴氏为了突出冬地三黄汤证的特点，用省略之笔，只提出“无汗”，“小便不利”，但此却为诊断津液大伤的有力根据。“甘苦合化”是宗《内经》旨义，言甘苦之品同用，可以生化阴气。本方以生地、麦冬、生甘草之甘与黄连、黄芩、黄柏之苦同用，确是吴氏对《内经》的发挥。

7. 暑伤津气

【临床表现】 身热汗出，气短似喘，口渴心烦，尿少而黄，倦怠神疲，舌红少苔，脉虚无力。

【病机分析】 暑为热极，暑热伤人则身热。暑热蒸迫，逼津外渗，则汗出。暑热伤气，肺气受损，故气短似喘，倦怠神疲。暑热扰心，则心烦。热伤津液，故口渴，尿少而黄。舌红少苔，脉虚无力，主暑热盛而津气伤。

【治法】 清涤暑热，益气生津

【方药】 王氏清暑益气汤《温热经纬》

西洋参（一钱另煎兑入） 石斛（三钱） 麦冬（三钱）

黄连（五分） 竹叶（二钱） 荷秆（三钱） 知母（四钱） 甘草（一钱） 粳米（一两） 鲜西瓜翠衣（二两）

注：本方原书无剂量，括号内剂量系我们根据临床常用量所补入。

【方论】 方中黄连、竹叶、荷秆（梗）、西瓜翠衣清涤暑热之邪。西洋参、石斛、麦冬、甘草、粳米益气生津。知母既有清热之力，又有养阴之功。本方诸药相伍，祛邪而不伤正，扶正而不留邪，为治疗暑热耗伤津气之良方。方中西洋参价昂而货缺，可用沙参二两代之。黄连味大苦，有伤津之弊，用量不宜大。

本方与白虎加人参汤均属攻补兼施之剂。但白虎加人参汤清热力强，本方清热力缓；白虎加人参汤用人参益气以保其津，防止虚脱，本方则用西洋参、石斛、麦冬重在生津，兼以益气。两方有同有异，须详求细参。

【文献选录】

“湿热证，湿热伤气，四肢困倦，精神减少，身热气高，心烦溺黄，口渴自汗，脉虚者，用东垣清暑益气汤主治。王世雄按：此脉此证，自宜清暑益气以为治。但东垣之方，虽有清暑之名，而无清暑之实，……余每治此等证。辄用西洋参、石斛、麦冬、黄连、竹叶、荷秆、知母、甘草、粳米、西瓜翠衣等。以清暑热而益元气。无不应手取效也。”（《温热经纬·薛生白湿热病篇第三十八条》）

【按语】 本条薛氏原文有“湿热证”三字，然观其证，“四肢困倦，精神减少，身热气高，心烦溺黄，口渴自汗，脉虚”，则应属暑热盛而津气伤，并无湿象。薛氏所以称之为“湿热证”，我们认为是其囿于“暑必兼湿”之说，而致以暑为湿之谬。本证初起，或许有湿热见证，但至此时，湿已化燥，不可再云湿热。

东垣清暑益气汤原方由人参、黄芪、白术、陈皮、神曲、泽泻、苍术、升麻、麦冬、炙草、葛根、当归、黄柏、青皮、五味子组成。其方药多而杂，且多温燥升散之品，以之治暑湿犹可，治暑热则非。故王世雄在按语中评之曰："东垣之方，虽有清暑之名，而无清暑之实。"李东垣称此方为"清暑"，本已大谬，薛生白又引入本条，用治暑伤津气之证，则更谬矣。王氏力辟李、薛之谬，而自创清暑益气汤，其立法颇有见地，验之临床也每多效应，这种师古而不泥古的精神，确实发后学者深思。

8. 温热在肠

(1) 热结便秘

【临床表现】 身热恶热，日晡潮热，神昏谵语，汗出口渴，小便短赤，大便秘结，或下利稀水，气味恶臭，腹满痛拒按，舌苔黄厚干燥，甚则焦黑起芒刺，脉沉实有力。

【病机分析】 本证乃温热邪气内踞气分，与手阳明大肠积滞相结，而致阳明腑实证。邪热内结，则身热恶热。日晡乃申时，阳明经气主令，邪在阳明，当其本经主令之时，驱邪外出，正邪斗争剧烈，故每于日晡则热盛。邪热扰心，神不内守，故神昏谵语。热迫津液外泄，则汗出。热盛伤津，则口渴，小便短赤。高热伤津，则大肠燥热而燥屎内结，乃致大便秘结不通。下利稀水无粪，古称"热结旁流"，其发生之由，乃燥屎内踞，肠内邪热熏蒸，迫津下泄，津液由肠道流出而致，其所下稀水，腐臭不堪。燥屎内结，阻滞气机，气血壅滞，故腹满痛拒按。舌苔黄厚而干燥，甚则焦黑起芒刺，是燥热秽浊之气上蒸之象。脉沉实有力，是里结气滞之征。

【治法】 攻下热结

【方药】 大承气汤 《温病条辨》

大黄六钱　芒硝三钱　厚朴三钱　枳实三钱

水八杯，先煮枳、朴，后纳大黄、芒硝，煮取三杯。先服一杯，约二时许，得利止后服，不知，再服一杯，再不知，再服。

小承气汤《温病条辨》

大黄五钱　厚朴二钱　枳实一钱

水八杯，煮取三杯，先服一杯，得宿粪，止后服，不知再服。

调胃承气汤　《温病条辨》

大黄三钱　芒硝五钱　生甘草二钱

【方论】本证乃气分邪热与大肠积滞相结而形成的阳明腑实证候。燥屎内结则闭塞气机，气郁则化火。火愈盛而肠愈燥，肠愈燥而火愈炽，致成恶性循环。病之关键在于燥屎内结。若见其热炽津亏，而投以清热养阴之剂，无异于"扬汤止沸"，必用攻下热结之药，使燥屎去则热不独存，方为"釜底抽薪"之法。燥热一去，津不复伤，是攻下热结即所以保存津液。故攻下热结可收"急下存阴"之功。

三承气汤有攻下热结，通调气机之功。能使胃肠之气畅达，而津气上下相承，故以"承气"名方。正如吴鞠通在大承气汤方论中所说："承气者，承胃气也，盖胃之为腑，体阳而用阴，若在无病时，本系自然下降，今为邪气蟠踞于中，阻其下降之气，胃虽自欲下降而不能，非药力助之不可，故承气汤通胃结，救胃阴，仍系承胃腑本来下降之气……故汤名承气。"（《温病条辨·中焦篇第一条》）

大承气汤中大黄苦寒，荡涤肠滞，攻下热结。芒硝咸寒，软坚通下。配枳实、厚朴苦辛通降，行气破滞，以助大黄、芒硝攻下之力。本方药猛力专，为三承气汤中力最峻者，可称为峻下实热法。

小承气汤与大承气汤相较，少用一味芒硝，其余药物用量也轻，故攻下之力较大承气汤为缓，可称为行气通下法。

调胃承气汤由大黄、芒硝、甘草组成。方中以大黄、芒硝攻下热结，并配入甘草以缓其药性，使其虽攻下而不伤正；甘草又能缓大黄、芒硝急趋之性，使之由胃缓缓而下，不至一荡而过。本方不仅能攻下大肠热结，亦在泄胃中积热，以调胃气之功，故名调胃承气汤。因其方中不用枳实、厚朴，而加甘草，是三承气汤中力最缓者，可称之为缓下实热法。

三承气汤中以大承气汤力最猛，故必见燥结坚实腹满痛拒按，而正气不衰者方可用之。若虽有热结，但尚未燥坚，而以痞满为甚者，可用小承气汤。调胃承气汤最为和缓，且有调和胃气之功，故腑实轻证，无明显痞满，但有胃中积热，胃气不和者用之为宜。正如吴氏在大承气汤方论中所说："曰大承气者，合四药而观之，可谓无坚不破，无微不入，故曰大也。非真正实热蔽痼，气血俱结者，不可用也。若去入阴之芒硝，则云小矣；去枳、朴之攻气结，加甘草以和中，则云调胃矣。"（《温病条辨·中焦篇第一条》）

三承气汤均为《伤寒论》之方，《温病条辨》引用其方，而减其枳、朴之量，是因伤寒与温病病因、病机不同。因温热之邪易化燥伤阴，故减枳、朴之量，以减其燥烈之弊。一般说来，温热病用调胃承气汤加减较多，而用大、小承气汤较少。

【文献选录】

（1）"面目俱赤，语声重浊，呼吸俱粗，大便闭，小便涩，舌苔老黄，甚则黑有芒刺，但恶热，不恶寒，日晡益甚者，传至中焦，阳明温病也。脉浮洪躁甚者，白虎汤主之；脉沉数有力，甚则脉体反小而实者，大承气汤主之。暑温、湿温、温疟，不在此例。"（《温病条辨·中焦篇第一条》）

（2）"阳明温病，诸证悉有而微，脉不浮者，小承气汤微和之。"（《温病条辨·中焦篇第三条》）

（3）"阳明温病，汗多谵语，舌苔老黄而干者，宜小承气汤。"（《温病条辨·中焦篇第四条》）

（4）"阳明温病，无汗，小便不利，谵语者，先与牛黄丸；不大便，再与调胃承气汤。"（《温病条辨·中焦篇第五条》）

（5）“阳明温病，面目俱赤，肢厥，甚则通体皆厥，不瘈疭，但神昏，不大便，七、八日以外，小便赤，脉沉伏，或并脉亦厥，胸腹满坚，甚则拒按，喜凉饮者，大承气汤主之。”（《温病条辨·中焦篇第六条》）

（6）“阳明温病，纯利稀水无粪者，谓之热结旁流，调胃承气汤主之。”（《温病条辨·中焦篇第七条》）

（7）“阳明温病，下利谵语，阳明脉实，或滑疾者，小承气汤主之；脉不实者，牛黄丸主之，紫雪丹亦主之。”（《温病条辨·中焦篇第九条》）

（8）“阳明暑温，湿气已化，热结独存，口燥咽干，渴欲饮水，面目俱赤，舌燥黄，脉沉实者，小承气汤各等分下之。”（《温病条辨·中焦篇第四十条》）

（9）“白虎承气汤清下胃腑热结法，俞氏经验方：

生石膏八钱（细研） 生锦纹二钱 生甘草八分 白知母四钱 元明粉二钱 陈仓米三钱（荷叶包）

秀按：胃之支脉，上络心脑，一有邪火壅闭，即堵其神明出入之窍，故昏不识人，谵语发狂，大热大烦，大渴大汗，大便燥结，小便赤涩等症俱见。是方白虎合调胃承气，一清胃经之燥热，一清胃腑之实火，此为胃火炽盛，液燥便闭之良方。”（《重订通俗伤寒论》）

【按语】 第（1）条论述了阳明温病的共同特点，并从脉象上加以区别。温热邪气在足阳明胃经之气分，属无形热盛。故“脉浮洪燥甚”，当以白虎汤清其无形之热。温热邪气在手阳明大肠气分，属有形热结，气血壅滞于里，故“脉沉数有力”，甚至燥结特甚，而见“脉体反小而实”。其证见“大便闭”，必兼腹满痛拒按。燥屎坚结，必猛攻急下，方能祛其邪而保其津，故以大承气汤主之。

第（2）条“阳明温病，诸证悉有而微”一句，吴氏在分注中自注云：“以阳明温病发端者，指首条所列阳明证而言也，后凡言阳明温病者仿此。”则可知第（1）条所列“面目俱赤，语声重浊……日晡益甚”诸证皆有，然病势尚轻。“脉不浮”，乃辨证之关键。若脉浮者，是无形热邪蒸腾于外，当用白虎汤辛寒清气，以达热出表。“脉不浮”说明非无形之热，必属有形热结，白虎汤非所宜也，当用承气汤以下之。然仅言“脉不浮”，不言“脉沉数有力，甚则脉体反小而实”，说明脉虽不浮，然也未必就至沉数有力的程度，是虽有热结，但尚未燥坚，病情尚轻，若以大承气汤下之，则病轻药重，故用小承气汤通和胃肠之气，以其力轻而缓，故称“微和之”。

第（3）条言“阳明温病，汗多谵语”，指第一条所列阳明温病诸证皆有，而又见汗多谵语之证。里热蒸腾，逼津外泄，则汗多。汗多伤津，则肠燥便秘。燥热上蒸，则舌苔老黄而干。谵语乃因燥热内结，上扰心神所致。本条未言“脉沉数有力，甚则脉体反小而实”，说明虽有热结，而尚未燥坚，故宜小承气汤。

第（4）条是承上条而言，阳明温病，本应潮热有汗，今反见“无汗，小便不利”，是津液大伤，此时大便虽秘，然尚未硬结，故其谵语未必是燥屎邪热上扰心神所致，可能是热陷心包之证，故先用安宫牛黄丸以开窍。安宫牛黄丸虽无承气汤急下之力，但亦有通下大便之功，若属热陷心包之证，则服安宫牛黄丸后当内窍开，大便下，而病势转轻。正如吴鞠通所说：“邪在心包、阳明两处，不先开心包，徒攻阳明，下后仍然昏惑谵语，亦将如之何哉？吾知其必不救矣。”（《温病条辨·中焦篇第十一条增液汤方论》）如服安宫牛黄丸大便仍不下，则说明里热已结，用安宫牛黄丸力所不及，故再用调胃承气汤下之。

第（5）条是里实坚结极甚之证。“面目俱赤”，乃阳明热盛，循径上蒸所致。“小便赤”，“喜凉饮”，是热伤津液之兆。“不大便，七八日以外”，说明燥结特甚。燥屎内踞，阻滞气机，则胸腹坚满拒按。气血壅塞于里，阳气不达四肢，故四肢厥冷，此乃内真热而外假寒是也。燥结愈甚，则气血内闭愈甚，故燥结甚可导致周身皆凉。其周身虽凉而面目俱赤，口渴饮冷，可知非属虚寒之证。气血内闭，不行于外，则可见脉沉伏，甚则无脉。邪热熏蒸，内扰心神则神昏。如此重证，必猛攻急下，方可攻下腑实，荡涤燥结，故以大承气汤主之。

第（6）条论述热结旁流之证治。热结旁流之证，是单纯下利稀水而无粪，古人认为是因燥屎内结，肠内邪热熏蒸，逼迫津流旁渗而致，法当攻下。也有人认为热结旁流是由于热结于内，燥屎已成，水液、邪热无从而出，热愈甚而里愈急，热急相激，导致下迫稀水，气味恶臭，肛门灼热，其特征为泻一次，腹中轻快一阵，因便中流则自流，结则自结，故用调胃承气汤攻下之。还有人认为，可能是燥屎结于大肠上端，下端的肠液被迫而下所造成的。治用调胃承气汤，方中以大黄、芒硝攻下热结。而以甘草之缓，制硝、黄之急，使之缓缓而下，不致一荡而过。胃肠之热结一去，其下利稀水自止，是为“通因通用”之法。

第（7）条，论阳明温病下利谵语的证治。阳明温病之下利，又见“脉实或滑疾”，则其下利属实证可知。虽有下利，其肠仍有热结，上扰心神则谵语，故以小承气汤攻下热结。若“脉不实”而谵语者，则非阳明腑实之证，而属热陷心包，当用安宫牛黄丸，或紫雪丹开心窍而泄热。

第（8）条论述暑湿邪气在阳明气分羁留，湿邪从燥化，转为阳明腑实，已成可下之证。然本证由湿热转化而来，虽已成实，燥坚未甚，故不用大承气汤，而用小承气汤。小承气汤原方重用大黄为君，本条用大黄、枳实、厚朴各等分，也因其系湿热转化而来，燥坚未甚之故。

第（9）条白虎承气汤，是白虎汤合调胃承气汤组成，乃俞根初经验方。此方既清胃之无形热邪，又泻大肠有形热结，清泻并施，两解胃肠。临床用于高热恶热，面目红赤，大渴冷饮，蒸蒸汗出，烦躁昏狂，小便短赤，大便秘结，舌苔黄燥，甚则焦黑起芒刺，脉沉实有力之胃肠两燔，气分重证，较之单用承气汤更为有效。何秀山按语称本方为“一清胃经之燥热，一泻胃腑之实火”，清胃泻肠，相得益彰。

（2）热结便秘，阴液素亏

【临床表现】 素体阴亏，又患温病，身热，腹满便秘，口燥咽干，舌苔焦燥，脉沉细。

【病机分析】 阴亏之体，本自津液内乏，又患温病，更易伤津耗液。其证见身热腹满便秘，乃阳明腑实，燥热内结之候。口燥咽干，舌苔焦黑，是属阴亏而热炽。脉沉而细是腑实而阴亏之征。阴愈亏而热愈炽，肠愈燥而阴愈耗，乃成虚实夹杂之证。

【治法】 滋阴攻下

【方药】 增液承气汤 《温病条辨》

元参一两　麦冬（连心）八钱　细生地八钱　大黄三钱　芒硝一钱五分

水八杯，煮取三杯，先服一杯，不知再服。

【方论】 增液承气汤即增液汤加大黄、芒硝组成。方中元参咸微寒，滋阴降火。麦冬、生地甘寒，滋阴润燥。三药相配，补而不腻，有滋阴润燥，增液濡肠之功。大黄、芒硝泻热软坚，攻下燥结。以增液汤滋阴之品，配伍硝、黄攻下之药，是为攻补兼施之剂。正如吴鞠通所说：“妙在寓泻于补，以补药之体，作泻药之用，既可攻实，又可防虚。”（《温病条辨·中焦篇第十一条分注》）

若实邪已去，而纯属液枯肠燥，“无水舟停”之便秘者，则应以增液汤“增水行舟”，润肠通便，不可再加大黄、芒硝，以防克伐伤正。

【文献选录】

（1）“阳明温病，无上焦证，数日不大便，当下之，若其人阴素虚，不可行承气者，增液汤主之。服增液汤已，周十二时观之，若大便不下者，合调胃承气汤微和之。

增液汤方

元参一两　麦冬（连心）八钱　细生地八钱

水八杯，煮取三杯，口干则与饮，令尽，不便，再作服。”（《温病条辨·中焦篇第十一条》）

（2）“阳明温病，下后二、三日，下证复现，脉不甚沉，或沉而无力，止可与增液，不可与承气。”（《温病条辨·中焦篇第十六条》）

（3）“阳明温病，下之不通……津液不足，无水舟停者，间服增液，再不下者，增液承气汤主之。”（《温病条辨·中焦篇第十七条》）

【按语】第（1）条论述素体阴亏之人，又患温热病，肠燥便秘，可先服增液汤，以润肠通便。若润之不下者，是热结较甚，虚实夹杂之证，可用增液汤合调胃承气汤攻补兼施。

第（3）条论述阳明温病已用攻下之法，但大便仍不通，此乃津液不足，“无水舟停”之证。应以增液汤润肠通便。若润之仍不下者，是属燥结较甚虚实夹杂之证，应以增液承气汤攻补兼施法治之。“下之不通”，非纯实证也；“间服增液，再不下者”，非纯虚证也，虚实夹杂，故当攻补兼施。

第（1）条与第（3）条都强调先用增液汤，如不下者，再加大黄、芒硝，乃处处顾护正气之意。

第（2）条论述阳明温病，用攻下法攻下燥结之后，二三日内大便又秘结不通，并见脉不甚沉或沉而无力，此乃燥热不甚而正气已虚，肠燥津亏，“无水舟停”之候。故只可用增液汤润下，而不可用承气汤攻伐之剂。

“阳明温病，下后二、三日，下证复现”之证，要详辨其体质之虚实，辨证之关键在于脉象。若脉虚者，不可再下；若脉实者，仍可下之，甚或数下而愈者亦有之。读吴氏此条，要与前后诸条互参，既不可一见便秘，就用下法，又不可拘于“不可与承气”之说而坐失良机。必须参合脉、舌、色、症，重点在于“准”字。

【验案】阴虚感温，热结便秘

宋某　女　65岁　1940年3月5日

发烧二十余天，体温38.5℃上下，形体消瘦，面色暗黑，舌干绛而有裂痕，苔垢厚焦黄，唇焦起皮，胃不思纳，脘腹胀满，口干欲凉饮，咽红干痛，两脉沉细小滑按之仍有力。素患肺结核十余年，经常夜间有汗，有时低烧。近来感受温邪，屡投辛温解表，重亡津液，阴分过亏，津液大伤，蕴热腑实，便秘不通。阴愈亏而热愈炽，肠愈燥而阴愈耗，必须顾津液以润其燥，通腑实求其热除。本虚标实之证，急以增液承气汤治之。

元参45克　生地黄30克　麦门冬25克　白芍30克　川石斛25克　芒硝1.5克（冲）　大黄粉1.2克（冲）　一付

二诊　1940年3月7日

药后昨夜大便畅通一次，初干如羊屎，后则少缓，肛门破裂，微带血渍。今日体温37.5℃，舌干绛而有裂痕，胃纳渐开，脘腹胀满已减。咽仍红，干痛已见缓和。两脉沉细小滑，力量稍逊。素体阴分不足，血虚热盛，患温病又复伤阴，大便秘结。此液枯肠燥，无水舟停，故先用增水行舟润肠通便法，今便已通热已减，再以甘寒润燥，以补药之体，作泄药之用，切不可再用硝黄。

北沙参30克　生地黄25克　白芍25克　清阿胶15克（分两次烊化）　黑木耳12克　炙鳖甲15克（先煎）　麦门冬15克　二付

三诊　1940年3月10日

身热已退净，体温37℃，舌苔已化，质绛干裂，胃纳如常，大便又行一次，便下正常，腹不胀满，咽干痛已无，脉见细弦小滑，再以甘寒育阴，从本治疗。

生地黄 25 克　北沙参 25 克　生白芍 25 克　生苡米 15 克　生白扁豆 25 克　清阿胶 12 克（分两次烊化）　天麦冬各 10 克　鸡内金 10 克　五付

药后诸恙皆安，身热退净，饮食睡眠皆好，嘱平时忌用辛辣厚味，应以素淡蔬菜为主。

【按】 本例的特点是素患结核，阴虚内热，又患温病，错用辛温，津液大伤，致使肠燥便秘。若只用增液则腑实不去，热不减，津液难生；若只攻下，恐重亡津液，故两管齐下，攻补兼施，增液承气汤切中其病。

（3）热结便秘，气阴两虚

【临床表现】 阳明腑实证，应下失下，身热，腹满，口燥咽干唇裂，倦怠乏力，精神萎靡，舌苔黄燥或焦黑，脉沉细无力或沉涩。

【病机分析】 腑实之证，当及时用攻下之法，以去其燥结。若应下而失于下，延误病机，以致耗气伤津，可出现腑实未去，而气阴两伤之候。本证身热腹满便秘，属腑实热结之象。口燥咽干唇裂，乃阴液耗损之兆。倦怠乏力，精神萎靡，则是气虚之征。舌苔黄燥或焦黑，主热结阴伤。脉沉细无力或沉涩，主燥屎内结而气阴两虚。

【治法】 攻补兼施

【方药】 新加黄龙汤 《温病条辨》

细生地五钱　生甘草二钱　人参一钱五分（另煎）　生大黄三钱　芒硝一钱　元参五钱　麦冬（连心）五钱　当归一钱五分　海参二条　姜汁六匙

水八杯，煮取三杯。先用一杯，冲参汁五分，姜汁二匙，顿服之，如腹中有响声，或转矢气者，为欲便也；候一、二时不便，再如前法服一杯，候二十四刻，不便，再服第三杯；如服一杯，即得便，止后服，酌服益胃汤一剂（益胃汤方见后），余参或可加入。

【方论】 方中大黄、芒硝、甘草三药，即“调胃承气汤”，有攻下热结之力。元参、麦冬、生地三药，即“增液汤”，有滋阴润下之功。更加海参滋阴软坚，当归养血润燥，人参益气扶正。诸药相伍，祛邪而保其正，扶正而助攻邪，寓攻于补，寓补于攻，是为攻补兼施之法。因燥屎内结，又兼气阴两虚，致使气血运行滞涩，胃气也呆滞不宣，故于方中佐以姜汁、当归二药。用姜汁之辛散，宣通气分，鼓舞胃气，以促气机之通调。以当归之辛散，宣通血分，而促血行之畅达。气血条畅，胃气宣通，则药力得以施展，乃使邪易去而正易复。

本方与增液承气汤均为攻补兼施之剂，但增液承气汤滋阴攻下，治热结便秘而兼阴液亏损之证；本方是于增液承气汤中又加入补气滋阴之品，不仅滋阴攻下之力强于增液承气汤，且更具补气扶正之功，故用于热结便秘又兼气阴两虚之证。

【文献选录】

“阳明温病，下之不通，……应下失下，正虚不能运药，不运药者死，新加黄龙汤主之。”（《温病条辨·中焦篇第十七条》）

【按语】 温病下不厌早。阳明温病，当下即下，以防邪热燥结久踞，消灼津液。应下而失于下，热结耗气伤阴，乃致邪实而正虚。因气阴两虚而胃肠之受纳、传化功能低下，以至于“不能运药”。药不能运，不达病所，其证实危，姑且以新加黄龙汤扶正祛邪并举，是以攻补兼施法中求生机。故吴鞠通称之为：“此处方于无可处之地，勉尽人力，不肯稍有遗憾之法也。”（《温病条辨·中焦篇第十七条新加黄龙汤方论》）

【验案】 气阴两亏，热结便秘

庞某 女 80岁 1935年5月10日

素嗜鸦片烟已30余载，经常便秘，大便7～8日一行。自4月28日感受风温邪气，身热咳嗽，咽红肿痛，经中西医治疗十天未见好转。目前身热未退，体温 38.3℃，两脉细弦小滑，按之细数，头晕心烦，身热腹满，口干唇焦，咽干微痛，舌苔黄厚干燥，焦黑有裂痕，精神萎靡，一身乏力。老年阴分素亏，久吸鸦片，虚火更甚，津液早亏，病温将及半月，阴液更伤。老年正气不足，热结阴伤，燥屎内结。必须急攻其邪以祛其热，扶其气分防止虚脱，仿新加黄龙汤以攻补兼施。

鲜生地 60 克　生甘草 10 克　元参 25 克　麦门冬 15 克　赤白芍各 25 克　当归 10 克　生大黄末 1.2 克和元明粉 1.5 克共研细末冲服　人参 25 克（另煎兑入）　一付

服药约两小时，俟腹中有动静，或转矢气者，为欲便也。在便前另将已煎好之人参汤 25 克、西洋参粉 4.5 克调匀分服，再去厕所，以防虚脱。

服汤药后约二小时，腹中痛，意欲大便，即先服人参汤送西洋参 4.5 克，再去排便，数分钟后，大便畅解甚多，病人微觉气短，又服人参汤少许，即复入睡。

二诊　1935 年 5 月 12 日

昨日服新加黄龙汤大便已通，未出现虚脱症状，这是在气阴两虚之人身上用攻补兼施方法的成功例证。药后患者静睡通宵，今诊两脉细弱无力，身热已退净，体温 36.7℃，腹满头晕心烦皆减，舌苔焦黑干裂已除，仍属黄厚近焦，自觉一身疲惫异常。老年病温已久，重伤津液，一时难以恢复，再以甘寒育阴以折虚热，甘微温益气兼扶中阳，饮食寒暖，皆宜小心。

海参片 15 克（先煎）　沙参 30 克　元参 30 克　麦门冬 25 克　黄精 25 克　鲜石斛 30 克　生白芍 30 克　生熟地各 25 克　西洋参粉 10 克（分三次药汁送下）　二付

三诊　1935 年 5 月 15 日

连服甘寒育阴兼以益气之后，气阴皆复，患者烧势未作，已能进食少许，舌苔渐化而根部略厚，夜寐较安且小溲渐多，再以养血育阴兼扶脾胃。

西洋参粉10克(分三次服)　南北沙参各30克　生白芍30克　元参30克　麦门冬25克　莲子肉25克　生地黄30克　南百合25克　怀山药30克　炒薏米30克　甜杏仁10克　三付

四诊　1935年5月20日

服甘寒育阴兼扶脾胃之后，近几天来，精神渐复，饮食渐增，昨日（19日）大便又解一次，初硬而后调，舌苔已化，根部略厚，两脉细弱小滑。年已八旬，气阴早亏，又嗜鸦片，阴液消耗过甚，病温半月，正气虚损过度，再以育阴养荣，调理脾胃。

五诊　1935年5月25日

一周来，精神恢复接近正常，已能下地活动，胃纳渐开，夜寐亦安，面色已润泽，舌苔基本正常。嘱其每早进薏苡百合粥，午服山药粥，晚吃桂元肉汤，调养半月而愈。

【按】　新加黄龙汤是攻补兼施之方剂。《温病条辨·中焦篇第十七条》说："阳明温病，下之不通……应下失下，正虚不能运药，不运药者死，新加黄龙汤主之。"吴鞠通在本条分注中又说："其因正虚不运药者，正气既虚，邪气复实，勉拟黄龙法，以人参补正，以大黄逐邪，以冬、地增液，邪退正存一线，即可以大队补阴而生，此邪正合治法也。"

攻补兼施的方法，不能一味以补药加攻药，同时服下，既能攻邪，又能补正，这是主观希望，非临床用药有得也。如正虚，阳气不能助正气以攻邪，当用益气则邪自去，如补中益气汤而治表不解，以气充则表邪解而治愈。若中气不足之便秘，以中气补足而大便自下。今温热邪气消耗气阴，本当早攻，因当下而未下，既消耗真阴，又消耗阳气，气阴两不足。若先用补阳则必助热，若单纯育阴，邪热留连且郁热不除。必须先用苦寒攻消，佐以增液，俟热祛滞通，再以防脱而用参、芪。故先用大黄而后用益气，俟便欲解时再行扶正，既能通下实邪与滞热，又能益气补中防其便后虚脱。此先父用药之法则，必深思而后用之。所以说，攻补兼施每人皆晓，而用之每不得效，原因在此。

（4）热结便秘兼有阴伤

【临床表现】 下后数日，潮热不退，或退而不尽，午后热甚，大便干结，口燥咽干，夜寐不安，舌质红苔干黑，或金黄苍老，脉沉而有力。

【病机分析】 本证为阳明气分热结，下后邪气未尽的变证。热壅阳明与糟粕相结，当以下法治之。但下后不是热退身凉，脉静神清，而是潮热不退，或退而不尽。究其原因，乃下后邪气未尽，复聚阳明，又与糟粕相结，故潮热不退。下后邪气虽未尽，但其势已减。病变仍在阳明，且有下后阴伤，故午后热甚。阳明热结，故大便干结。阴津受损，上不润口，则口燥咽干；热邪内扰，神不守舍，则夜寐不安；舌红苔干黑，或金黄苍老，为热结阴伤之征。脉沉而有力为腑实未去之象。

【治法】 攻下热结，养阴清热

【方药】 护胃承气汤《温病条辨》

生大黄三钱　元参三钱　细生地三钱　丹皮二钱　知母二钱　麦冬三钱（连心）

水五杯，煮取二杯，先服一杯，得结粪，止后服，不便再服。

【方论】 本证为温病下后，热结未去，或去而复聚，阴津受伤之候。方中以苦寒之大黄为君，攻下热结，俟热邪得去，津液才有恢复之机。以元参、麦冬、生地为臣，名曰增液汤，用其甘咸寒以护胃生津，养阴润下。丹皮辛寒，清血中伏热，并有透阴分之热邪外达的功能。知母苦寒，润而不燥，虽苦而不伤津，是清阴分热邪的良药。诸药相伍，虽攻下而不伤阴，虽养阴而不恋邪，协同促进，相得益彰。

本证与大、小、调胃三承气汤证不同：三承气汤证是热结阳明的腑实证，治用攻下之剂，以釜底抽薪为法。本证却是温病下后，气分邪热未尽，而阴津受伤之候，故其咽干口燥，舌质红等阴伤见症均较三承气汤证为重。因此，在方药中，三承气汤只用攻下，不用养阴清热；而护胃承气汤则在攻下之中佐以甘寒生津，养阴清热之品。

本证与增液承气汤证也有不同：增液承气汤证是素体阴亏，又患温病，肠燥便秘；而本证则是下后阴伤，热结未去。前者以阴伤为主；后者以热结为主，又兼阴津受伤。故增液承气汤证脉见沉细，而护胃承气汤证则脉沉而有力，这是使用增液承气汤和护胃承气汤的鉴别关键。

【文献选录】

"下后数日，热不退，或退不尽，口燥咽干，舌苔干黑，或金黄色，脉沉而有力者，护胃承气汤微和之，脉沉而弱者，增液汤主之。"（《温病条辨·中焦篇第十五条》）

【按语】 古人有"温病下不厌早"之说。若有可下之征，则应当机立断，攻逐热结，以急下存阴，绝不可应下失下，贻误时机。本证是下后邪气未尽，燥实又结，阴津受伤，故仍需继续攻下。但此时又不可再投三承气汤，以免再度过下伤阴，而应以护胃承气汤微和之。此方只用一味大黄以攻逐热结，而不用芒硝，这就使攻下力缓，故称之谓"微和之"。正如吴鞠通在本条分注中所云："温病下后，邪气已净，必然脉静身凉。邪气不净，有延至数日，邪气复聚于胃，须再通其里者，甚至屡下而后净者，诚有如吴又可所云。但正气日虚一日，阴津日耗一日，须加意防护其阴，不可稍有鲁莽，是在任其责者临时斟酌尽善耳。吴又可于邪气复聚之证，但主以小承气，本论于此处分别立法。"吴鞠通这段文字写得精辟透彻，力矫吴又可之弊，吴又可用小承气汤之所以欠妥，因有枳实、厚朴燥烈伤津之药耳。

另外，以方测证，从其用药推知，本条应有便秘一症。其舌苔干黑，发热不退，脉沉有力，方中又用大黄，都说明了仍有热结便秘之象。

临床使用护胃承气汤的辨证要点，在于“脉沉而有力”。若“脉沉而弱者”，虽有便秘，亦不可用大黄，而应以增液汤滋阴润下。

（5）热结便秘兼痰热壅肺

【临床表现】 潮热便秘，喘息胸闷，痰涎壅盛，舌苔黄厚而腻，脉沉滑数，右寸实大。

【病机分析】 本证乃肺与大肠同病。热邪耗液，大肠津亏，邪热与燥屎相结而成实，故潮热便秘。邪热壅肺，灼液成痰，故痰涎壅盛。痰涎阻滞，肺气不降，故喘息胸闷。痰热上蒸，则舌苔黄厚而腻。脉沉主燥屎内结，滑数而右寸实大主痰热壅肺。肺与大肠经脉相络属，互为表里。肺气不降则大肠腑气不通，腑实热结亦上迫于肺，使肺气不降。二者相互影响，遂成恶性循环。

【治法】 攻下热结，宣肺化痰

【方药】 宣白承气汤 《温病条辨》

生石膏五钱　生大黄三钱　杏仁粉二钱　栝蒌皮一钱五分

水五杯，煮取二杯，先服一杯，不知再服。

【方论】 肺在五行属金，在五色与白相应，故“宣白”即宣肺之意。宣白承气汤用石膏清热宣肺，杏仁肃降肺气，更有润肠之功，瓜蒌皮清化热痰，三药相配，宣降肺气，以平肺气之逆。大黄攻下热结，四药配伍，开肺通肠，相互为用。泄肺实则有助于通大肠，攻热结亦有助于降肺气，脏腑合治，相辅相成。

栝蒌皮应以全栝蒌为佳，因全栝蒌有仁，既能清痰，又能通便。并且量应增大，三钱至五钱为宜。

【文献选录】

"阳明温病，下之不通，……喘促不宁，痰涎壅滞，右寸实大，肺气不降者，宣白承气汤主之。"（《温病条辨·中焦篇第十七条》）

【按语】"下之不通"乃因"痰涎壅滞"，"肺气不降"之故。肺气闭于上，则大肠之气不通于下，故以宣白承气汤宣上通下，脏腑同治，方能去肺肠之实。

【验案】 痰热壅肺，热结便秘

王某　男　87岁　1978年10月21日入院

发烧七天，咳嗽喘憋五天，体温波动在38℃～39.5℃之间，经西医诊断为肺炎，曾注射庆大霉素，口服四环素，效不见著，遂请中医会诊。患者壮热不退，汗出口干，咳嗽喘息，不得平卧，痰黄粘量多，大便五日未行，小便黄少，腹微满不痛，舌红苔黄腻，脉滑数。此属温热入肺，灼液成痰，痰阻气机，肺失宣降，故咳喘并作。肺与大肠为表里，肺气不降，腑气不通，故大便数日未行。治以宣肺涤痰，通腑泄热。幸喜患者年迈而体健，正气尚足，可攻之于一时，拟宣白承气汤加味。

杏仁6克　全瓜蒌20克　炙杷叶15克　生石膏15克　黛蛤散10克（包）　生大黄6克（后下）　一付

二诊　1978年10月23日

药后大便三次，所下恶臭，腹不满，咳喘轻，再以原方去大黄治之。二付

三诊　1978年10月25日

药后诸症大减，体温37.8℃，咳喘已微，能平卧安眠，舌红苔黄白，脉弦细小滑，拟清肃肺气，佐以和胃。

杏仁6克　桔梗6克　瓜蒌皮10克　清半夏10克　焦谷芽10克　生甘草6克　桑白皮6克　芦根20克　二付

药后诸症已平，体温正常，X线检查两肺未见病理性变化，痊愈出院。

【按】 老年人患温病，出现气分腑实时，能否用攻下之法，各医家看法不同。我们认为，只要有可下之征，就一定要攻下。本例就是一个说明，虽患者年已八十有七，但腑实已结，正气未衰，仍攻之，结果很快痊愈，若拘于年迈气衰，经不起一攻，失去攻逐机会，邪气日趋嚣张，正气日渐耗竭，病情就会恶化，如吴鞠通所说："应下失下，正虚不能运药，不运药者死……"

（6）热结便秘兼痰热结胸

【临床表现】 身热口渴，腹满便秘，痰涎壅盛，胸脘痞闷，按之作痛，舌苔黄燥，脉沉滑而躁。

【病机分析】 本证乃燥屎热结在大肠，痰热壅滞于胸脘之证候。热壅于里，耗伤津液，故身热口渴。大肠燥结，则腹满便秘。痰热壅于胸脘，阻滞气机，乃致胸脘痞满，按之作痛，形成结胸。舌苔黄燥，是痰热上蒸之兆，脉沉滑而躁是燥屎内结，痰热内阻的结果。

【治法】 攻下热结，清化痰热

【方药】 陷胸承气汤 《重订通俗伤寒论》

瓜蒌仁六钱杵　小枳实钱半　生川军二钱　仙半夏三钱　小川连八分　风化硝钱半

【方论】 痰热结于胸脘，燥屎结于大肠，上下俱急，故以小陷胸汤合承气汤，宽胸通肠，上下同治。因厚朴苦燥，故于大承气汤中去之。方中瓜蒌仁清化痰热，兼能润肠通便。半夏配黄连，辛开苦降，化痰宽胸。大黄、芒硝攻下热结。更配枳实行气破滞，宣畅气机，以通达上下。诸药配伍，共奏攻下热结，清化痰热，宽胸通肠之功。

本证与宣白承气汤证均有便秘，亦均有痰热，二者似属相同，然宣白承气汤证是痰热在肺，燥热在肠，故以发热，便秘，喘咳为主症；本证是痰热在胸脘，燥热在肠，故以发热，便秘，胸脘痞满，按之作痛为主症。二者有同有异，治法也有区别。本证与小陷胸加枳实汤证均有便秘及胸脘痞满，按之作痛之症。然小陷胸加枳实汤证是痰热结胸，因其热盛津伤，而致便秘，肠虽燥而无热结，故虽便秘而无腹满。祛其痰热，便秘自解，无须攻下。本证是上有痰热，下有便秘腹满，上下同病，故又须攻下。

【文献选录】

（1）“肺伏痰火，则胸膈痞满而痛，甚则神昏谵语。肺气失降，则大肠之气亦痹。肠痹则腹满便秘。故君以蒌仁、半夏辛滑开降，善能宽胸启膈。臣以枳实、川连苦辛通降，善能消痞泄满。然下既不通，必壅乎上，又佐以硝、黄，咸苦达下，使痰火一齐通解，此为开肺通肠，痰火闭结之良方。”（《重订通俗伤寒论·陷胸承气汤何秀山按》）

（2）“温病三焦俱急，大热大渴，舌燥，脉不浮而躁甚，舌色金黄，痰涎壅甚，不可单行承气者，承气合小陷胸汤主之。

承气合小陷胸汤方

生大黄五钱　厚朴二钱　枳实二钱　半夏三钱　瓜蒌三钱　黄连二钱

水八杯，煮取三杯，先服一杯，不下，再服一杯，得快利，止后服，不便再服。”（《温病条辨·中焦篇第十条》）

【按语】　本证之治疗，吴鞠通与俞根初均主张用小陷胸汤合承气汤，立义基本相同。但俞氏用小陷胸汤合大承气汤而去厚朴。吴氏则用小陷胸汤合小承气汤，是于大承气汤中去芒硝。两方相较，若以腹满为甚，而燥坚次之，则以小承气汤为优；若以燥坚为甚，腹满次之，则以大承气去厚朴为佳，临床可酌情使用。

吴氏对“三焦俱急”之说，在本条下分注中云：“三焦俱急，谓上焦未清，已入中焦阳明。大热大渴，脉躁苔焦，阳土燥烈，煎熬肾水。不下则阴液立见消亡，下则引上焦余邪陷入，恐成结胸之证，故以小陷胸合承气汤，涤三焦之邪，一齐俱出。此因病急，故方亦急也。”

(7) 热结便秘兼小便赤痛

【临床表现】 身热烦渴，腹满便秘，小便短赤，涩滞热痛，舌苔黄燥，脉沉数，左尺弦劲。

【病机分析】 本证乃大肠热结，小肠热盛，下注膀胱，水热互结之候。里热炽盛，故身热。热盛津伤，则口渴。大肠燥结，故见腹满便秘。膀胱热盛，消灼津液，膀胱中水液粘滞，与热互结，乃致小便短赤，涩滞热痛。里热熏蒸，则舌苔黄燥。脉沉数主热结于里，左尺弦劲主下焦小肠膀胱热盛，水热互结，气机不畅。

【治法】 攻下热结，清泄膀胱

【方药】 异赤承气汤《温病条辨》

赤芍三钱　细生地五钱　生大黄三钱　黄连二钱　黄柏二钱　芒硝一钱

水五杯，煮取二杯，先服一杯，不下再服。

【方论】 方中大黄、芒硝攻下大肠热结。黄连苦寒，清上、中焦之热。黄柏苦寒，清下焦之热。二药配伍则三焦可清，小肠、膀胱之热可祛。生地甘寒，凉血滋阴，以润膀胱水液之粘滞。赤芍凉血活血止痛，兼有利尿之功。黄连、黄柏、生地、赤芍四药相伍，共治膀胱水热互结。黄连、黄柏清其热，热祛则津液不耗，生地滋阴增液，液充则不粘不滞。三药相配，使热邪退而津液充，更用赤芍以助通利之功，则膀胱水热互结自解。

本方六药共用，既能通泄大便，又能通利小便，两解大肠与膀胱之邪。

【文献选录】

“阳明温病，下之不通，……左尺牢坚，小便赤痛，时烦渴甚，导赤承气汤主之。”（《温病条辨·中焦篇第十七条》）

【按语】“左尺牢坚，小便赤痛”，吴鞠通在分注中自注云：“其因火腑不通，左尺必现牢坚之脉，（左尺，小肠脉也，俗候于左寸者非，细考《内经》自知），小肠热盛，下注膀胱，小便必涓滴赤且痛也。”

吴氏以左尺为小肠之脉，原无差讹，然左尺之脉，亦与膀胱有关，以候下焦肾（水脏）与膀胱（水腑）之病变也。牢坚之脉，沉弦有力之谓也。左尺牢坚，主小肠热盛，下注膀胱，水热互结，气机不畅，小便不利之证。

“导赤”之赤字，以代心与小肠。因小肠在五行属火，在五色与赤相应，故“导赤”即导小肠之别称。亦有导火外泄之义。

（8）热结便秘兼三焦火热

【临床表现】大热不退，不恶寒，反恶热，大便不通，痞满燥实，头晕目眩，谵语狂乱，昏不识人，循衣摸床，撮空理线，吐衄发斑，咽喉肿痛，口舌生疮，疔疮痈肿，口渴口苦，舌红苔黄，脉数有力或沉伏。

【病机分析】本证为热结便秘又兼上、中、下三焦火热炽盛之候。温为热之渐，火为热之极，火热毒邪充斥三焦，正邪剧争，气分热炽，故大热不退，不恶寒而反恶热。邪热入于阳明，与糟粕相结，则大便不通，痞满燥实。气血上涌，充斥清窍，则头晕目眩。热邪上扰神明，则谵语狂乱，昏不识人，循衣摸床，撮空理线。正如何秀山所说：“胃之支脉，上络心脑，一有邪火壅闭，即堵其神明出入之窍，故昏不识人。”（《重订通俗伤寒论·白虎承气汤何秀山按》）血为热迫，随火上逆则吐衄，血溢肌肉则发斑。火热上攻，则咽喉肿痛，口舌生疮。热壅肌肉，气血瘀滞，则生疔疮痈肿。热伤津液，上不润口，则口渴，胆火上扰则口苦。舌红苔黄主气分热甚。脉数有力主火热盛而正气不衰，若脉沉伏者，则是里热壅滞，气血内闭之征。

【治法】 攻下热结，苦寒折热

【方药】 解毒承气汤 《伤寒温疫条辨》

白僵蚕（酒炒）三钱 蝉蜕（全）十个 黄连一钱 黄芩一钱 黄柏一钱 栀子一钱 枳实（麸炒）二钱五分 厚朴（姜汁炒）五钱 大黄（酒洗）五钱 芒硝三钱另入

【方论】 本方是由大承气汤、黄连解毒汤和升降散三方化裁所组成。方中用大承气汤攻逐阳明腑实，腑实一去，热结得下，则三焦火毒有外泄之机，故方中重用大黄、芒硝。杨栗山对本方曾自注云："甚至痞满燥实坚结非常，大黄加至两余，芒硝加至五七钱始动者，又当知之。"火毒为病，必须泄火，以火主于心，宜泄其所主，故用黄连为主，以泄上焦心火，又清中焦胃火。黄芩配黄连，清泄上、中焦之火。黄柏泄下焦之火，栀子通泄三焦火毒。诸药相配，苦寒直折，导火下行，使热邪得清而火毒可解。方中又用白僵蚕与蝉蜕二味，白僵蚕辛苦咸平，无毒，入肺胃肝三经，有祛风解痉，化痰散结，清热除湿之功，可宣透上焦邪热。蝉蜕辛咸凉，能宣肺，散风热，透疹定痉，疗疔疮肿毒。本方用此二味，轻清宣通，使三焦火热毒邪有外透之机。其与大承气汤、黄连解毒汤合配，使上焦火热得宣，中焦火热得清，下焦火热得泄，则三焦火热毒邪可解而诸症自安。

本证与大承气汤证有所不同：大承气汤证仅为中焦痞满燥实坚，潮热便秘；而本证除具有大承气汤证的一切见证外，还有咽喉肿痛，口舌生疮，疔疮痈肿，吐衄发斑等上、中、下三焦火毒证。因此，可以说解毒承气汤证比大承气汤证的病位广，且病情更深重。

【文献选录】

"温病三焦大热，痞满燥实，谵语狂乱不识人，热结旁流，循衣摸床，舌捲囊缩，及瓜瓤疙瘩瘟，上为痈肿，下血如豚肝等症，厥逆脉沉伏者，此方主之。"（《伤寒温疫条辨》）

【按语】 杨栗山创解毒承气汤是治阳明腑实不解，三焦火热炽甚的大实大热之候。“痞满燥实”，是温热邪气入于大肠，与糟粕相结的结果。“谵语狂乱不识人”，“循衣摸床”，是热邪上扰神明所致。“热结旁流”，是气分热炽，迫津下泄的现象。三焦火毒内郁，气血壅滞，可致“瓜瓤疙瘩瘟”及“上为痈脓”。阳明热炽，迫血妄行，灼伤血络，可见“下血如豚肝”。其“舌卷囊缩”乃热炽筋挛之兆。热深则厥甚，热邪壅滞，气血内闭，则脉象沉伏。“厥逆”与“脉沉伏”并见，说明热郁特甚。解毒承气汤攻邪之力强，然其药性峻猛，用之宜慎，正如杨栗山自注云：“此乃温病要药也，然非厥逆脉伏，大热大实及热结旁流，舌卷囊缩，循衣摸床等证，见之真而守之定，不可轻投。”说明运用本方，一定要诊断正确，否则会徒伤正气，化燥伤阴，这是应该特别注意的。

另外，杨氏对本方曾有加味：“虚极加人参二钱五分，如无参，用熟地黄一两，归身七钱，山药五钱煎汤，入前药煎服，亦屡有奇验。”杨氏的这种加减，既符合经旨，又有实践经验。《内经》云：“热淫于内，治以咸寒，佐以甘苦。”本方就是以白僵蚕、芒硝之咸，黄芩、黄连、黄柏、栀子、大黄之苦寒，人参之甘，诸药叠配，确合经义，效验颇佳。正如杨氏所说：“用此方救坏证、危证、大证而愈者甚众。”

(9) 肠热下利

【临床表现】 身热口渴，泻利频繁，大便黄臭而稀，肛门灼热，舌苔黄，脉数。

【病机分析】 本证乃热迫大肠，津液下渗之候。里热盛而津伤，故身执口渴。大肠热盛，又不燥结成实，而迫津液与粪便一同下渗，则泻利频繁，大便黄臭而稀，正如《内经》所云：“暴注下迫，皆属于热。”热邪下迫，故肛门灼热。热邪上蒸，则舌苔黄。里热鼓动气血，故脉数。

【治法】 清热止利

【方药】 葛根黄芩黄连汤 《伤寒论》

葛根半斤（三钱） 甘草二两（炙）（一钱） 黄芩三两（三钱） 黄连三两（三钱）

上四味，以水八升，先煮葛根，减二升，内诸药，煮取二升，去滓，分温再服。

【方论】 本方原为治疗伤寒表证未解，误用下法，邪热内陷，而成协热下利之剂。温病热迫大肠，泻利频繁，用之疗效亦佳。

方中葛根解肌清热，生津止渴，升清气而止泻利。黄芩、黄连清热止利。甘草甘缓和中，调合诸药。

本证与热结旁流均有下利，且均气味恶臭。然热结旁流是大肠燥热，内有燥屎，津液下渗，故见下利稀水而腹满痛拒按。本证无燥屎内结，而是肠热下迫，大肠津液与粪便一齐渗下，故大便黄臭而稀，内有粪便，二者病机不同，治法亦异。

【验案】 肠热下痢

方某 男 4岁 1937年4月15日

麻疹透见四日，昨日大便作泄，日行五、六次，便中带有脓血，身热较甚，体温38.4℃，神志欠佳，腹中作痛，大便气坠不畅，家属焦急特甚，故夜间来寓求医。

望之遍体麻疹透发甚佳，体温38.5℃，两手指纹色紫至气关，两手脉象滑数有力，尺部滑实，舌苔黄厚。小便短少，观其大便色深黄粘稠，似带脓血，腹中微痛，仍时咳嗽，夜间不能安静睡眠，手足心灼热特甚。此温热卫营合邪，疹毒特重，病中饮食失当，胃肠积滞蕴郁化痢，属麻疹合并痢疾之证。治须外以宣透其疹，内以泄化其滞，切不可再予饮食，必须慎食忌口，否则因循增重，而导致本不胜病。嘱病儿之母，一定只吃素稀粥，俟烧退痢愈始可逐渐增些饮食，否则仍变坏证，莫谓言之不喻也。

荆穗炭 3 克　葛根 1.5 克　黄芩 4.5 克　黄连 3 克　生甘草 3 克　焦山楂 6 克　二付

二诊　1937 年 4 月 17 日

身热渐退，体温 37.8℃，神志甚佳，麻疹似将透齐，昨日大便三次，后坠沉重已减，大便仍粘色深，腹痛亦有好转，两手指纹紫色较淡，已降至风关，两手脉象滑数，咳嗽较前大减。麻疹透齐已还，胃肠积滞渐化，舌苔黄厚渐轻，再以疏调胃肠，兼以导滞。

荆穗炭 3 克　葛根 1.5 克　黄连 3 克　赤芍 6 克　黄芩 3 克　炙草 3 克　焦山楂 6 克　二付

三诊　1937 年 4 月 20 日

身热已退净，体温 36.5℃，麻疹已愈　腹泄未作，昨日大便已正常，仅一次，夜间睡眠甚佳，指纹已降至风关，脉象濡滑。疹邪已愈，胃肠滞热亦轻，再以调理胃肠，以善其后，饮食寒暖千万小心，忌生冷荤腥之物。

蝉衣 3 克　僵蚕 3 克　黄连 3 克　焦麦芽 6 克　炙草 3 克　二付

四诊　1937 年 4 月 23 日

诸恙皆愈，眠食如常，体温 36.6℃，指纹脉象皆如常。停药慎食二周，避风凉，慎起居，以清淡饮食为消息。

【按】　疹痢并病，皆属滞热，治之必以祛热导滞为主，俟滞热祛，蕴热轻，疹必透，切不可用辛宣透发，也不可急于猛攻，否则影响疗效，迟延愈期。

9. 气热动风

【临床表现】　高热汗出，口渴饮冷，舌苔黄燥，脉弦数有力；或日晡潮热，汗出渴饮，大便秘结，腹满痛拒按，舌苔黄燥，甚则焦燥起芒刺，脉沉弦有力，并见手足瘈疭，劲项强直，甚则角弓反张。

【病机分析】　高热汗出，口渴饮冷，舌苔黄燥，是气分无形热盛；日晡潮热，汗出渴饮，大便秘结，腹满痛拒按，舌苔黄燥，甚则焦燥起芒刺，是气分有形热结。手足瘈疭，颈项强直，甚则角弓反张，脉弦劲有力是肝热动风之象。气分热炽，或无形热盛，或有形热结，均可淫热于肝，导致肝经热盛，筋脉拘急，而成动风之证。

【治法】 清热生津，或攻下热结，佐以凉肝息风

【方药】 白虎汤或调胃承气汤加羚羊角、钩藤、菊花、僵蚕。

白虎汤（方见前“肺胃热炽”证候。）

调胃承气汤（方见前“热结便秘”证候。）

【方论】 气分热炽，引动肝风，其病变之由，在于气分。故治当以气分为主，视其热属无形或有形，而选用白虎汤或调胃承气汤。又因气分之热，淫及于肝，肝风已动，故须同时佐以羚羊角、钩藤、菊花、僵蚕之类药物，以凉肝清热，平肝息风。

【验案】 气热动风

狄某　女　5岁　1936年11月12日

发烧2～3天，体温38.5℃，咳嗽气促作喘，X线透视：支气管肺炎。白血球12000/mm^3，两脉滑数，指纹深紫已至命关，舌红苔白腻根厚，夜间因热惊抽两次，汗出口渴，大便略干。此风温蕴热，因热动风，可用清热凉肝息风方法。

薄荷1克（后下）　生石膏10克（先煎）　知母6克　连翘6克　芦根30克　钩藤10克　焦三仙各6克　羚羊角粉0.3克（分冲）　一付

二诊　1936年11月13日

身热渐减，体温38℃，咳喘少轻，脉仍滑数，昨日抽搐未作，口渴夜不安寐，大便仍干，小便短赤，温邪蕴热在于气分，再以清热息风方法。

薄荷1克（后下）　生石膏10克　僵蚕4.5克　连翘10克　芦根30克　钩藤10克　羚羊角粉0.3克（分冲）　二付

三诊　1936 年 11 月 16 日

身热渐退，体温 37.5℃，咳喘大减，抽搐未作，昨夜安寐甚佳，两脉弦滑，数象大减，指纹已淡，回至风关，舌红苔略厚，再以原方进退。

前胡 1.5 克　蝉衣 3 克　片姜黄 3 克　钩藤 10 克　芦根 30 克　焦麦芽 6 克　牛黄抱龙丸一丸（分两次药送下）　二付

四诊　1936 年 11 月 19 日

身热退而咳喘亦止，体温 36.5℃，抽搐未作，夜寐甚安，指纹、脉象皆如常，舌苔已化，二便如常，再以清热化滞方法。禁荤腥，吃素食，注意寒暖。

前胡 1.5 克　芦根 15 克　焦麦芽 10 克　鸡内金 10 克　二付后诸恙皆安，调理一周如常。

【按】　动风一证，有虚有实，虚者多因肝肾阴亏，实者多因风火痰热。就实者而论，有在卫、在气、在营、在血之别。在卫多因卫热不解，内迫于肝，治用银翘散加羚羊角、钩藤、菊花即可；在气多因气分高热，引动肝风，治以白虎汤或承气汤加羚羊角、钩藤、丹皮即可；在营多因心营热盛，肝风内动所致，治以清营汤或紫雪丹即可；在血多因肝中血热过高，热极生风所致，治以羚角钩藤汤即可。本例是肺胃气热，内迫于肝的结果，若气热一清，肝风即可止。故用白虎汤为君，以清肺胃气分之热，佐以连翘、芦根清热解毒养阴，羚羊角、钩藤以凉肝息风。处方虽不重在清肝凉血，但动风可止，这说明了“治病求本”，“审因论治”的重要性，也告诫我们：一见动风，就认为在血、在肝，是不全面的。

10. 热郁胆经

【临床表现】　身热口渴，口苦胁痛，干呕心烦，尿少而黄，舌苔黄，脉弦数。

【病机分析】　本证乃热邪郁于足少阳胆经之候。内有邪热，故身热。热伤津液，故口渴，尿少而黄。热郁少阳胆经，热蒸胆汁，胆气上逆，则口苦。足少阳胆经布于两胁，热郁则经气不利，因而胁痛。胆气犯胃，胃失和降，故干呕。热扰心神，则心烦。舌苔黄，脉弦数为胆经郁热之象。

前人认为本证属伏气温病，是伏邪自内外发，郁于少阳胆经之证。其与白虎汤证虽均有里热，但二者病机不同，故临床表现亦异。白虎汤证是肺胃热炽，邪热蒸腾，故表里俱热，津伤亦甚，见大热，大渴，大汗，脉洪大。本证乃胆经郁闭之热，其热内蕴，不得发越于外，故里热虽盛而外不扬，见口苦胁痛，干呕心烦，脉弦数等。

【治法】 清宣胆经郁热

【方药】 黄连黄芩汤 《温病条辨》

黄连二钱　黄芩二钱　郁金一钱五分　香豆豉二钱。水五杯，煮取二杯，分二次服。

【方论】 本方黄芩、黄连苦寒，直清气分之热。郁金辛寒，疏通少阳，清其郁热，宣展气机。豆豉性平和，宣发郁热，驱邪达表。四药配伍，清中有宣，使气机流畅，邪热有外达之机。本方清热解郁之力强，而保津之力逊。若阴伤较甚者，当于方中加入元参、芍药、甘草。以元参养阴清热，白芍配甘草，酸甘化阴。柳宝诒说："邪已化热，则邪热燎原，最易灼伤阴液，阴液一伤，变证蠭起，故治伏气温病，当步步顾其阴液。"（《温热逢源》）柳氏之论，颇中要领，临床不可忽视。

【文献选录】

（1）"阳明温病，干呕口苦而渴，尚未可下者，黄连黄芩汤主之。不渴而舌滑者属湿温。"（《温病条辨·中焦篇第十九条》）

（2）"寒邪潜伏少阴，得阳气鼓动而化热。苟肾气不至虚馁，则邪不能容而外达。其最顺者，邪不留恋于阴，而迳出于三阳，则见三阳经证。……少阳则往来寒热，口苦胁痛，治宜芩、豉、合柴胡、山栀等味。"（《温热逢源》）

【按语】 第（1）条吴鞠通称“干呕口苦而渴”之证为“阳明温病”，似属不然，应以热郁少阳为是。前人论治伏温外发，热郁少阳胆经之证，多主用《伤寒论》黄芩汤。然验之临床，此证用吴氏黄连黄芩汤，则较之黄芩汤为佳。故本文取吴氏黄连黄芩汤方，而不取其论。

附：黄芩汤（《伤寒论》）

黄芩三两（三钱） 芍药二两（二钱） 甘草二两（炙）（二钱） 大枣十二枚（擘）（六枚）

上四味，以水一斗，煮取三升，去滓，温服一升，日再、夜一服。

第（2）条柳宝诒论伏气温病之病机，认为属寒邪潜伏少阴肾经，从阳化热。若肾气不虚，则伏温外达三阳。若郁于少阳者，即为本证。其云“往来寒热，口苦胁痛”之论，也未必尽然。往来寒热多见于新感之证，而本证邪自内发，热盛于里，故应以发热为是。而其治法，取芩、豉合柴胡、山栀等味，与吴氏黄连黄芩汤药味虽不尽相同，然其理则一，均为清宣郁热之剂。

11. 燥犯清窍

【临床表现】 发热，口鼻干燥，耳鸣，目赤，齿龈肿痛，舌苔薄黄而燥，脉数。

【病机分析】 本证乃温燥邪气侵袭肺胃气分，化火上扰清窍之候。燥热内盛，故发热。燥热耗伤肺胃津液，则口鼻干燥。燥热化火，上攻清窍，气血壅滞于上，故见耳鸣，目赤，齿龈肿痛，咽喉肿痛诸症。舌苔薄黄而干，脉数，均为气分燥热之象。

【治法】 清透燥热

【方药】 翘荷汤 《温病条辨》

薄荷一钱五分 连翘一钱五分 生甘草一钱 黑栀皮一钱

五分　桔梗二钱　绿豆皮二钱　水二杯，煮取一杯，顿服之。日服二剂，甚者日三。

加减法：耳鸣者，加羚羊角、苦丁茶；目赤者，加鲜菊叶、苦丁茶、夏枯草；咽痛者，加牛蒡子、黄芩。

【方论】 方中薄荷、连翘轻清宣透，疏散气分燥热邪气，使之有外解之机。黑栀皮清热泻火。绿豆皮清热解毒。桔梗、生甘草相配，有清热利咽止痛之功。诸药相合，内清外透，共逐气分燥热邪气，为治气分燥热上犯清窍的主方。若见耳鸣，目赤，咽痛诸证，可随其证而配入相应药物。耳鸣属足少阳胆经之经气不利，故加羚羊角、苦丁茶以清肝胆之热。目赤乃燥热犯于足厥阴肝经，故加鲜菊叶、苦丁茶、夏枯草以清散肝热。咽痛乃肺胃燥热上扰，故加牛蒡子、黄芩清肺胃，以利咽喉。

本证与桑杏汤证，均为温燥之证。但桑杏汤证乃温燥初起，邪袭肺卫，耗伤肺津之卫分证，故治当清润宣降之法。本证乃温燥邪气侵袭肺胃气分，化火上扰清窍之证，故见头面诸窍之火热病变，因而治疗重在清透燥热，而不在于润。

本证与清燥救肺汤证，均属气分燥热之证。然清燥救肺汤证是燥热犯肺，燥热盛而气阴两伤之证，其临床见证以肺燥喘咳为主，故治以清肺润燥之法。本证则属燥热化火上犯清窍，故其治法又与燥热犯肺不同。

【文献选录】

“燥气化火，清窍不利者，翘荷汤主之。”（《温病条辨·上焦篇第五十七条》）

【按语】 “燥气化火”一句，明确指出本证之病机，乃燥热内盛，热聚成火。“清窍不利者”，吴鞠通在分注中自注云：“清窍不利，如耳鸣目赤，龈肿咽痛之类。”

12. 温疟

【临床表现】 先热后寒，定时发作，心烦汗出，口渴饮冷；或但热不寒，骨节疼烦，时有呕恶。舌苔黄，脉洪数。

【病机分析】 本证乃热邪壅盛于里，耗伤津液之候。热邪壅盛于里，故先发热，热邪耗伤正气，正气不支，卫外不固，故热退则恶寒。俟正气来复，又与邪争，则再度发热，因而先热后寒，往来交替，定时发作。热扰心神，则心烦。里热蒸腾，迫津外渗，则汗出。口渴饮冷乃热盛津伤。若热邪炽盛，正邪剧争，则但热不寒。邪热壅闭于骨节之处，阻滞经脉之气，气血不得宣通，故骨节疼烦。热邪壅滞，胃气不降，则上逆而作呕恶。舌苔黄，脉洪数均为里热蒸腾之征兆。

温疟之发热与恶寒是交替出现，先热后寒，与卫分证之发热与微恶风寒同时并见者，有所不同。

【治法】 清透热邪

【方药】 白虎加桂枝汤 《温病条辨》

知母六钱 生石膏一两六钱 粳米一合 桂枝木三钱 炙甘草三钱

水八碗，煮取三碗。先服一碗，得汗为知，不知再服，知后仍服一剂，中病即已。

【方论】 温疟之病机，乃热邪壅盛于里，耗伤津液。故治应清热生津，兼以透发，使邪热有外达之机。方中以白虎汤清热生津，达热出表。更加桂枝之辛散，以解肌透热。桂枝亦有通行血脉之功，故骨节烦疼者用之尤佳。桂枝木即桂枝剥去外皮，其辛散之力较桂枝为缓，用之有桂枝通脉之功，而无其燥烈之弊。

【文献选录】

(1)“温疟者，得之冬中于风，寒气藏于骨髓之中，至春则阳气大发，邪气不能自出，因遇大暑，脑髓烁，肌肉消，腠理发泄，或有所用力，邪气与汗皆出，此病藏于肾，其气先从内出之于外也。如是者，阴虚而阳盛，阳盛则热矣，衰则气复反入，入则阳虚，阳虚则寒矣，故先热而后寒，名曰温疟。”

（《素问·疟论篇》）

（2）“温疟者，其脉如平，身无寒但热，骨节疼烦，时呕，白虎加桂枝汤主之。”（《金匮要略方论·疟病脉证并治第四》）

（3）“骨节疼烦，时呕，其脉如平，但热不寒，名曰温疟，白虎加桂枝汤主之。”（《温病条辨·上焦篇第五十条》）

（4）“温疟之证，先热后寒，其脉阳浮阴弱，或汗多，或汗少，口渴喜凉，宜清凉透邪法治之。”（《时病论》）

“清凉透邪法：治温病无汗，温疟渴饮，冬温之邪内陷。

鲜芦根五钱　石膏六钱（煨）　连翘三钱（去心）　竹叶一钱五分　淡豆豉三钱　绿豆衣三钱，水煎服”（《时病论》）

【按语】第（1）条《内经》详论温疟之病因、病机，为后世论温疟者发其端。《内经》指出，温疟之病因，乃冬季感受风寒之邪。病机是寒邪藏于肾，郁而化热，消灼肾阴。至暑热之时；或强劳之后，腠理开泄，邪气随汗出，自内外发。因其阴虚阳亢，邪热嚣张，故先发热。因发热时正邪相争，正气不支，阳气内潜，表阳不足，卫外不固，故发热之后，继则恶寒。因《内经》提出温疟的病机是冬季感受风寒，邪气内藏，暑季发病，故后世多以温疟为伏气温病。

第（4）条雷少逸对《内经》之论又有所补充，具体指出温疟的脉象、症状及治疗法则。“其脉阳浮而阴弱”一句中，“阳”指浮取，“阴”指沉取，“阳浮”指浮取有力（是因里热蒸腾），“阴弱”指沉取无力（是因阴液已伤）。其所制“清凉透邪法”，与白虎加桂枝汤药虽有异，然其理则一，皆清热生津，兼以透发之剂。

第（2）条与第（3）条基本相同，此二条指出：温疟亦有但热不寒者，并有骨节烦疼，呕恶等见证。此二条中“其脉如平”一句，并非指温疟之脉如正常人，而是与一般寒热定时发作之疟疾相对而言。疟疾脉弦，温疟脉不弦，二者以此区别，故曰“如平”。

以上所引四条，论述了温疟的两种类型。据我们临床所见，以先热后寒，定时发作为主证者，常见于疟疾之热象偏重者。以但热不寒，骨节疼烦为主证者，似属热痹一类。两者病虽有异，以白虎加桂枝汤治疗皆能获效。

【验案】 热痹

刘某 女 27岁 1974年6月8日 北京门头沟矿区

患者因发热，关节痛一周，来门诊治疗。正逢我们巡回医疗队在矿区，遂请会诊。

患者为一矿工家属，两月前足月顺产一女孩，在产假期间，不慎感受风寒，发热咳嗽咽痛，数日而愈。一周前又冒风寒，发热，关节痛，化验血沉40mm/小时，抗“O”1∶800，西医诊为风湿热。因患者吃西药烧心胃痛，故请中医诊治。身热口渴，饮水不多，头胸腹有汗而下肢无汗，两膝关节红肿而痛，扪之则有灼热感，苔白而干，脉弦数。此为热痹，治当清热通痹，白虎加桂枝汤主之。

生石膏30克 知母10克 粳米15克 生甘草15克 穿山龙15克 三付

二诊 1974年6月12日

药后热退，关节红肿已消，但仍觉痛，再以原方五剂。

三诊 1974年6月18日

诸症皆平，化验正常，停药自养，嘱其千万预防感冒，否则反复。

【按】 白虎加桂枝汤在《温病条辨》中是治疗温疟的主方，这是常法。我们根据白虎加桂枝汤的组成特点，用在了治热痹，效果较好。凡因外感温热，留着关节，气血壅滞不通，或外感风寒，邪留关节，郁而化热形成的热痹，均可使用，这是变法。知常达变，也是中医治病的一大特色。

13. 温毒气分证候

（1）大头瘟、痄腮

【临床表现】 大头瘟初起恶寒发热，继则寒罢热增，头面红肿热痛，甚则目不能开，咽喉红肿而痛，口渴，舌苔黄燥，脉数有力；或痄腮发热，两腮肿胀痠痛。

【病机分析】 大头瘟又称为大头伤寒，大头风，大头天行，乃风温时毒侵袭气分之病变。初起风温时毒侵袭肌表，卫阳被郁，正邪相争，故恶寒发热。继而温毒由表入里，气分热炽，故寒罢热增。温毒上攻头面，气血壅滞，乃致头面红肿热痛，甚则目不能开。温毒壅滞咽喉，则可见咽喉红肿而痛。里热炽盛，津液被灼，则口渴。舌苔黄燥，脉数有力都是里热炽盛之象。

痄腮又称虾蟆瘟。为温毒侵袭少阳气分之病变。由于温毒上攻，气血壅滞两腮，故两腮肿胀痠痛。

【治法】 疏风清热，解毒消肿

【方药】 普济消毒饮（内服）《成方切用》

黄芩（酒炒） 黄连（酒炒）五钱 陈皮（去白） 生甘草 元参 柴胡 桔梗二钱 连翘 板蓝根 马勃 鼠粘子 薄荷一钱 僵蚕 升麻七分

为末，汤调，时时服之；或蜜拌为丸，噙化。一方无薄荷，有人参三钱，亦有加大黄治便秘者，或酒浸，或煨用。

三黄二香散（外敷）《温病条辨》

黄连一两 黄柏一两 生大黄一两 乳香五钱 没药五钱。

上为极细末，初用细茶汁调敷，干则易之，继则用香油调敷。

如意金黄散（外敷）《医宗金鉴》

南星 陈皮 苍术各二斤 黄柏五斤 姜黄五斤 甘草二斤 白芷五斤 上白天花粉十斤 厚朴二斤 大黄五斤

上十味共为咀片，晒干磨三次，用细绢罗筛，贮磁罐，勿泄气。

【方论】 普济消毒饮方中黄芩、黄连、板蓝根、连翘四药互伍，苦寒直清气分之热。连翘、升麻、柴胡、薄荷、僵蚕五药相配轻清宣透，以疏散风邪，透热达表，且有解毒之功。桔梗、生甘草、马勃、牛蒡子四药相合，清热泻火解毒，清利咽喉而止痛。元参咸寒，滋阴降火，以治气分热盛津伤，又能制约诸药，防其燥烈伤津之弊。陈皮味辛，理气疏滞，以散温毒之郁结，而利于消肿。桔梗又为"舟辑之药"有载诸药上行之功。柴胡入少阳经，升麻入阳明经，是为引经之药。生甘草又有调合诸药之力。本方诸药配伍，共奏疏风清热，泻火解毒之功，如兼便秘者，加大黄"釜底抽薪"，则其效尤佳。

三黄二香散中三黄相配，清热泻火，凉血解毒以消肿。乳香、没药活血通络，止痛消肿。外敷此方有消肿止痛之效。

如意金黄散中诸药相伍，有散风解毒，行气活血，消肿止痛之功。且本方有成药出售，购买方便，以醋调之敷肿处，干则再以醋润之，取效显著。

【文献选录】

(1)"温毒咽痛喉肿，耳前耳后肿，颊肿，面正赤，或喉不痛，但外肿，甚则耳聋，俗名大头瘟、虾蟆瘟者，普济消毒饮去柴胡、升麻主之，初起一、二日再去芩、连，三四日加之佳。

普济消毒饮去升麻柴胡黄芩黄连方

连翘一两　薄荷三钱　马勃四钱　牛蒡子六钱　芥穗三钱　僵蚕五钱　元参一两　银花一两　板蓝根五钱　苦梗一两　甘草五钱

上共为粗末，每服六钱，重者八钱。鲜苇根汤煎，去渣服，约二时一服，重者一时许一服。"（《温病条辨·上焦篇第十八条》）

(2)"温毒外肿，水仙膏主之，并主一切痈疮。"

水仙膏方

水仙花根，不拘多少，剥去老赤皮及根须，入石臼捣如膏，敷肿处，中留一孔出热气，干则易之，以肌肤上生黍米大小黄疮为度。”（《温病条辨·上焦篇第十九条》）

(3)“温毒敷水仙膏后，皮间有小黄疮如黍米者，不可再敷水仙膏，过敷则痛甚而烂，三黄二香散主之。”（《温病条辨·上焦篇第二十条》）

【按语】 第（1）条吴氏论温毒之证颇详，治以普济消毒饮亦恰当。其去柴胡、升麻之由，吴氏于本条分注中自注云：“去柴胡、升麻者，以升腾飞越太过之病，不当再用升也。说者谓其引经，亦甚愚矣。”根据我们的经验，如大头瘟头面红肿热痛，热毒极重者，以去柴胡、升麻为宜，防其升散之弊。若痄腮两腮肿硬者，可用柴胡、升麻，取其引经及解毒之功。临证化裁，不必拘泥。

初起一、二日去芩、连之由，吴氏于本条分注中亦自注云：“去黄芩、黄连者，芩、连里药也，病初起未至中焦，不得先用里药，故犯中焦也。”根据我们经验，大头瘟、痄腮初起，有以卫分证为主者，当以清解表邪为主。但温毒之邪，非一般温热病邪可比，其来势迅猛，大多初起即见卫气同病，不但表有寒热，而且里热也盛，表里俱急，故宜表里双解。如初起里热盛者，芩、连亦可用之。

吴氏又于普济消毒饮原方中加入芥穗、银花，是取其透热散邪之力。加苇根取其生津止渴之功。

第（2）条外用水仙膏方，因其药毒性过大，刺激皮肤，反易更生他变，似以不用为佳。

【验案】 例一：痄腮

黄某　男　7岁　1978年4月5日

发烧2天，体温37.8℃，头痛寒热不重，昨天开始两侧耳下腮腺肿痛，舌红咽痛不肿，两脉浮滑且数，微有咳嗽，夜间睡眠不安，大便略干，小便赤黄。风温郁热上扰，势成痄腮，用宣郁疏风，防其逆传入里，饮食当慎。

薄荷6克(后下)　前胡6克　炒牛蒡6克　片姜黄6克　酒炒黄芩6克　浙贝母6克　僵蚕6克　蝉衣3克　元参10克　马勃3克　芦根20克　二付，并嘱热敷两腮，早晚各30分钟。

二诊　1978年4月8日

前药二剂之后，两腮肿势较增而疼痛大减，身热渐退，体温37.3℃，两脉滑数，舌红咽痛皆减，大便已通。风温郁热已透，改以清热解毒方法，仍当静卧休养，饮食当慎。

旋覆花6克　前胡6克　连翘6克　片姜黄6克　僵蚕6克　元参10克　板蓝根10克　马勃3克　焦三仙各6克

二付　仍热敷两腮，早晚各30分钟。

三诊　1978年4月11日

身热已退净，两脉数象已差，两侧腮腺肿势已退，转为正常。温邪蕴热已解，再以活血通络，清化折热。仍宜静卧休息一周，防引起睾丸炎症。

例二：痄腮误治

张某　女　40岁　1978年3月20日

从3月12日头痛咳嗽，微有寒热，咽微痛，两侧腮腺作痛。由于工作忙，未能及时到医院治疗，3月15日曾服安宫牛黄丸二丸，并注射消炎针剂。自17日始，面目周身浮肿，胸闷气短，小便短少，头晕周身痠痛，已不能转动，即来我处门诊，曾化验小便，无异常发现。风温蕴热在肺卫，发为寒热头痛，本当疏和宣化，今反误服安宫牛黄丸寒凉之品，卫气不宣，湿邪遏阻，三焦不通，故面目一身浮肿。热郁于内，不得外解，故两侧腮腺疼痛加重。胸阳为湿邪所遏，气机为寒凉抑郁，必须用辛宣以开其郁，活络兼祛其湿，防其增重。

苏叶梗各6克　淡豆豉10克　荆穗炭10克　防风6克　杏仁10克　半夏曲10克　草蔻3克　黄芩6克　大腹皮6克

三付

二诊　1978年3月23日

前药服后，遍体汗出，身热疼痛及周身疼痛皆解，面目四肢浮肿渐消，今晨体温已基本正常，舌苔白腻滑润已化，舌质红势亦浅，两脉已从沉涩带弦转为滑数，且力渐增。病人自述药后肿、满、闷堵及寒热头晕皆愈，然右腮部肿痛，扪之有核如核桃大。此湿郁蕴热，郁阻少阳络脉，改用宣阳和络，转枢少阳方法。并嘱热敷两侧腮腺，每日早午晚各30分钟。

荆穗炭10克　防风6克　柴胡6克　夏枯草10克　旋覆花10克　枇杷叶15克　杏仁10克　前胡6克　浙贝母10克　黄芩10克　焦山楂10克　二付

三诊　1978年3月26日

病人自述前药一剂后，右腮明显红肿，延及耳前后及面部，其势较重，因医生曾嘱告"药后肿势大作"，故病人及家属并未着急，仍服第二剂药，每早、午、晚各热敷30分钟。3月24日仍服前药，继续热敷。3月25日两腮及面部肿势全消，诸症皆去。静卧休息两天，恢复正常，上班工作。

【按】 痄腮一证，有因风热者，有因火毒者，有因火郁者，有因湿郁者。本例是火郁于内，兼有湿热，本应芳香疏化，宣透郁热，但反用了安宫牛黄丸大寒之药，结果寒凉遏阻于外，郁火不得外发，湿浊无出路，以致卫气不宣，三焦不通。后改用苏叶梗、防风、荆芥、豆豉诸药，开肺气以疏表，宣阳气以化湿。药后阳通表疏，遍体小汗，身热已退，周身不痛，面目全身浮肿大减，唯右侧痄腮未消，湿热郁阻少阳之故，继续芳香宣化，佐以消痰之品，二剂而病愈。

另外，因火郁于内，而痄腮、大头瘟不发者，治当宣透火郁。药后常见痄腮、大头瘟增重，这是火郁外发的现象，不必惊慌，继续治之，病即可愈。

例三：大头瘟

张某　男　56岁　1960年4月20日

发烧两日，头面红肿，微有恶寒，继则寒罢而热增。今日开始头面红肿热痛加重，两目不能开张，咽喉红肿且痛，口渴心烦，大便2～3日未行，舌苔黄厚质红，两脉洪滑且数，按之有力。此风温时毒侵袭卫、气，内蕴滞热，势将成温毒大头瘟证。用疏风清热解毒方法，使热祛毒解，消其肿痛。

薄荷3克（后下） 牛蒡子6克 苦桔梗8克 片姜黄6克 黄芩12克 酒黄连4.5克 生甘草6克 元参10克 连翘10克 板蓝根10克 马勃3克 紫雪散3克（冲）

二付

二诊 1960年4月23日

服上药后，遍身小汗，恶寒已解，身热渐退，大便一次，头面红肿略消，两目已能张开，咽喉肿势稍减，仍时作痛，心烦但夜已成寐，两脉洪滑，数势已差，按之力弱。温热蕴毒渐解，气分之热未清，再以普济消毒饮法加减，忌食荤腥之物。

蝉衣6克 赤芍10克 牛蒡子6克 紫草6克 连翘12克 银花15克 花粉12克 蚤休10克 鲜茅芦根各30克 紫雪散1.8克（分冲） 二付

三诊 1960年4月26日

温毒蕴热渐解，头面红肿已退，体温正常，夜寐已安，大便溏薄，每日一次，小溲赤少，脉象弦滑而力差，舌苔根部略厚。温热蕴毒已解，胃肠余滞未清，再以清化湿热兼导积滞，饮食当慎。

僵蚕8克 蝉衣6克 片姜黄6克 连翘10克 蚤休10克 水红花子10克 焦三仙各10克 瓜蒌仁25克 元明粉1.5克（分冲）二付

前药又二剂之后，诸恙皆安，大便正常，舌苔已化为正常，慎饮食，忌荤腥一周而安。

例四：大头瘟误治

刘某 男 60岁 某中学教员 1963年5月6日

素来嗜好烟酒，形体瘦弱，工作过于劳累，一周前曾感冒，至今未愈。从5月1日开始发烧头痛，恶寒，咽痛，面部略红，曾有医生诊为外感，予服辛温解表药：桂枝6克　白芍10克　炙草3克　生姜3克　大枣七枚。一剂后即面目红肿，体温升至39℃，咽红肿痛，病势沉重。即请某医诊治，诊为大头瘟，用普济消毒饮原方，未加减：升麻3克　柴胡3克　连翘10克　薄荷3克　马勃3克　牛蒡子6克　芥穗6克　僵蚕6克　元参15克　银花10克　板蓝根10克　苦梗6克　甘草6克　一付。药后发热更重，体温39.3℃，面目红肿加剧，滋流黄水，皮肤作痒，咽红肿痛，嗜睡，夜间神志欠清，舌红口干，苔黄且腻，两脉洪滑且数，大便未通，小便短少色深。此温毒蕴热挟湿，误服辛温之桂枝汤，又服升、柴、芥穗之升阳疏风，致使热势鸱张，病已深重，防其神昏致厥。姑以清气热兼以解毒，凉血分而化其湿，辛辣荤腥皆忌。

紫草10克　地丁草10克　连翘30克　金银花30克　黄连6克　黄芩10克　赤芍10克　蚤休10克　僵蚕6克　片姜黄6克　二付　外用赛金化毒散15克油调外敷(或如意金黄散醋调外敷)

二诊　1963年5月9日

服上方二剂后，体温降至37.6℃，两脉洪滑，数象已退，面目红肿亦减，仍有黄水，但量不多，皮肤作痒，咽红口苦，夜寐稍安，大便通而不畅，小溲黄少。温毒蕴热渐减，湿邪仍在，再以疏风燥湿，凉血解毒。

蚤休10克　蝉衣6克　赤芍10克　黄芩10克　黄柏6克　苍术3克　片姜黄6克　僵蚕6克　银花25克　白藓皮10克　焦三仙各6克　三付　另用如意金黄散10克　外敷

三诊　1963年5月13日

前药连服三剂之后，身热退净，面肿已消，滋流黄水亦止，两脉弦滑，舌红苔白，胃纳已开，二便如常，皮肤痒势已

退，再以凉血疏风，化湿止痒

连翘 10 克　忍冬藤 25 克　赤芍 10 克　黄芩 10 克　黄连 4.5 克　地丁草 10 克　川萆薢 10 克　花槟榔　地肤子各 10 克　焦三仙各 10 克　三付

上药又连服三付之后，身热已退净，面目肿势已退而滋流黄水未作，饮食二便如常，嘱其忌荤腥鱼肉等类，后半月恢复正常

【按】 大头瘟一证，多因风温时毒引起，治疗常以普济消毒饮为主方。岂不知此方有升散之品，反易助邪热上升，不利于病情，故当去之。另外，本例有一特点，就是在病因上除风温时毒外，还兼有湿滞，故单纯疏风清热解毒其力不足，还需要佐以化湿之药，后又加入黄芩、黄柏、苍术、萆薢则效果立著。这充分说明了辨证论治的重要性。

(2) 烂喉丹痧，毒壅气分

【临床表现】 高热口渴，烦躁不安，丹痧密布肌肤，咽喉红肿，腐烂疼痛，舌红苔黄，脉数。

【病机分析】 本证乃热毒壅滞气分，窜扰营分形成烂喉丹痧之证。温毒邪气自口鼻内侵肺胃，热毒壅滞气分，消灼津液，故高热口渴。热扰心神，则烦躁不安，气分热毒壅滞，窜扰营分，血热充斥，弥漫肌肤，则肌肤潮红（名曰丹）。血郁于肌肤，不得宣畅，瘀阻肤表血络之中，乃致于潮红肌肤之上，密布细如针尖，高出皮肤，压之退色之痧点。咽喉为肺胃之门户，肺胃热毒上攻，气血壅滞，故咽喉红肿疼痛，甚则腐烂。舌头苔黄，脉数，均为气分热炽之象。

【治法】 清透热毒

【方药】 余氏清心凉膈散（内服）　《温热经纬》

黄芩（三钱）　生栀子（一钱）　生石膏（一两）　连翘（三钱）　竹叶（二钱）　薄荷（五分）　桔梗（一钱）　生甘草（一钱）

注：本方原书无剂量，括号内剂量系我们根据临床常用量所补入。

锡类散（吹喉）《金匮翼》

象牙屑三分（焙） 珍珠三分（制） 青黛三分（飞） 冰片三厘 壁钱二十个（泥壁上者） 牛黄五厘 焙指甲五厘

共研细末，密装瓷瓶内，勿使泄气，每用少许，吹于患处。

【方论】 本证乃热毒壅滞气分所致，故宜清气透热，使热毒有内清外达之机。清心凉膈散方乃余师愚于凉膈散方中去大黄、芒硝，加桔梗、生石膏组成。方中黄芩、生栀子、生石膏寒凉清热，功专清解气分热毒。生石膏又有解肌达热出表之功。连翘、竹叶能清里热，配少许薄荷，又轻清宣透，使气热有外达之机。桔梗配生甘草，泄火利咽喉而止咽痛。本方诸药相配，共奏清透气分热毒之功。气分热毒一解，则丹痧退而咽喉之肿亦消。

根据我们的经验，临床治疗本证时，宜于清心凉膈散中，选加银花三钱、地丁三钱、紫草三钱、丹皮三钱、赤芍三钱、生地三钱、鲜芦茅根各一两，以增强其清热解毒，凉营行瘀，养阴生津之功。

锡类散有清热解毒，去腐生肌之功，以之吹喉，则有助于消除咽喉之红肿腐烂。

【文献选录】

（1）“凉膈散……连翘、生栀子、黄芩、薄荷、桔梗、生甘草、生石膏、竹叶，此上、中二焦泻火药也。‘热淫于内，治以咸寒，佐以苦甘’，故以连翘、黄芩、竹叶、薄荷升散于上。古方用大黄、芒硝推荡其中，使上升下行而膈自清矣。予忆疫疹乃无形之毒，投以硝、黄之猛烈，必致内溃。予以石膏易去硝、黄，使热降清升，而疹自透，亦上行下行之意也。”（《疫诊一得》）

（2）“清心凉膈散，一名桔梗汤，即凉膈散去硝、黄，加桔梗。余氏又加生石膏，为治疫疹初起之良剂。”（《温热经纬·余师愚疫病篇》）

【按语】（1）余师愚所称之“疫疹”，包括丹痧。因其发疹之病，具有传染性，故以“疫疹”名之，余氏治以凉膈散为主方。因其证乃“无形之毒”，故去硝、黄之猛烈，防其伤正，而加生石膏，以清气分大热，使热毒得解，气机升降复原，气血畅通，而疹透病解。

（2）余氏所用凉膈散加减方，未定方名，故后世从王世雄所论，名之为“余氏清心凉膈散。”

【验案】 例一：烂喉丹痧

宗某 男 25岁 1936年3月26日

发热2～3天，今晨面部、胸腹、四肢皮肤斑疹红晕，咽痛喉肿，扁桃腺肿大，化脓有白腐，今日体温39.5℃，口周围苍白，舌红尖部起刺，状似杨梅，根部黄厚，质绛且干，自觉头晕心烦急躁，不能入睡，唇焦破裂流血，大便二日未行，小便赤短深红。此温邪蕴热，气营两燔，烂喉丹痧重证。姑以凉营透斑，清气泄热，防其逆传昏厥或高烧，忌食荤腥甜黏油重之品。

连翘15克 忍冬花30克 紫草9克 生石膏24克 知母9克 元参45克 生草三钱 地丁9克 花粉9克 僵蚕9克 杏仁9克 鲜茅芦根各45克 香犀角0.6克(冲) 二付

二诊 1936年3月28日

药后胸腹四肢皮肤丹痧已透，神志清楚，身热渐减，体温38℃，咽痛喉肿皆减，扁桃腺肿见轻，仍有白腐，舌绛起刺，状如杨梅，根部黄厚，两日来，夜寐尚安，心烦也减，唇仍焦破，大便已通不多，小便短红，烂喉丹痧重证，热毒壅滞，窜扰营分，今日已见转机，再以清透热毒，凉营育阴，病势虽见好转，然毒热甚重，防其逆传。

蝉衣4.5克 生石膏24克 元参45克 山栀6克 连翘30克 银花30克 丹皮9克 黄芩9克 竹叶6克 鲜茅芦根各45克 香犀角0.3克（冲） 二付

三诊 1936年3月31日

身热渐退，神志也清，体温37.4℃，皮肤丹痧已透齐，咽痛止而喉肿也退，大便每日一次，小便黄少，心烦已除，夜寐甚安，舌苔渐化，肥刺已退，唇仍色深紫，病势已减，余热未清，再以甘寒育阴，凉营解毒。病已向愈，防其反复，饮食寒暖诸应适宜。

细生地30克 肥知母9克 淡竹叶3克 连翘24克 银花24克 丹皮9克 元参30克 赤芍9克 北沙参30克 冬瓜皮30克 三付

四诊 1936年4月4日

身热退净，皮肤已渐脱屑，神志甚清，精神好，饮食如常，二便自调，舌苔化净，舌质略红，两脉细弱力差，烂喉丹痧已愈，再以调理肠胃，以后天补先天之法。

北沙参24克 细生地24克 赤白芍各9克 冬瓜皮30克 茯苓皮24克 焦麦芽9克 鸡内金9克 四付

五诊 1936年4月9日

烂喉丹痧已愈，皮肤脱屑未齐，诸恙皆平，胃纳甚佳，夜寐安稳，病已愈，用散剂调理。

焦三仙各150克 鸡内金150克 砂仁3克 共研细末，每早晚各服9克，加糖9克，开水冲拌，其味酸甜，又助消化，病后最宜。

例二：烂喉丹痧 （误治）

张某 男 56岁 1937年4月6日

从本月2日开始，发烧较重，体温38.7℃，自觉头晕，胸闷，心烦急躁，阵阵恶寒，周身疫痛，咽痛口渴，近一周来夜间不得入睡，曾服银翘解毒丸六丸，APC六片，皆未见效。

本月4日请邻居医生看视，认为感冒风寒，随开一方，桂枝9克、防风9克、葛根6克、荆芥3克、生姜三片　红糖30克，水煎分服。一付。今晨病势突然增重，发烧40℃，神志时清时昧，面部青暗，口鼻苍白，舌绛起刺，状若杨梅。苔根厚而黄干，咽喉肿痛白腐，呼吸粗促，口干欲饮，时有谵语，小便赤少，大便三日未行，胸部似有斑点不多，两手脉象沉涩不畅，按之弦细数有力。温邪蕴热，内闭于肺，气营两燔，本当清营泄热，误服辛温表散之剂，温热炽甚，阴分过伤，势将昏厥，防成烂喉丹痧，且火郁内闭，深恐本不胜病，姑予一方以慰来者之望，备候，高明政定。

僵蚕9克　蝉衣6克　片姜黄6克　杏仁6克　炒牛蒡6克　元参30克　连翘24克　银花15克　前胡3克　浙贝母12克　鲜茅芦根各60克　另鲜九节菖蒲根15克　煎汤送服，神犀丹一丸　犀角末0.6克（分二次汤药送下）

二诊　1937年4月8日

前药服后，遍身温疹一涌而出，色深皆重，身热略退，体温38.5℃，神志渐清，已能言语，自述心烦渴饮，欲食冰，两脉已由沉涩转为弦滑细数，口唇鼻梁仍苍白，舌绛如硃，尖部起刺，根部焦黄而厚，口味甚臭，大便虽通不多，小便赤少，咽喉肿痛白腐，不能吞咽，胸闷较轻，呼吸粗促已缓。温毒蕴热，已成烂喉丹痧，火郁渐解，气营交炽，病势甚重，再以清气热以解温毒，凉营血兼透丹痧，饮食寒暖，慎之又慎。

僵蚕6克　蝉衣6克　姜黄6克　生石膏24克　黄芩9克　竹叶6克　连翘24克　银花24克　紫草9克　地丁草9克　川贝母6克　局方至宝丹二丸，分二次用鲜九节菖蒲根30克洗净打烂，煎汤送下。先服汤药。

三诊　1937年4月11日

今诊脉弦滑而按之濡滑略数，周身温疹已透，身热渐退，神志清楚，体温37.5℃，舌苔根部仍黄，尖部起刺已减，面部青暗也退，口周围苍白消失，大便通畅，色深味臭，小便仍黄但尿量增加，咽红肿已愈，拟以养阴生津，兼去余邪之法。

细生地 30 克　赤芍 9 克　姜黄 6 克　连翘 12 克　石斛 18 克　北沙参 30 克　麦门冬 12 克　川贝母 6 克　鲜茅芦根各 30 克　焦三仙各 9 克　丹皮 9 克　三付

四诊　1937 年 4 月 19 日

身热退净，皮肤脱屑，体温正常，纳谷欠馨，二便自调，两脉沉濡小滑，拟一善后处理方：

茯苓 24 克　冬瓜皮 30 克　生山药 30 克　炒熟苡仁 30 克　半夏 9 克　陈皮 6 克　焦三仙各 9 克　五付

五诊　1937 年 4 月 23 日

诸恙皆安，皮肤脱屑已净，饮食、睡眠、二便如常，病已痊愈。

【按】 本例是病发丹痧，误用辛温发汗，病情突变，后改用升降散宣郁解热，清气凉营则丹痧外发，化险为夷，病入坦途。

附：赵友琴先生（清朝末年著名中医）治烂喉丹痧（猩红热）经验

温邪化热，深入营血，郁于肌表，发为温疹，遍体隐约，舌干绛液少，脉弦滑急数，心烦不寐，咽肿且痛，大便未解，此为温疹重证，阴分大伤，出而未透，再以凉营育阴宣透为务。

生地黄一两　玄参一两　蝉衣一钱　僵蚕二钱　连翘三钱　银花一两　生石膏一两　知母三钱　鲜石斛五钱　鲜芦根一两　安宫牛黄散三分　二次分冲。

附：汪逢春先生治烂喉丹痧（猩红热）经验

温疹一涌而出，壮热口渴，遍体红晕，舌绛且干，肥刺满布，苔黄垢厚，脉象滑数，面目口唇皆青，心烦夜不能寐，此属温毒化热，胃肠积滞尚重，深恐神昏致厥，饮食寒暖，皆须小心，防其增重，禁用风药。

连翘四钱　忍冬藤一两　赤芍三钱　紫草三钱　地丁三钱　大青叶一两　元参五钱　焦麦芽四钱　犀角粉一分冲服。

（汪逢春先生是本世纪二十——四十年代北京地区“四大名医”之一）

14. 火郁三焦

【临床表现】 憎寒壮热，一身尽痛，四肢厥冷，头痛眩晕，咽喉肿痛，口气如火，口干口渴，胸膈满闷，脘腹胀痛，恶心呕吐，烦躁不宁，神昏谵语，大便干结，小便涩痛，发斑发疹，吐衄便血，舌质红苔黄燥，脉数有力。

【病机分析】 本证为温热火邪郁于三焦气分，不得宣泄之候。多因温热初起，过用寒凉，遏阻阳气，以致火郁于内，寒遏于外而成。火郁于内，格阴于外，故憎寒壮热，一身尽痛，四肢厥冷，即《内经》所谓：“诸禁鼓慄，如丧神守，皆属于火。”郁热内伏，气血上壅，则头痛眩晕，咽喉肿痛。里热上熏，故口气如火。热炽津伤，上不润口，则口干口渴。火热内郁，气机滞塞，故胸膈满闷，脘腹胀痛。中焦气滞，胃失和降，则恶心呕吐。火热内郁，不得外发，内窜心包，神明失主，故烦躁昏谵。热邪与糟粕相结，则大便干结。火热下移小肠、膀胱，则小便涩痛。火邪于内，不得外发，内窜营血，可致发斑、发疹或吐衄便血。舌红苔黄燥为气分郁热伤津之象。脉数有力乃热盛之征。

【治法】 宣泄郁火

【方药】 升降散 《伤寒瘟疫条辨》

白僵蚕酒炒二钱　全蝉蜕去土一钱　广姜黄去皮三钱　川大黄生四钱

秤准，右（上）为细末，合研匀。病轻者，分四次服，每服重一钱八分二厘五毫，用黄酒一盅，蜂蜜五钱，调匀冷服，中病即止。病重者，分三次服，每服重二钱四分三厘三毫，黄酒盅半，蜂蜜七钱五分，调匀冷服。最重者，分二次服，每服重三钱六分五厘，黄酒二盅，蜜一两，调匀冷服。一时无黄酒，稀熬酒亦可，断不可用蒸酒。胎产亦不必忌。炼蜜丸名太极丸，服法同前，轻重分服，用蜜、酒调匀送下。

【方论】 本证的表现虽然种种，但归根结底，是寒凉外遏，火热内郁，故用宣泄郁火的升降散治疗。方中白僵蚕辛苦咸平，能散风除湿，清热解郁，既能宣通火郁之邪，又能透风湿于火热之外。蝉蜕辛咸凉，为轻清之品，辛可宣散，凉可去热，故能治温病初起热郁于内之证，有透邪达热，解毒利咽之功。白僵蚕、蝉蜕均为虫药，有宣郁透热之效，然行气破结，泄火清热之力则逊，故又配以姜黄和大黄。姜黄辛苦温，能行气散结，破瘀逐血，消肿止痛，能温散寒遏，助白僵蚕、蝉蜕以使火郁外达，并有解毒散风除湿之功。大黄味苦而大寒，苦能泄火，又能坚阴，既能攻下热结，使郁火得降，又能推陈致新，使气血流畅。方中用白僵蚕、蝉蜕升清解郁宣达，以姜黄、大黄降浊泄热导火。四药相伍，升清降浊，升阳降火，一升一降，使内外通达，气血调畅，则三焦火热之邪自然得消，故名“升降散”。正如杨氏所说：“僵蚕、蝉蜕升阳中之清阳，姜黄、大黄降阴中之浊阴，一升一降，内外通和，而杂气之流毒顿消矣。”

升降散是杨栗山之名方，他所创治温病十五方中，以升降散为中坚。他说：“按温病总计十五方，轻则清之：神解散、清化汤、芳香饮、大小清凉散、大小复苏饮、增损三黄石膏汤八方。重则泻之：增损大柴胡汤、增损双解散、加味凉膈散、加味六一顺气汤、增损普济消毒饮、解毒承气汤六方。而升降散其总方也，轻重皆可酌用。”原方有黄酒，杨氏用之目的，在于引诸药上行头面，下达足膝，并有驱邪辟秽之功，他说：“米酒大热，味辛苦而甘，令饮冷酒，欲其行迟，传化以渐，上行头面，下达足膝，外周毛孔，内通脏腑经络，驱逐邪气无处不到，……且喜其和血养气，伐邪辟恶。”我们认为，温病为阳邪所致，以黄酒为引欠妥。黄酒虽有载药上行之功，但因其辛热，更易助邪火上逆为害，反会促进昏谵吐衄，故以不用为佳。原方又用蜂蜜，此药甘平性凉无毒，有清热养阴之功，故可用于丹毒斑疹，腹内留热，呕吐便秘之证。

【文献选录】

“温病亦杂气中之一也，表里三焦大热，其征不可名状者，此方（升降散）主之。”（《伤寒瘟疫条辨》）

【按语】 杨氏认为温病的产生，是杂气侵犯人体而形成的。他说：“春温夏暑，秋凉冬寒，此四时错行之序，即非其时有其气，亦属天地之常，而杂气非其类也。杂气者，非温、非暑、非凉、非寒，乃天地间另为一种疵疠旱潦之毒气。”他认为此种毒气由地气而生，有盛衰之辨，所以说“温病亦杂气之一也”。从他所述的证候看，有憎寒壮热，头痛，骨节痠痛之表证；有口渴饮水无度，口气如火，烦躁不宁的里热证。有头面猝肿，咽喉肿痛，痰涎壅盛的上焦证；有上吐下泻，呕如血汁，丹毒发斑，雷鸣腹痛的中焦证；有舌卷囊缩，腰痛如折，大便火泻，小便淋涩的下焦证，故言：“表里三焦大热，其证不可名状。”表里上下见症虽各不相同，但受邪则一，均由杂气内郁所致，故用升降散解郁宣透，降火泄热。

【验案】 温毒火郁三焦

张某 女 24岁 1981年1月

该患者就诊时发烧九天，体温波动于38.5℃～39℃之间，颌下有一5cm×5cm大小之肿物，西医诊为“急性颌下淋巴结炎”，用青霉素、四环素效果不佳。现患者发热不退，仍觉恶寒，面色黯黄，颌下有一包块，大如鸡卵，质地坚硬，按之疼痛，皮肤不红，扪之亦不灼手，咽喉红肿而痛，纳谷不甘，大便三日未解，脉沉弦而数，按之有力，舌红苔白根腻。此属火郁三焦，少阳枢机不利，气血壅滞而成，拟升降散加味。

白僵蚕3克（为末，冲服） 蝉衣6克 片姜黄10克 生大黄6克 柴胡6克 金银花10克 皂角刺5克 黄芩10克 苦桔梗6克 生甘草6克 三付

二诊：

药后热退身凉，诸症霍然，颔下肿物仅有枣核大小，唯食纳不甘，乏力。以竹叶石膏汤、益胃汤加减收功。

【按】 本例为火郁少阳，三焦枢机不利而形成的温毒，用升降散升清降浊，并佐以活血通络消肿，取得了满意效果。这个诊断的根据是：发热九日而仍恶寒，是火郁于内的结果，并非表证。肿块大而按之痛，皮肤不红，扪之亦不灼手，是热郁于里不得外发的征兆，故遵“火郁发之”而投升降散，三剂而肿消，说明正确的辨证是治愈的关键。

15. 火郁上焦，卫气同病

【临床表现】 温病初起，憎寒壮热，体痛头痛，四肢无力，咽干口苦，胸腹满闷，斑疹隐现，舌红苔黄燥，脉浮数有力。

【病机分析】 本证为温病初起，火郁上焦，卫气同病之候。温邪由口鼻而入，肺卫受病，卫气被郁，不得外发，则憎寒。肺热壅盛，郁火内炽，则壮热。温邪初犯卫分，体表气机不利，则体痛头痛。邪热伤气，则四肢无力。热邪耗损津液，则咽干。热蒸胆汁上熏，故口苦。火郁于内，气机阻滞，则胸腹满闷。郁热内窜营血，故见斑疹隐现。里热津伤，则舌红苔黄燥。脉浮主病在上焦卫分，脉数有力为火热内燔之兆。

【治法】 宣郁透邪，清热泄火

【方药】 神解散《伤寒瘟疫条辨》

白僵蚕酒炒一钱 蝉蜕五个 神曲二钱 金银花二钱 生地二钱 木通 车前子炒研 黄芩酒炒 黄连 黄柏盐水炒 桔梗各一钱

水煎去渣，入冷黄酒半小杯，蜜三匙，和匀冷服。

【方论】 本证为火郁上焦，卫气同病，法当宣郁透邪，清热泄火，以达疏卫清气之目的。方中白僵蚕辛苦咸平，入肺经，升清阳，解火郁，有清透宣散风热之功，故火郁上焦用之为宜。蝉蜕辛咸凉，亦入肺经，有疏散上焦风热，透疹止痒之功，与白僵蚕同用，可使郁火由上由外而解。金银花质轻性凉，轻可去实，凉可祛热，具有清热解毒之效。黄芩、黄连、黄柏苦寒折热泄火，使郁火由内由下而去。方中黄芩用酒炒，使其清降之中有宣透之力。黄柏用盐水炒，使其泄火之中而无伤津之弊。木通、车前子性凉而利尿，可使里热由小便而去。桔梗宣肺以载药上行。生地凉血养阴生津。神曲消食醒胃以鼓舞胃气。总之，方中用白僵蚕、蝉蜕、银花、桔梗宣透于上，以疏散卫分之邪；黄芩、黄连、黄柏、木通、车前子清泄于下，以清降气分之热，上下同治，卫气同解，则郁火自除。

本证见憎寒壮热，体痛头痛，这与麻黄汤证有相似之处，其鉴别的关键在于：麻黄汤证是外感风寒，阳气被郁，故舌不红，苔不燥，口不渴，脉不数；而本证是外感温热，火郁上焦，津液被伤，故见舌红苔黄燥，口渴脉数。二者恶寒发热虽相似，但舌、脉及兼证截然不同，其病因、病机亦判然有别。

【文献选录】

“温病初觉，憎寒体重，壮热头痛，四肢无力，遍身痠痛，口苦咽干，胸腹满闷者，此方（神解散）主之。”

【按语】 “体重”、“四肢无力”、“胸腹满闷”颇似湿热之邪内郁脾胃之证。但从“憎寒”、“壮热”、“口苦咽干”、“遍体痠痛”则可看出是火郁上焦，阳气被遏所致，并非湿热。神解散方中有木通、车前子二药，此虽有泄火之功，然利尿力强，易伤津液，故温病初起津伤已甚者要慎用。

杨栗山对此方很推崇，他说：“此方之妙，不可殚述，温病初觉，但服此药，俱有奇验。外无表药而汗液流通，里无攻药而热毒自解，有斑疹者即现，而内邪悉除，此其所以为神解也。”我们在临床中用于火郁上焦，外有憎寒，内有壮热，口苦咽干，舌红苔黄燥者，确有疗效，常能达到营卫通达，汗出病解的目的。

附：杨栗山治温病诸方

杨栗山对温病的治疗颇有独到之处，他创立了治温病十五方，为后世所常用，除前述解毒承气汤、升降散、神解散外，还有十二方，附录于后，以供参考。

（1）清化汤：温病壮热憎寒，体重舌燥口干，上气喘息，咽喉不利，头面猝肿，目不能开者，此方主之。

白僵蚕酒炒二钱　蝉蜕十个　银花二钱　泽兰叶二钱　广皮八分　黄芩二钱　黄连　炒栀子　连翘去心　龙胆草酒炒　元参　桔梗各一钱　白附子炮　甘草各五分

大便实，加酒大黄四钱，咽痛加牛蒡子炒研一钱，头面不肿去白附子，水煎去渣，入蜜，酒冷服。

（2）芳香饮：温病多头痛、身痛、心痛、胁痛，呕吐黄痰，口流浊水，涎如红汁，腹如圆箕，手足搐搦，身发斑疹，头重舌烂，咽喉痹塞等证，此虽怪怪奇奇，不可名状，皆因肺胃火毒不宣，郁而成之耳，治法急宜大清大泻之。但有气血损伤之人，遽用大寒大苦之剂，恐火转闭塞而不达，是害之也，此方主之。其名芳香者，以古人元旦汲清泉以饮芳香之药，重涤秽也。

元参一两　白茯苓五钱　石膏五钱　全蝉蜕十二个　白僵蚕酒炒三钱　荆芥三钱　天花粉三钱　神曲炒三钱　苦参三钱　黄芩二钱　陈皮一钱　甘草一钱

水煎去渣，入蜜、酒冷服。

（3）大清凉散：温病表里三焦大热，胸满胁痛，耳聋目赤，口鼻出血，唇干舌燥，口苦自汗，咽喉肿痛，谵语狂乱者，此方主之。

白僵蚕酒炒三钱　蝉蜕全十二个　全蝎去毒三个　当归　生地酒洗　金银花　泽兰各二钱　泽泻　木通　车前子炒研　黄连姜汁炒　黄芩　栀子炒黑　五味子　麦冬去心　龙胆草酒炒　丹皮　知母各一钱　甘草生五分

水煎去渣，入蜂蜜三匙，冷米酒半小杯，童便半小杯，和匀冷服。

(4) 小清凉散：温病壮热烦躁，头沉面赤，咽喉不利，或口唇颊腮肿者，此方主之。

白僵蚕炒三钱　蝉蜕十个　银花　泽兰　当归　生地各二钱　石膏五钱　黄连　黄芩　栀子酒炒　牡丹皮　紫草各一钱

水煎去渣，入蜜、酒、童便，冷服。

(5) 大复苏饮：温病表里大热，或误服温补、和解药，以致神昏不语，形如醉人，或哭笑无常，或手舞足蹈，或谵语骂人，不省人事，目不能闭者，名越经证，及误服表药，而大汗不止者，名亡阳证，并此方主之。

白僵蚕三钱　蝉蜕十个　当归三钱　生地二钱　人参　茯神　麦冬　天麻　犀角镑、磨汁入汤和服　丹皮　栀子炒黑　黄连酒炒　黄芩酒炒　知母　甘草生各一钱　滑石二钱

水煎去渣，入冷黄酒、蜜、犀角汁，和匀冷服。

(6) 小复苏饮：温病大热，或误服发汗解肌药，以致谵语发狂，昏迷不省，燥热便秘，或饱食而复者，并此方主之。

白僵蚕三钱　蝉蜕十个　神曲三钱　生地三钱　木通　车前子炒各二钱　黄芩　黄柏　栀子炒黑　黄连　知母　桔梗　牡丹皮各一钱

水煎去渣，入蜜三匙，黄酒半小杯，童便半小杯，和匀冷服。

(7) 增损三黄石膏汤：温病主方，表里三焦大热，五心烦热，两目如火，鼻干面赤，舌黄唇焦，身如涂朱，燥渴引饮，神昏谵语，服之皆愈。

石膏八钱　白僵蚕酒炒三钱　蝉蜕十个　薄荷二钱　豆豉三钱　黄连　黄柏盐水微炒　黄芩　栀子　知母各二钱

水煎去渣，入米酒、蜜冷服。腹胀痛或燥结加大黄。

（8）增损大柴胡汤：温病热郁腠理，以辛凉解散，不致还里而成可攻之证，此方主之，乃内外双解之剂也。

柴胡四钱　薄荷二钱　陈皮一钱　黄芩二钱　黄连一钱　黄柏一钱　栀子一钱　白芍一钱　枳实一钱　大黄二钱　广姜黄七分　白僵蚕酒炒三钱　全蝉蜕十个　呕加生姜二钱

水煎去渣，入冷黄酒一两，蜜五钱，和匀冷服。

（9）增损双解散：温病主方，温毒流注无所不至，上干则头痛目眩耳聋，下流则腰痛足肿，注于皮肤则斑疹疮疡，壅于肠胃则毒利脓血，伤于阳明则腮脸肿痛，结于太阴则腹满呕吐，结于少阴则喉痹咽痛，结于厥阴则舌卷囊缩，此方解散阴阳内外之毒，无所不至矣。

白僵蚕酒炒三钱　全蝉蜕十二枚　广姜黄七分　防风一钱　薄荷叶一钱　荆芥穗一钱　当归一钱　白芍一钱　黄连一钱　连翘去心一钱　栀子一钱　黄芩二钱　桔梗二钱　石膏六钱　滑石三钱　甘草一钱　大黄酒浸二钱　芒硝二钱

水煎去渣，冲芒硝，入蜜三匙，黄酒半酒杯，和匀冷服。

（10）加味六一顺气汤：温病主方，少阴厥阴病，口燥咽干，怕热消渴，谵语神昏，大便燥实，胸腹满硬，或热结旁流，绕脐疼痛，厥逆脉沉伏者，此方主之。

白僵蚕酒炒三钱　蝉蜕十个　大黄酒浸四钱　芒硝二钱五分　柴胡三钱　黄连　黄芩　白芍　甘草生各一钱　厚朴一钱五分　枳实一钱

水煎去渣，冲芒硝，入蜜、酒和匀冷服。

（11）增损普济消毒饮：太和年，民多疫疠，初觉憎寒壮热体重，次传头面，肿盛，目不能开，上喘咽喉不利，口燥舌干，俗名大头瘟。东垣曰：半身以上，天之阳也，邪气客于心肺，上攻头面而为肿耳。《经》谓：清邪中于上焦，即东垣之言益信矣。

元参三钱　黄连二钱　黄芩三钱　连翘去心　栀子酒炒　牛蒡子炒研　兰根（如无，以青黛代之）　桔梗各二钱　陈皮　甘草生各一钱　全蝉蜕十二个　白僵蚕酒炒　大黄酒浸各三钱

水煎去渣，入蜜、酒、童便，冷服。

（12）加味凉膈散；温病主方，余治温病，双解、凉膈愈者不计其数。若病大头、瓜瓤等温，危在旦夕，数年以来，以二方救活者，屈指以算，百十余人，真神方也，其共珍之。

白僵蚕酒炒三钱　蝉蜕全十二枚　广姜黄七分　黄连二钱　黄芩二钱　栀子二钱　连翘去心　薄荷　大黄　芒硝各三钱　甘草一钱　竹叶三十片

水煎去渣，冲芒硝，入蜜、酒冷服。若欲下之，量加硝、黄，胸中热加麦冬，心下痞加枳实，呕、渴加石膏，小便赤数加滑石，满加枳实、厚朴。（以上诸方皆录自《伤寒瘟疫条辨》）

16. 余热未清，气阴两伤

【临床表现】　低热口干，心胸烦闷，气短神疲，时时泛恶，纳谷不馨，舌红少苔，脉细数无力。

【病机分析】　本证乃气分证后期，余热未清，而气阴两伤之候。气分证后期，高热虽除，但余邪未净，故见低热，脉数。余热内扰，故心胸烦闷。口干，舌红少苔，脉细是阴伤之兆。气短神疲，脉来无力，是气虚之征。气阴两伤，胃失和降，故时时泛恶，纳谷不馨。

【治法】　清热生津，益气和胃

【方药】　竹叶石膏汤　《伤寒论》

竹叶二把（三钱）　生石膏一斤（一两）　半夏半升（二钱）　人参三两（二钱）　麦门冬一升（四钱）　甘草二两（一钱）　粳米半升（五钱）

以水一斗，煮取六升，去滓，纳粳米，煮米熟汤成，去

米，温服一升，日三服。

【方论】 方中竹叶配石膏清透气分余邪，祛除余热。人参、甘草益气。麦冬生津养阴，粳米补益胃气，半夏降逆和胃，以止呕逆。本方诸药配伍，有清热生津，益气和胃之功。清补兼施，扶正而不恋邪，祛邪又不伤正，是温热病气分证后期，余热未清，而气阴两伤常用之方。

又有气分证虽非后期，但属热盛而气阴两伤者亦可用之，不过要与白虎加人参汤证鉴别：竹叶石膏汤证有胃气不和，时时泛恶，纳谷不馨，而白虎加人参汤证则无。

【验案】 气分余热未清

倪某　男　37岁　1938年10月21日

湿温经月甫愈，两天来陡然低烧口干，心烦且渴，一身乏力，中脘闷满堵塞不舒，时时泛恶，纳谷不馨，舌红苔腻，两脉濡数无力。病似湿温劳复，余热尚未清除，故低烧不重疲乏无力，胃不思纳，时时欲恶，用清热生津，益气和胃法。

竹叶3克　生石膏12克　北沙参15克　半夏9克　麦门冬9克　淡豆豉9克　山栀3克　生甘草3克　二付

二诊　1938年10月24日

低烧未作，体温36.5℃，口渴心烦已止，纳谷渐香，仍觉脘闷，湿温初愈，余热留恋，清气热少佐补正，化湿郁以开其胃。以饮食为消息。生冷甜黏皆忌。

竹叶茹各3克　生石膏9克　沙参9克　杏仁9克　半夏9克　淡豆豉9克　茯苓9克　白蔻仁米0.3克分冲，鸡内金9克　二付

三诊　1939年10月27日

连服清气开胃之药，低热退而乏力减，中脘堵闷也轻，饮食二便如常。湿温甫愈，正气未复，仍需休息二周，防其劳复。

【按】 气分余邪未净，气阴已伤者以竹叶石膏汤为主方。若属营血分余邪未净，气阴两伤者则用青蒿鳖甲汤治之。二者

虽均治低热，但病机病程不同，不可混用。

17. 邪热已退，肺胃阴伤

【临床表现】 低热，或热已退，口燥咽干，或干咳，或口渴，舌红少苔，脉细或细而略数。

【病机分析】 本证乃气分证后期，邪热已退，而肺胃阴伤之候。低热是阴虚内热之象。口燥咽干，口渴均为肺胃阴伤，津液亏乏之征。干咳乃因肺阴亏损，肺燥气逆所致。舌红少苔，脉细或细而略数，均为肺胃津伤之象。

【治法】 滋润肺胃

【方药】 沙参麦冬汤 《温病条辨》

沙参三钱　玉竹二钱　生甘草一钱　冬桑叶一钱五分　麦冬三钱　生扁豆一钱五分　花粉一钱五分

水五杯，煮取二杯，日再服，久热久咳者，加地骨皮三钱。

益胃汤 《温病条辨》

沙参三钱　麦冬五钱　冰糖一钱　细生地五钱　玉竹（炒香）一钱五分

水五杯，煮取二杯，分二次服，滓再煮一杯服。

【方论】 沙参麦冬汤中沙参、麦冬、玉竹、花粉相配，甘寒生津，滋养肺胃。生扁豆、甘草扶养胃气，使胃气得复，则津液自生。桑叶轻清宣透，以宣散肺热，热退津生而咳自止。本方诸药相配，共奏滋养肺胃津液之功。若久热不退，久咳不止，可加地骨皮以清虚热。

益胃汤中诸药，纯属一派甘寒生津养阴之品，有滋养肺胃之功。本方与沙参麦冬汤功用近似，均为气分证后期，瘥后调理之方。然二者亦稍有所偏：沙参麦冬汤偏重于肺，并有轻宣之力；本方则偏重于胃，而无轻宣之功。

【文献选录】

（1）“燥伤肺胃阴分，或热或咳者，沙参麦冬汤主之。”（《温病条辨·上焦篇第五十六条》）

（2）“阳明温病，下后汗出，当复其阴，益胃汤主之。”（《温病条辨·中焦篇第十二条》）

【按语】

第（1）条沙参麦冬汤方，吴鞠通原为治温燥邪气损伤肺胃津液而设。然验之临床，推而广之，则各种气分证后期，邪气已解，肺胃津伤，均可用之。

第（2）条“阳明温病，下后汗出”，乃指阳明燥结之证，用攻下药之后，又见汗出。下后汗出本属营卫通达之佳兆。但在阳明温病过程中，本已伤阴，用下法之意，旨在“急下存阴”。下后汗出，又有伤津耗液之虞。故以甘寒之药清养胃阴，以培补后天之本。本方虽为“下后汗出”者而立，然临床也可推而广之，用作气分证后期滋养胃阴，亦属良方。

18. 邪热已退，气阴两伤

【临床表现】 气短神疲，胃纳不馨，寐卧不安，口燥咽干，舌红少苔，脉细弱。

【病机分析】 本证乃气分证后期，邪热已退，而气阴两伤之候。气短神疲，脉弱是气虚之象。寐卧不安是阴虚血少，血不守神之故。口燥咽干，舌红少苔，脉细是阴液亏耗之征。气阴两伤，胃虚不能纳谷，故胃纳不馨。

【治法】 补益气阴

【方药】 三才汤 《温病条辨》

人参三钱　天冬二钱　干地黄五钱

水五杯，浓煎二杯，分二次温服。欲复阴者，加麦冬、五味子。欲复阳者，加茯苓、炙甘草。

【方论】 方中人参益气生津，天冬、地黄甘寒养阴生津。三药配伍，补气而不燥，养阴而不腻，是为气阴两补之良方。若阴虚较甚者，可加麦冬、五味子酸甘化阴。若气虚较甚者，可加茯苓、炙甘草以益中气，培后天之本。

【文献选录】

“暑邪久热，寝不安，食不甘，神识不清，阴液元气两伤者，三才汤主之。”（《温病条辨·下焦篇第三十九条》）

【按语】“暑邪久热”是指暑热病日久，耗气伤阴之证。本条未列入暑热诸证中，仅云“寝不安，食不甘，神识不清，阴液元气两伤”，可知是指暑热已退，而气阴两伤者。若气阴虽伤，而暑热未尽者，三才汤断不可投，当用王氏清暑益气汤治之。又：本方虽为暑温而立，然凡温热病气分证后期，邪热已退，而气阴两伤者，用之皆宜。

本条在《温病条辨》中是放在下焦篇。因此、少阴温病后，气阴两伤者，也可用之。

第三节　营分证治

一、证候特点

营分证候是温热邪气深入阴分，损伤人体营养物质的轻浅阶段。因为“心主血属营”，所以营分证候的病变部位在心和心包。它主要表现为血中津液的损伤和热陷心包。

营分证候的受邪途径大致有三种：

1. 温热邪气由卫分直接传入营分。此即叶天士所说的：“温邪上受，首先犯肺，逆传心包。”（《外感温热篇》）

2. 温热邪气由气分传入营分。

3. 发病急骤，病势凶险，未见卫分证候和气分证候，初起即见营分证候。这种情况，古人认为是邪气内伏，自内而发，因此称为“伏气温病”。

营分证候的临床表现，按其特点大致可分为四类：

1. 热伤营阴：身热夜甚，烦渴或口反不甚渴，或竟不渴，舌红绛无苔，脉细数。

2. 热扰心神：心烦不寐，时有谵狂。

3. 热伤血络：斑点隐隐。

4. 热陷心包：神昏谵语或昏愦不语，舌謇肢厥，舌红绛苔黄燥，脉细滑数。

如果从病变类型来看，营分证候主要表现为热伤营阴和热陷心包两大类型。热扰心神和热伤血络只不过是这两大类型中的见证而已。

营分证候的受邪途径和临床特点，可归纳如下表：

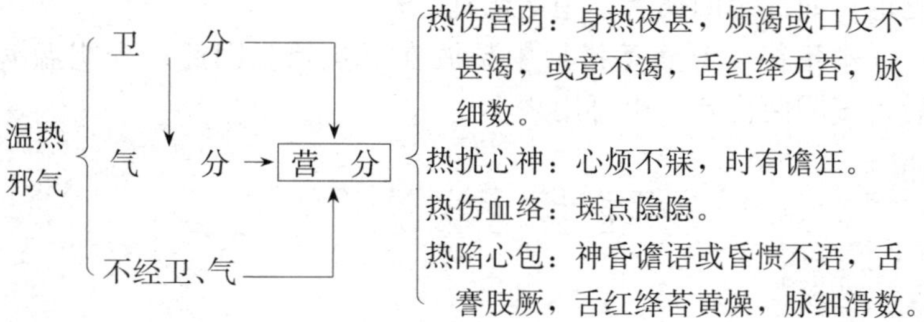

二、治疗原则

营分证候，主要表现为热伤营阴和热陷心包两大类型。在治疗上，也要针对这两种不同类型选取相应的方药。

热伤营阴，是热邪深入阴分，消耗血中津液，导致营阴不足，而出现的既有邪热，又有阴伤的证候。其治疗，应采用“清营透热”之法。所谓清营，亦称凉营，就是选用具有清热凉血作用的药物，消除营分的邪热。所谓透热，就是在清营的药物中适当配入具有宣通气机作用的药物，以促进营分的邪热透出气分而解。正如叶天士所说：“入营犹可透热转气。”（《外感温热篇》）

热陷心包，是热邪灼液成痰，蒙蔽心包、导致窍闭神昏的证候。其治疗，应采取“清心豁痰开窍”之法。选用具有清解心营热邪和清化热痰作用的药物相配，以祛除痰热，开窍醒神。

三、辨证论治

1. 热伤营阴

【临床表现】 身热夜甚，烦渴或口反不甚渴，或竟不渴，心烦躁扰，甚或时有谵语狂躁，或见斑点隐隐，舌质红绛无苔，脉细数。

【病机分析】 本证乃热邪深入阴分，耗伤血中津液之候。人身卫阳之气昼行于阳，夜入于阴，阴分本有邪热，阳入于阴，则助长邪热之势，故身热夜甚。也有人认为，温热入营，阴分受伤，黑夜为阴，以阴助阴，与邪斗争力剧，故身热夜甚。热邪在气分阶段，消耗肺胃津液，故以口渴饮冷为主证。热入营分，津液大伤，故烦渴。热邪深入营分，则蒸腾营阴，使血中津液上潮于口，因而也可见口反不甚渴，或竟不渴。营分证之口渴程度较气分证为轻，但并不标志病情转轻，而是热邪蒸腾血中津液的危象，若进一步发展，势必导致津亏液涸，亡阴失水。心烦躁扰，甚或时有谵语狂躁，是营阴亏而邪热扰心，心不藏神之兆。斑点隐隐，乃热伤血络，血不循经，溢出脉外之征。因营分证与血分证相较，病势尚轻，故仅见斑点隐隐，尚未成大片发斑之势。营阴耗伤，津液亏乏，故舌质红绛无苔。血中津液不足，经脉不充，则脉细，营热鼓动血液，则脉数。

【治法】 清营透热，养阴生津

【方药】 清营汤《温病条辨》

犀角三钱　生地五钱　元参三钱　竹叶心一钱　麦冬三钱　丹参二钱　黄连一钱五分　银花三钱　连翘（连心用）二钱

水八杯，煮取三杯，日三服。

【方论】 方中犀角咸寒，主清心营之热，唯其价昂而药源缺乏，临床常以广角或水牛角代。如用广角可用一钱锉末冲服。黄连苦寒，配犀角以增强清心之功，然黄连性燥，用不宜多，以防其化燥伤阴。生地、元参、麦冬、丹参四药相配，甘寒与咸寒并用，滋营阴而清营热，扶正而不留邪。银花、连翘、竹叶性凉而质轻，轻清透泄，宣通气机，使营分热邪有外达之路，促其透出气分而解，此即“透热转气”之具体运用。本方诸药相配，清营透热，养阴生津，祛邪而不伤正，养阴而不留邪，为治热伤营阴证候之主方。

根据我们的经验，“透热转气”非单指银花、连翘、竹叶三味药而言。凡营分证候而兼气机不畅者，皆应在清营的同时，配入宣通气机之药，以求营分热邪有外泄之路。导致气机不畅的原因很多，凡属气分之邪不能正常地从气分清除，而逼邪入营者皆是。如：服药不当、饮食积滞、痰热内停、湿浊内聚、燥屎内结、瘀血内阻等等。在治疗上，应配入消导、化痰、祛湿、通下、行瘀等药物，使气机畅达，则营热有外达之机，此皆属“透热转气”也。

【文献选录】

(1)“太阴温病，寸脉大，舌绛而干，法当渴，今反不渴者，热在营中也，清营汤去黄连主之。”(《温病条辨·上焦篇第十五条》)

(2)“脉虚，夜寐不安，烦渴舌赤，时有谵语，目常开不闭或喜闭不开，暑入手厥阴也。手厥阴暑温，清营汤主之，舌白滑者，不可与也。”(《温病条辨·上焦篇第三十条》)

(3)“阳明温病，舌黄燥，肉色绛，不渴者，邪在血分，清营汤主之。若滑者，不可与也，当于湿温中求之。”(《温病条辨·中焦篇第二十条》)

【按语】第(1)条论述热伤营阴证的感邪途径、临床表现及治疗方法。“热在营中也”一句，明确指出本条所述乃营分证。“太阴温病”一句，指出手太阴肺之卫分证或气分证不解，深入发展可导致热入营分，出现“舌绛而干，法当渴，今反不渴”之营阴耗伤见证。“寸脉大”，指上焦病变。因“心主血属营”，心居上焦，寸脉以候上焦，故心营邪热盛时则寸脉大。

热伤营阴当以清营汤清营透热，养阴生津。其口不渴，是热蒸营阴之兆，血中津液耗伤甚重，故于清营汤中去苦燥之黄连。

第（2）条“手厥阴暑温”一句，指出是温热邪气深入手厥阴心包之病变。心包是心主之宫城，其功能为代心用事，亦代心受邪。所谓心包之病变，即心之病变。因而，本条亦属热入营分之证候。“脉虚”，是指经脉空虚，即细弱脉一类。“夜寐不安”，“时有谵语，目常开不闭，或喜闭不开”，皆属营阴亏而邪热扰心，心不藏神之兆。“烦渴舌赤”，是营热津伤之证。本条所述，皆属热伤营阴见证，故当以清营汤治之。

“舌白滑者”是有湿邪之象，当以湿温法治之。清营汤性凉而滋润，有湿者不可与。

本条与上条均为热伤营阴之证，上条是“今反不渴”，本条有“烦渴”。烦渴是热盛津伤，胃津不足，故渴而欲引水自救，尚未致蒸腾营阴。而不渴是热蒸营阴，血中津液上腾。二者相较，不渴比烦渴津伤更甚。黄连苦燥，防其伤阴，故上条去之。本条渴甚，乃热伤胃津，故用之以清胃热。吴氏以渴与不渴而定黄连之用否，非止一药之弃取，实则以此判别营阴耗伤之轻重尔。

第（3）条亦论述热伤营阴之证治。“阳明温病，舌黄燥，肉色绛，不渴者，邪在血分”，指出本条所述营分证候，是由阳明气分发展而来。阳明温病，舌黄燥，当见高热烦渴。而其口反不渴，当有两种可能：一是邪气渐退，津液渐复，病势转轻；一是热邪深入营分，蒸腾营阴，二者必居其一。吴氏本条以舌质为判别标准。若邪气渐退，舌色应转浅淡，而今反见“肉色绛”，说明邪气已深入营分，是属热伤营阴之证，故治以清营汤。本条所云“肉色绛”即指舌质绛。“邪在血分”之

“血”字乃广义之言，因营分证即血分证之轻浅阶段，故亦属血分证范畴。确切而言应为“邪在营分”。

【验案】 温病误治入营

王某　男　50岁　1974年1月入院

患者发烧五、六日，由外地转入我院。入院后以发烧待查治疗四日，用过的中药有生石膏（三两）、知母，瓜蒌、连翘、生地、元参、花粉、茅芦根、生牡蛎、犀角、羚羊粉、安宫牛黄丸、紫雪丹等，先后共进数剂而效不显著。用过的西药有青霉素、链霉素、卡那霉素、四环素等，效果亦不明显，遂请会诊。

患者神志不清，热势不退，两目不睁，唇焦色深，前板齿燥，舌瘦质绛，龟裂无液，张口费力，脉象沉弦滑数。此属温邪深入营分，气机为寒凉所遏，三焦不通，升降无路，津液不至，势将内闭外脱，治当调升降以利三焦，宣气机求其转气。

蝉衣一钱半　杏仁三钱　前胡一钱　佩兰三钱　菖蒲三钱　芦茅根各一两　片姜黄二钱　白蔻仁一钱　半夏三钱　通草五分

二剂热退身凉，脉静神清，遍身小汗出而愈。

【按】 此为热郁于内，气机为寒凉所遏，必须开气机以透热转气，气机畅、三焦通、热郁解则神志苏。温病必须分清卫气营血，切不可以见热投凉，以重为务，不知寒则涩而不流，气机无法通行，必须懂透热以转气机为法也。可参考《论“入营犹可透热转气”》一文。

2. 营热动风（暑风、暑痫）

【临床表现】 身热夜甚，烦渴或口反不甚渴，或竟不渴，心烦躁扰，或时有谵狂，两目上视，手足瘛疭，颈项强直，或角弓反张，舌红绛无苔，脉细弦而数。

【病机分析】 身热夜甚，烦渴或口反不甚渴，或竟不渴，心烦躁扰，或时有谵狂，舌红绛无苔，脉细数等临床表现，皆属热伤营阴之候。因热邪深入营分，耗伤血中津液，而肝主藏血，血热津耗，则肝亦热而阴亦亏。肝热阴亏，血不养筋，乃致筋脉拘急而动风。两目上视，颈项强直，角弓反张，脉弦等，均为肝风内动之兆。本证之见动风，其病在肝，而其本在心营，乃热伤心营，引动肝风，故称之为“营热动风”。

暑风之证，乃暑热炽盛，引动肝风。其有属热极生风者，当以凉肝息风法为治，方用羚角钩藤汤（见血分证候）。又有属暑热耗伤营阴，进而引动肝风者，则是营热动风之证，属本证范畴。吴鞠通所谓“暑痫”之证，与暑风名异而证同。

【治法】 清营透热，凉肝息风

【方药】

清营汤加钩藤、丹皮、羚羊角 《温病条辨》

清营汤（方见前“热伤营阴”证候。）

紫雪丹 《温病条辨》

滑石一斤　石膏一斤　寒水石一斤　磁石水煮二斤　捣煎去渣入后药

羚羊角五两　木香五两　犀角五两　沉香五两　丁香一两　升麻一斤　元参一斤　炙甘草半斤

以上八味，并捣锉，入前药汁中煎，去渣入后药。

朴硝、硝石各二斤，提净，入前药汁中，微火煎，不住手将柳木搅，候汁欲凝，再加入后二味。

辰砂（研细）三两　麝香（研细）一两二钱　入煎药拌匀。合成退火气，冷水调服一、二钱。

【方论】 本证可用清营汤加钩藤、丹皮、羚羊角治疗；亦可用紫雪丹治之。证乃热伤营阴，故当以清营汤清营透热，养阴生津为主方，使营热得除，则肝热自消，营阴得复，则肝阴亦充。但因其肝风已动，其势已急，故宜在清营汤中配入凉肝息风药物。羚羊角咸寒，善清肝热而息肝风。丹皮辛寒，清泄肝血中之伏热。钩藤性平，平肝息风。三药配伍，清肝热而息肝风，加入清营汤中共用，有相辅相成之功效。

紫雪丹药性寒凉，有清心开窍，凉肝息风之功，故营热动风者可用之。若与清营汤同服，其效尤佳。

【文献选录】

（1）“小儿暑温，身热，卒然痉厥，名曰暑痫，清营汤主之。亦可少与紫雪丹。”（《温病条辨·上焦篇第三十三条》）

（2）“大人暑痫，亦同上法。热初入营，肝风内动，手足瘈疭，可于清营汤中，加钩藤、丹皮、羚羊角。”（《温病条辨·上焦篇第三十四条》）

【按语】 第（1）条论述小儿暑痫证治。小儿脏腑柔弱，后天未充，易虚易实，故感受暑热邪气，极易内传心营，营热阴伤，引动肝风，而致卒然痉厥。治以清营汤，清营透热，养阴生津，俟热退阴复，则诸证自愈。因小儿之病，其来也急，其复也速，故单与清营汤即可，未必再加凉肝息风之品。若病势重者，可加入少量紫雪丹，则效果更佳。

痉与厥本非一证，痉乃四肢抽搐，颈项强直，角弓反张之证。厥乃突然神昏，不省人事（昏厥）或手足厥逆（肢厥）之证。因在温热病中痉证与厥证往往同时并见，故常二者并称。

第（2）条论述成人暑痫之证治。因其病因、病机与小儿暑痫相同，故治法亦同。“热初入营”是指热伤营阴，引动肝风，此证虽有阴伤，热邪亦盛，故以清营汤为主方，以收清营透热，养阴息风之功。成人暑痫与小儿暑痫相较，因成人体质已充，不似小儿之易虚易实，其病来之较缓，然一旦病起，去之亦难。在治疗时于清营汤中加钩藤、丹皮、羚羊角三药清营透热与凉肝息风同时并举，以求早愈。因成人与小儿体质不同，故治亦稍有差异。

若营分证迁延日久，热邪久羁，消灼真阴，津亏液涸，而致亡阴失水，水不涵木，虚风内动，治应大定风珠滋阴息风，与“热初入营”者绝然不同。

上两条均论述暑温致痉之证治。然见之临床，非独暑温，各种温热病热伤营阴，均可引动肝风而成痉证，其病机相同，治法亦同，不必囿于条文。

3. 热伤营阴，小便赤痛

【临床表现】 身热夜甚，心烦躁扰，甚或有时谵狂，小便短赤，涩滞热痛，舌红绛无苔，脉细数。

【病机分析】 本证乃热伤营阴，又兼心移热于小肠，下注膀胱，膀胱水热互结之候。身热夜甚，心烦躁扰，甚或时有谵狂，舌红绛无苔，脉细数，均为热伤营阴之象。因热伤营阴，津液亏乏，膀胱中津亏亦甚，津亏则水液粘滞，与热互结，阻滞气机，故小便短赤，涩滞热痛。本证上有热伤营阴，下有膀胱水热互结，阴伤与热结互为因果，势成恶性循环。

【治法】 凉营养阴，清泄膀胱

【方药】 导赤清心汤《重订通俗伤寒论》

鲜生地六钱　辰茯神二钱　细木通五分　原麦冬一钱　辰砂染　粉丹皮二钱　益元散三钱包煎　淡竹叶钱半　莲子心三十支冲　辰砂染　灯芯二十支　莹白童便一杯冲

【方论】 方中生地、麦冬甘寒，滋养营阴，又清心营之热。莲子心、淡竹叶、木通、丹皮相配，清心火而泄营热。淡竹叶轻清宣透，丹皮味辛，泄血中伏热，二者相配，又有透热转气之功。辰茯神即朱砂拌茯神，与朱砂染灯芯相伍，有安心神之效。方中药物，多以朱砂染之，是取朱砂清心安神之效，但朱砂不宜多用。上药配伍，共奏清营透热，养阴生津之功。益元散由滑石、生甘草、朱砂组成，与木通，淡竹叶、灯芯相配，清泄小肠、膀胱，通利水道，导热从小便而出，使邪有出路。

温热病小便不利，多因津伤液亏所致，其治疗宜养阴生津，而忌利尿。本证因营阴耗伤，膀胱津亏，与热互结而小便短赤，涩滞热痛。治应养阴生津，津回则尿自通利，为治本之法。然其蕴热已结，下窍阻滞，热无出路，结而不去，耗液伤阴，纯用养阴之药，是属“扬汤止沸”，故必参以清泄膀胱，通利水道之药，祛其热结，方为“釜底抽薪”之法。

本方诸药配伍，上清心营之热，而又养阴生津；下泄小肠、膀胱之热，且又通利水道。俟热退津还，水道通畅，则诸症自愈。是标本兼顾，攻补兼施之法。

方中原用童便一杯，取其滋阴降火之功，近年来多已不用。

根据我们的临床体会，若心烦躁扰较甚，或谵语狂躁者，可于方中加犀角五厘锉末冲服或用广角一钱锉末冲服，以增强其清心凉营之力。

【文献选录】

“热陷心经，内蒸包络，舌赤神昏，小便短涩赤热，必使其热从小便而泄者，以心与小肠相表里也。但舌赤无苔，又无痰火，其为血虚热盛可知。故以鲜生地凉心血以泻心火。丹皮清络血以泄络热为君。然必使其热有去路，而包络心经之热乃能清降。故又臣以茯神、益元、木通、竹叶，引其热从小便而泄。佐以麦冬、灯芯均用朱染者，一滋胃液以清养心阴，一通小便以直清神识。妙在使以童便、莲心咸苦下达，交济心肾，以速降其热，是以小便清通者，包络心经之热，悉从下降，神气即清矣。此为清降虚热，导火下行之良方，服后二、三时许，神识仍昏者，调入西黄一分，以清神气，尤良。”（《重订通俗伤寒论·导赤清心汤何秀山按》）

【按语】 何秀山此段按语，对本证之病机、临床表现、治法，药物功用均作了详尽的分析。

以病机而言属于“热陷心经，内蒸包络”，“血虚热盛”。何氏所云“血虚”，实指血中津液不足。即热入心营，耗伤营阴之证。

从临床表现看，“舌赤神昏，小便短涩赤热”，“舌赤无苔”，全是热伤营阴之征。小便短涩赤热，又是水热互结膀胱之兆。

在治法上“必使其热有去路，而包络心经之热乃能清降”“引其热从小便而泄”，“此为清降虚热，导火下行之良方”。何氏此论，明确指出：治疗关健在于清降虚热，导热从小便而泄。

何氏提出“心与小肠相表里”，是认为小便短涩赤热，乃心移热于小肠之病变。此说虽无不可，然小便短涩赤热之证，终究还是病在膀胱，其治亦不离膀胱。

4. 卫营合邪

【临床表现】 发热，微恶风寒，咳嗽胸闷，身热夜甚，心烦不寐，皮肤发疹，疹点红润，舌红绛，脉数。

【病机分析】 发热，微恶风寒，咳嗽胸闷，是风热外袭，肺卫失宣之象，属卫分证候。身热夜甚，心烦不寐，舌红绛，脉数，乃风热邪气内窜，深入营分之兆，是营分证候。风热邪气外袭，则肺卫失宣，体表气机不畅。营热内迫，则鼓动气血，外行于表。卫有邪阻，营有热逼，气血郁于体表不得宣畅，则使血瘀滞于肤表血络之中而成红疹。由此可见，疹之外发，乃卫营合邪所致。

【治法】 辛凉清解，凉营透疹

【方药】 银翘散去豆豉加细生地丹皮大青叶倍元参方《温病条辨》

即于前银翘散内去豆豉，加：

细生地四钱　大青叶三钱　丹皮三钱　元参加至一两（银翘散方见前“风热犯卫”证候。）

【方论】 本方即银翘散之加减。方中银翘散诸药辛凉清解，疏散风热，以除肺卫之邪。因豆豉性温，恐其耗伤营阴，故去之。吴氏原方仅去豆豉，未去芥穗，恐系遗漏，盖芥穗辛温之力更胜于豆豉，故亦宜减去。方中加生地、元参，甘寒与咸寒相配，清营热而养营阴。丹皮辛寒，泄血中伏热，活血行瘀。大青叶清热解毒。本方诸药互用，有清透卫营之邪热，宣畅气机，凉营散瘀之功。使肺卫宣通，营热得除，气血畅达，则诸症自愈，实为两解卫营之方。

倍元参即重用元参之意，是取其滋阴降火解毒之功。

【文献选录】

（1）“太阴温病，不可发汗，发汗而汗不出者，必发斑疹，……发疹者，银翘散去豆豉，加细生地、丹皮、大青叶、倍元参主之。禁升麻、柴胡、当归、防风、羌活、白芷、葛根、三春柳。”（《温病条辨·上焦篇第十六条》）

（2）“阳明温病，下后疹续出者，银翘散去豆豉加细生地、大青叶、元参、丹皮汤主之。”（《温病条辨·中焦篇第二十二条》）

【按语】 第（1）条论述温病误汗发疹之治法及禁忌。“太阴温病”，指风热邪气侵袭肺卫之证候。风热外袭，当以辛凉清解，切忌辛温发汗。若误用辛温之剂，则更伤津液而助邪热。津液伤则汗不出，助邪热则内窜血络，热邪逼迫，则血液妄行，若行于脉络之中，而瘀于皮肤，则发疹。若溢于脉外而瘀于皮下，即成发斑。

其发疹者，乃卫分邪气未解，而营分热势已起，是卫营合邪之证，故宜银翘散去豆豉（亦应去芥穗）加细生地丹皮大青叶倍元参方主之。使卫营两解，气血宣畅则疹自消退。

升麻、柴胡、当归、防风、羌活、白芷、葛根、三春柳皆属辛温升散之品，劫阴而动血，故温热病切宜忌之。古人有以之透疹者，实属不明温病之理。吴氏力斥前非，确有超出前人之见地。

第（2）条论述阳明温病发疹之治法。“阳明温病”乃是气分证候。从其“下后”二字，可知必属气分有形热结。其燥屎内结，必郁闭气血，当见腹满痛拒按，脉沉实之证。“下后疹续出”，说明用攻下药之后，腑实已去，气血已通。其疹之出现，乃里热有外达之机，故宜用银翘散去豆豉（芥穗）加细生地、大青叶、元参、丹皮汤因势利导，两解卫营，宣透气机，使邪从外解，邪去则疹自退。

总之，治疹之法，不外透表清营，宣畅气机，使气血通畅，则疹自消退。辛温燥烈之品断不可用。

附 1：汪逢春先生治麻疹经验

（1）麻疹初起：风热内蕴，肺先受邪，咳嗽声重，鼻塞流涕，夜寐不安，小溲色黄，舌绛苔厚，脉象滑数。治以清风热而兼透疹，宜避风慎口，防其增重。

薄荷三分　赤芍二钱　浙贝三钱　芦根五钱　连翘三钱　前胡七分（疹不出者加防风三分）

（2）麻疹合并肺炎：热郁于内，肺气不宣，疹出不透，咳嗽气粗，指纹色紫，直达命关，两脉滑数，舌苔垢厚。此为风温蕴热，互阻肺胃，势将喘逆致厥，治宜宣化肃降，清热化痰。

蝉衣一钱　生石膏三钱　黄芩二钱　杏仁二钱　牛蒡子五分　苏子一钱　天竺黄二钱　至圣保元丹一粒

附 2：赵绍琴治疹常用方

蝉衣一钱　钩藤二钱　芦根五钱　代茶饮。食滞化热者加焦三仙三钱，肝热夜啼者加胡黄连一钱，咳重痰粘者加黄芩二钱、前胡二钱，大便不通者加瓜蒌五钱，营分热加生地五钱，血分热加赤芍三钱，表闭无汗者加薄荷三分，热重者加连翘三钱。另有虚寒“白疹”，是由于体质差，疹出不齐，疹色淡白，当根据情况，酌用养血益气之品。

在此附带谈一下透疹的问题。透疹，即把疹透发出来，但不是用辛温的药物提透，而是用辛凉透疹，佐以凉营。若疹出不畅，当审其原因，凡因热者当清，如连翘；因火郁当泄，如山栀；郁于血分当开，如犀角；积滞不化当化，如山楂；风寒外束者当散，如防风（三分），或少佐牛蒡（三粒即可）。

5. 气营两燔

【临床表现】 高热口渴，心烦躁扰，舌红绛苔黄燥，脉数。

【病机分析】 高热口渴，舌苔黄燥，是气分热炽。心烦躁扰，舌红绛乃热入营分之征。脉数乃热盛之象。本证气热未罢而营热又起，热邪炽于气营，故名曰“两燔”。

【治法】 清气凉营

【方药】 玉女煎去牛膝熟地加细生地元参方《温病条辨》

生石膏一两　知母四钱　元参四钱　细生地六钱　麦冬六钱

水八杯，煮取三杯，分二次服，渣再煮一钟服。

【方论】 本方乃张景岳之玉女煎加减化裁而成。方中生石膏配知母，有白虎汤之义，具有清热生津之功，并能清泄气分邪热，达热出表。元参、生地、麦冬三药相伍，滋营阴而清营热。本方共奏清气凉营，养阴生津之效。

【文献选录】

“太阴温病，气血两燔者，玉女煎去牛膝加元参主之。”（《温病条辨·上焦篇第十条》）

【按语】“太阴温病，气血两燔”，是指温热邪气侵入手太阴气分，并深入发展，波及血（营）分，气热未罢，而血（营）热又起，乃成两燔之证。吴氏虽言“气血两燔”，然以其方测其证，当是“气营两燔”。其“血”字乃广义之言，是以血统营之概称。若确属耗血动血之血分重证，则玉女煎加减之方，力不能胜。

吴氏仅言“两燔”而未列其证，是省略之笔。以其方测其证，则两燔见证可知。

6. 热陷心包

【临床表现】 身热灼手，痰壅气粗，四肢厥逆，神昏谵语或昏愦不语，或见手足瘈疭，舌謇短缩，质红绛，苔黄燥，或舌质鲜绛无苔，脉细滑数。

【病机分析】 热陷心包之证，多由卫分邪热直接内陷心包所致，即叶天士所说："温邪上受，首先犯肺，逆传心包。"（《外感温热篇》）所谓"逆传"，含义有二：一指温热邪气由卫分不经气分，而直接传入心包，因心包属营分，不传气而直接传营，病势凶险，故曰逆传；一指温热邪气不由上焦肺顺传于中焦胃，而传上焦心包，直犯心主，蒙蔽神明，故曰逆传。导致逆传心包之原因有四：或因病者心阴素亏，心气不足，邪气乘虚而入；或因邪气猖獗；或因治疗失当而引邪入里；或湿热化燥，酿成痰热。

热陷心包之证，非独热盛，且有痰浊，故又称"痰热蒙蔽心包"。其痰热之形成，原因有二：或因温热邪气灼液成痰，而致痰热胶结；或素体痰盛，又有邪热内陷，则热与痰合，两相胶结，正如叶天士所说："平素心虚有痰，外热一陷，里络就闭。"（《外感温热篇》）

总之，热陷心包之证，起病急骤，来势凶险，见证多属危重之象。其身热灼手，乃邪热内陷所致。痰壅气粗，是痰浊壅盛之征。痰热内闭，阻滞气机，阳气不达于四肢，故见四肢厥逆，此乃热深厥深之象。痰蒙热扰，心神失常，则神昏谵语或昏愦不语。心包热盛，淫及于肝，肝热筋挛，则见手足瘈疭，此乃心包热盛，引动肝风之兆。舌为心之苗，心之别络系舌本，心包痰热阻塞络脉，乃致舌謇短缩。"舌謇"是指舌体转动不灵活。舌质红绛而脉细数，主营分热盛而阴伤。苔黄燥而脉滑，主痰热内壅。

【治法】 清心凉营，豁痰开窍

【方药】 清宫汤送服安宫牛黄丸或至宝丹、紫雪丹。清宫汤 《温病条辨》

元参心三钱　莲子心五分　竹叶卷心二钱　连翘心二钱　犀角尖（磨冲）二钱　连心麦冬三钱

加减法：热痰盛加竹沥、梨汁各五匙；咯痰不清，加栝蒌皮一钱五分；热毒盛加金汁、人中黄；渐欲神昏，加银花三钱、荷叶二钱、石菖蒲一钱。

安宫牛黄丸 《温病条辨》

牛黄一两　郁金一两　犀角一两　黄连一两　朱砂一两　梅片二钱五分　麝香二钱五分　真珠五钱　山栀一两　雄黄一两　金箔衣　黄芩一两

上为极细末，炼老蜜为丸，每丸一钱，金箔为衣，蜡护。脉虚者人参汤下，脉实者银花、薄荷汤下，每服一丸。兼治飞尸卒厥，五痫中恶，大人小儿痉厥之因于热者。大人病重体实者，日再服，甚至日三服；小儿服半丸，不知再服半丸。

至宝丹 《温病条辨》

犀角（镑）一两　朱砂（飞）一两　琥珀（研）一两　玳瑁（镑）一两　牛黄五钱　麝香五钱

以安息重汤炖化，和诸药为丸一百丸，蜡护。

紫雪丹（方见前“营热动风”证候。）

【方论】清宫汤即清营汤去生地、丹参、银花、黄连，加莲子心组成，主清透心营之热而育养心阴。因心包卫护心脏，为心主之宫城，所以清心包之热称为“清宫”。若痰盛加竹沥、梨汁以清化热痰，润肺生津；咯痰不清，加瓜蒌皮以清热化痰宽胸；热毒盛加金汁、人中黄以清热解毒；渐欲神昏加银花、荷叶、石菖蒲以宣热化浊，芳香开窍。

清宫汤虽有清心热，育心阴之功，但无豁痰开窍之力，故必配入安宫牛黄丸或至宝丹、紫雪丹，以清心凉营，豁痰开窍。

安宫牛黄丸、至宝丹、紫雪丹三方皆性凉而有清热解毒，开窍止痉之功，是属“凉开”之剂。治疗温热病窍闭神昏之危证，用之较其他药物为佳，故通称“三宝”。然此三方由于药物组成不同，其功效又有差异。安宫牛黄丸长于清心豁痰；至宝丹长于开窍醒神；紫雪丹长于止痉息风，折热通便。临床宜根据病情，斟酌选用。兹将三方之异同，列表比较如下。（见“安宫牛黄丸、至宝丹、紫雪丹方剂比较表”）

安宫牛黄丸、至宝丹、紫雪丹方剂比较表

比较 方名	相同		不同		服法
	药物	功用	药物	功用	
安宫牛黄丸	犀角 朱砂 麝香 牛黄	清热解毒，开窍止痉	黄连 珍珠 黄芩 郁金 山栀 金箔	清心豁痰	每服1丸 每日2次散剂每服2～4分每日2次
至宝丹	犀角 朱砂 麝香 牛黄		安息香 琥珀 玳瑁	开窍醒神	每服1丸 每日2次散剂每服二分至四分每日2次
紫雪丹	犀角 朱砂 麝香		羚羊角 朴硝 元参 寒水石 丁香 炙甘草 石膏 沉香 磁石 青木香 硝石 升麻	止痉息风	每服五分至一钱 每日2～3次

治疗热陷心包之证，以安宫牛黄丸最佳，至宝丹、紫雪丹次之。以清宫汤送服三宝，疗效虽佳，但三宝皆属贵重、短缺之品，如无货时，可于清宫汤中加牛黄一分、竹沥一两兑冲、胆南星三钱、菖蒲、郁金各二钱，以豁痰开窍。若见手足瘈疭作抽时，可加入羚羊角一至三分（锉末冲服）、钩藤五钱（后下）以凉肝息风止痉。

【文献选录】

（1）“太阴温病，不可发汗，发汗而汗不出者，必发斑疹，汗出过多者，必神昏谵语。……神昏谵语者，清宫汤主之。”（《温病条辨·上焦篇第十六条》）

（2）“邪入心包，舌謇肢厥，牛黄丸主之，紫雪丹亦主之。”（《温病条辨·上焦篇第十七条》）

（3）“手厥阴暑温，身热不恶寒，清神不了了，时时谵语者，安宫牛黄丸主之，紫雪丹亦主之。”（《温病条辨·上焦篇第三十一条》）

（4）“湿温邪入心包，神昏肢厥，清宫汤去莲心、麦冬，加银花、赤小豆皮，煎送至宝丹，或紫雪丹亦可。

清宫汤去莲心麦冬加银花赤小豆皮方

犀角一钱　连翘心三钱　元参心二钱　竹叶心二钱　银花二银　赤小豆皮三钱”（《温病条辨·上焦篇第四十四条》）

（5）“热多昏狂，谵语烦渴，舌赤中黄，脉弱而数……兼秽，舌浊口气重者，安宫牛黄丸主之。”（《温病条辨·上焦篇第五十三条》）

（6）“阳明温病，下利谵语，阳明脉实，或滑疾者，小承气汤主之；脉不实者，牛黄丸主之，紫雪丹亦主之。”（《温病条辨·中焦篇第九条》）

（7）“阳明温病，斑疹温痘，温疮，温毒，发黄，神昏谵语者，安宫牛黄丸主之。”（《温病条辨·中焦篇第三十六条》）

（8）“暑温蔓延三焦，舌滑微黄，邪在气分者，三石汤主之；邪气久留，舌绛苔少，热搏血分者，加味清宫汤主之；神识不清，热闭内窍者，先与紫雪丹，再与清宫汤。”

（三石汤方见后“暑湿弥漫”证候。）

加味清宫汤方

即于前清宫汤内加知母三钱、银花二钱，竹沥五茶匙冲入。（《温病条辨·中焦篇第四十一条》）

【按语】 第（1）条“太阴温病，不可发汗”，“汗出过多者，必神昏谵语”，乃论述温热邪气侵袭手太阴肺卫，禁用辛温发汗之法。若误用辛温则助邪热，且使腠理开泄而致汗出过多。汗为心之液，汗出过多则伤心阳且耗心阴。心虚于内，邪热乘虚而入，热陷心包，乃见神昏谵语之危象。当以清宫汤清心热，育心阴，并配安宫牛黄丸或紫雪丹、至宝丹以清心开窍。

第（2）条、第（3）条皆论述温热邪气内陷手厥阴心包之见证及治法。

第（4）条论述湿热病热陷心包之证。湿从热化，酿成痰热，内陷心包，而致神昏肢厥，治当清心豁痰，芳香开窍之法。因其证乃湿热转化而来，湿浊虽从热化，亦未免尚有余留，故于清宫汤中去麦冬，以防其滋润碍湿。加银花取其芳香透泄，宣化湿浊，并清湿中之热。赤小豆皮祛湿浊，于湿中泄热。诸药相配，共奏清心热兼化湿浊之功，以之煎送至宝丹，寒凉芳香，清心辟秽，以开心窍。如无至宝丹，则以紫雪丹代之亦可。

第（5）条论述热邪挟痰湿秽浊之气，内闭心包之证治。“热多昏狂，谵语烦渴”，是心包热盛之象。“脉弱而数”，乃心包热盛而心气受伤。“兼秽，舌浊口气重”，是痰湿秽浊之征。“舌赤”主心营热盛。“中黄”、“舌浊”即舌苔黄浊，主痰湿秽浊内踞。观其临床表现，是属痰热蒙蔽心包之证，故以安宫牛黄丸清心豁痰，以开其窍。

第（6）条论述“阳明温病，下利谵语”属大肠腑实或热陷心包之区别。“阳明脉实，或滑疾者”，是阳明腑实，大肠燥结之证，其谵语乃燥热上扰心神所致，故应以小承气汤攻下热结。若脉不沉实有力，说明内无燥结，其谵语乃因阳明热炽，灼液成痰，痰热蒙蔽心包所致，其证属热陷心包，故应以安宫牛黄丸清心豁痰开窍，或以紫雪丹代之亦可。

第（7）条“阳明温病，斑疹，温痘，温疮，温毒，发黄”之证，皆因阳明热毒炽盛所致。其见“神昏谵语者”，是阳明热毒挟痰秽蒙蔽心包之证，故应以安宫牛黄丸清心豁痰开窍。

第（8）条论述暑温蔓延三焦之证治。“舌滑微黄”，是湿热在气分之兆，故以三石汤清化气分湿热。若“邪气久留”，湿从热化，则可逐渐转化为痰热蒙蔽心包之温热病。“舌绛苔少”即是深入营分而蒙蔽心包之征。用加味清宫汤，以清心热，护心阴。因其证乃气分发展而来，故加知母以清气分热邪。加银花之芳香透泄，冀其透热转气。加竹沥则取其清热豁痰之功。诸药相配，共成清心护阴，透热涤痰之剂。若更见“神识不清，热闭内窍”，是邪重之象，先与紫雪丹清热开窍，再服清宫汤以善其后。

综上所述，热陷心包之证或由卫分陷入，或由气分酿成，或从湿热化燥而成。其证属痰热蒙蔽，神昏窍阻，故治当清心育阴，豁痰开窍。清宫汤送服安宫牛黄丸或至宝丹、紫雪丹是其主方。若有兼证，可随证化裁。

7. 热陷心包兼瘀血阻络

【临床表现】 身灼热，痰盛气粗，四肢厥逆，口唇、爪甲青紫，神昏谵语，舌謇短缩，质紫暗，脉沉涩。

【病机分析】 本证乃邪热内陷，灼液成痰，痰热蒙蔽心包；又兼热灼津伤，血液浓稠，粘滞成瘀，瘀血阻塞血络，闭塞心窍之候。邪热甚而津液伤，故身灼热。痰浊内壅，则痰盛气粗。痰热、瘀血内闭，阳气不得外达，故四肢厥逆。痰热蒙蔽，又兼瘀血阻塞，心窍闭阻，乃致神昏谵语。口唇、爪甲青紫，舌紫暗，是瘀血阻络之兆。舌謇短缩，是痰挟瘀血阻滞经络之征。由于痰浊、瘀血阻滞，气血内闭，故脉沉，热灼津伤，阴虚血瘀，血行涩滞，则脉涩。

【治法】 清心豁痰，通瘀开窍

【方药】 犀地清络饮 《重订通俗伤寒论》

犀角汁四匙冲　粉丹皮二钱　青连翘钱半带心　淡竹沥二瓢和匀　鲜生地八钱　生赤芍钱半　原桃仁九粒去皮　生姜汁二滴同冲

先用鲜茅根一两　灯芯草五分　煎汤代水，鲜石菖蒲汁两

匙冲

【方论】 本证之痰浊、瘀血，皆因热炽津伤而生。方中以犀角、生地相配，清心凉血，养阴生津，是为治本之药，故以之冠于方名之首。竹沥、菖蒲汁、姜汁三汁豁痰；丹皮、赤芍、桃仁三味通瘀。六药两组，豁通痰浊、瘀血，更有菖蒲之芳香相助，以开心窍之闭。连翘、灯芯助犀角以清心热，连翘又兼轻清宣泄，透热转气。用鲜茅根助生地凉血养阴。

瘀血因热灼津伤，血液粘滞而生，故方中重用生地、鲜茅根以养阴生津，使津充则血不滞，不滞则瘀可通，是以补药之体，作泻药之用，养阴而收通瘀之功。临床运用此方，若病情深重，热郁不化时，可配入安宫牛黄丸半丸或三分之一丸，以增清心豁痰开窍之力。

【文献选录】

"热陷包络神昏，非痰迷心窍，即瘀阻心孔，必用轻清灵通之品，始能开窍而透络。故以千金犀角地黄汤，凉通络瘀为君。臣以带心连翘，透包络以清心。桃仁行心血而化痰。但络瘀者必有痰，故佐以姜、沥、菖蒲三汁，辛润以涤痰涎，而石菖蒲又有开心窍之功用。妙在使茅根交春透发，善能凉血以清热。灯芯质轻味淡，更能清心以降火。此为轻清透络，通瘀泄热之良方。如服后二、三时许不应，急于次煎中调入牛黄膏以奏速效。"（《重订通俗伤寒论·犀地清络饮何秀山按》）

【按语】 何秀山指出："热陷包络神昏，非痰迷心窍，即瘀阻心孔。"此论可称切中热陷心包一证之关键，其对犀地清络饮方药之分析，亦属透彻。

8. 热陷心包兼有腑实

【临床表现】 身热肢厥，神昏谵语，腹满便秘，舌謇短缩，质绛苔黄燥，甚则焦燥，脉沉滑数。

【病机分析】 本证乃热陷心包，又兼大肠燥结，是属气营两燔。身热肢厥，神昏谵语，舌謇短缩质绛，是热陷心包之证；腹满便秘，舌苔黄燥，甚则焦燥，乃燥屎内结所致。燥屎内停，气血内闭，则脉沉，痰热内盛，故脉滑数。

【治法】 清心开窍，攻下热结

【方药】 牛黄承气汤 《温病条辨》

即用前安宫牛黄丸二丸，化开，调生大黄末三钱，先服一半，不知再服。

（安宫牛黄丸方见前“热陷心包”证候。）

【方论】 本证上有痰热蒙蔽心包，下有大肠燥结，是为上下同病。心包之邪不解，则下灼大肠，而燥结愈甚；大肠燥结不祛，则上蒸心包，而痰热不除，故必上下同治，方可两全。牛黄承气汤，以安宫牛黄丸清心豁痰开窍。生大黄泄热通肠，攻下热结，是为釜底抽薪之法。

【文献选录】

“阳明温病，下之不通，……邪闭心包，神昏舌短，内窍不通，饮不解渴者，牛黄承气汤主之。”（《温病条辨·中焦篇第十七条》）

【按语】“阳明温病，下之不通”一句，指出本条有大便燥结之腑实证。“邪闭心包，神昏舌短，内窍不通”一句，指出又有痰热蒙蔽心包。心包之邪不解，必下灼大肠，故“下之不通”。“饮不解渴”是热炽津伤所致。上下同病，宜牛黄承气汤两解之。

【验案】 热陷心包兼有腑实

陈某　男　80岁　1949年2月5日

发热时重时轻，曾服治感冒之剂，半月来未能好转，因其年老体衰，缠绵已十六日。昨日高烧昏迷，体温38.9℃，大便4～5日未行，顷诊两脉按之弦滑而数，关尺有力，舌苔老黄根厚，一派温热内陷，阳明腑实之象。虽年已杖朝而邪热腑实内聚，日久津液已伤，必须通腑泄热，开郁展气，佐以生津之法，仿牛黄承气汤。

僵蚕9克　蝉衣6克　姜黄6克　前胡3克　杏仁9克　元参24克　竹叶3克　生大黄粉1.5克　分二次药送下，安宫牛黄丸一丸分化，二付，以大便得通即停药。

二诊　1949年2月8日

连服二付之后，昨日大便畅通一次，今晨小汗，身热已退至37.1℃，神志已清，小便短黄，夜寐甚安，两脉已起，中取弦滑，数象已退，舌苔黄而不老，质红较前有液，老年温病，阳明腑实，气机不通，连服牛黄承气，大便通而神志开，再以甘寒增液，益气通幽之法。

细生地15克　元参15克　沙参15克　麦冬9克　前胡3克　杏仁9克　瓜蒌24克　枳壳9克　二付。

三诊　1949年2月11日

甘寒育阴增液之后，神志清爽，大便今日又通一次，连日夜寐甚安，脉象渐渐有神，舌苔已化，胃纳渐佳，体温正常，再以调理中焦为法。

北沙参15克　麦门冬9克　五味子9克　杭白芍24克　陈皮6克　鸡内金9克　生苡米24克　焦麦芽9克　三付。

1949年2月16日，病人家属告称，患者已完全恢复健康，并予致谢。

【按】　吴鞠通的牛黄承气汤，是用生大黄末三钱，送安宫牛黄丸一粒。本例则是仿其义而用之，效若桴鼓。临床上凡高烧昏迷便秘者要在清热开窍之中一定要佐以通便之品，这是因为阳明燥结，常壅神明，如《重订通俗伤寒论·白虎承气汤何秀山按》说："胃之支脉，上络心脑，一有邪火壅闭，即堵其神明出入之窍，故昏不识人。"若胃中燥屎一去，邪热一清，神志自然得开。所以通便治疗昏迷是很重要的一法。

9. 暑热卒中（中暑、暑厥）

【临床表现】　暑夏炎热，卒然昏倒，不省人事，身热气粗，喉中痰鸣，脉滑数，名曰中暑。甚则四肢厥逆，脉沉伏或沉涩，名曰暑厥。

【病机分析】 中暑与暑厥同属一证，只是病情轻重有别，若中暑而见四肢厥逆者，即名暑厥。

本证缘暑热之邪卒中人体，内窜心包所致。暑热内壅，气机阻滞，肺失宣降，水津不布，聚而成痰，痰热蒙蔽心包，乃致卒然昏倒，不省人事。暑热内盛，故身热。痰热内壅，肺气上逆，则气粗痰鸣。脉象滑数乃属痰热内壅。若痰热壅滞过甚，气机闭塞，则阳气不达四末，而见四肢厥逆。此时由于气血闭郁于内，则脉象多为沉伏或沉涩。

本证卒然昏倒，貌似中风，然病因、病机不同。且中风多见口眼㖞斜，醒后多有后遗症。本证发于暑季，因暑热一时蒙蔽清阳，卒然而成昏厥，醒后无后遗症，二者不难区别。

【治法】 芳香开窍，宣通气机

【方药】 至宝丹（方见前“热陷心包”证候。）

【方论】 本证乃暑热邪气外中，痰浊郁热蒙蔽心包，闭塞气机之急病。故治宜芳香之品，以疏散邪热，宣畅气机，涤痰开窍。不宜早用寒凉，防其暑邪遏伏，反致有碍外泄。故不用安宫牛黄丸、紫雪丹。而取至宝丹芳香开窍之长。

【文献选录】

“盖中暑忽然而发，如矢石之中人也。不似伤暑初则寒热无汗，或壮热蒸汗之可比。是病忽热闷倒，昏不知人，躯热汗微，气喘不语，牙关微紧，亦或口开，状若中风，但无口眼㖞斜之别。其脉洪濡或滑而数。缘其人不辞劳苦，赤日中行，酷暑之气，鼓动其痰，痰阻心包所致，宜清暑开痰法治之。如果手足厥冷，名曰暑厥，宜苏合香丸化开灌之，或以来复丹研末白汤灌之，或以蒜水灌之，或剥蒜肉入鼻中，皆取其通窍也。俟其人事稍苏，继进却暑调元法为治。”（《时病论》）

【按语】 雷少逸此段文字，对中暑与暑厥之病因、病机、临床表现及其治疗，均作了详细阐述。其用苏合丸之意，主要是治暑湿秽浊之气内蕴之暑厥证。

第四节 血分证治

一、证候特点

血分证候是温热邪气深入阴分，损伤人体营养物质的深重阶段。它主要表现为血液溢出脉外，或血热动风，或血液的严重消耗。正如叶天士所说：“入血就恐耗血动血。”（《外感温热篇》）因为心主血脉，肝藏血，肾藏精，而精血又互相化生，所以血分证候的病变部位，主要在心、肝、肾三脏。

血分证候的受邪途径大致有三种：

1. 温热邪气由气分传入血分。

2. 温热邪气由营分传入血分。

3. 起病急骤，病势凶险，初起未见气、营证候而径见血分证候。古人认为属伏邪内发。

血分证候的临床表现，按其特点，大致可分为四类：

1. 血热动血：见吐血、衄血、便血、尿血，或非其时而行经出血，或发斑，舌质紫绛，脉数。

2. 血热动风：头痛眩晕，目赤口噤，项背强急，四肢抽搐，脉弦数。

3. 热扰心神：躁扰昏狂。

4. 血热阴伤：热邪深入血分，消耗血中津液，日久竟至消灼肝血肾精，可导致真阴耗损，亡阴失水。但由于邪气的多少和阴液的耗损程度不同，血热阴伤证候，又可分为五种类型：

（1）火旺阴伤，心肾不交：身热口干，心烦不寐，舌红苔黄，脉细数。

（2）温热消渴：低热无汗，烦躁不宁，消渴日甚，身体消瘦，舌红绛干瘦，苔黄燥，脉细数。

（3）邪伏阴分：夜热早凉，热退无汗，能食形瘦，精神倦怠，舌红少苔，脉细略数。

（4）真阴耗损：身热面赤，手足心热，口干舌燥，神倦耳聋，脉虚大、结代。

（5）亡阴失水：除真阴耗损之见证外，又见心中憺憺大动，手足瘈疭等。

如果从病变类型来看，血分证候主要表现为血热动血，血热动风，血热阴伤三大类型。

血分证候的受邪途径和临床特点，可归纳如表。

二、治疗原则

血分证候的主要特点是温热邪气消耗或鼓动血液，导致阴液损伤或出血，其治疗关键在于凉血。正如叶天士所说："入血就恐耗血动血，直须凉血散血。"（《外感温热篇》）因为血分证候主要表现为血热动血，血热动风，血热阴伤三大类型，所以在治疗上，也要针对这三种不同类型，采用相应的方药。

血热动血，是温热邪气深入血分，灼伤血络，迫血妄行，溢出脉外，造成人体各部位出血的证候。其治疗，应采用凉血方法，选用具有凉血作用的药物，消除血分热邪，使血液循经而行，不致溢出脉外。若因血热而成瘀者，则凉血药物之中，又宜配入活血、养阴之品，以促其瘀血消散。此即叶天士所谓"凉血散血"之法。

血热动风，是血分热邪深入于肝的病变。因肝藏血，所以血分热盛则肝热亢炽。肝主筋，肝热亢炽则可导致筋脉拘急，而成动风之证。其治疗应采取凉肝息风之法，选用具有凉肝息风作用的药物，清热凉肝，以息肝风。

血热阴伤，是温热邪气久羁血分，消灼血中津液，进而耗损肝血肾精而导致的一类证候。因其邪气的多少和阴液耗损程度不同，其表现形式也有差别。但其总的治疗原则，不外清热凉血和滋阴增液两个方面。若邪热仍盛而阴伤已甚者，当清热与育阴药物同用，以收祛邪复阴之功；若邪少虚多，邪伏阴分者，当用养阴透热之法；若真阴耗损，甚至亡阴失水者，当用大剂滋阴增液之品，以挽生命于垂危。

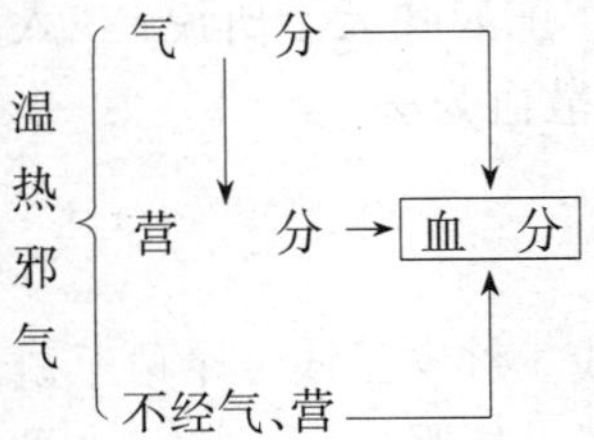

- 血热动血：吐血、衄血、便血、尿血，或非时经血，或发斑，舌紫绛，脉数。
- 血热动风：头痛眩晕，目赤口噤，项背强急，四肢抽搐，脉弦数。
- 热扰心神：躁扰昏狂。
- 血热阴伤
  - 火旺阴伤，心肾不交：身热口干，心烦不寐，舌红苔黄，脉细数。
  - 温热消渴：低热无汗，烦躁不宁，消渴日甚，身体消瘦，舌红绛干瘦，苔黄燥，脉细数。
  - 邪伏阴分：夜热早凉，热退无汗，能食形瘦，精神倦怠，舌红少苔，脉细略数。
  - 真阴耗损：身热面赤，手足心热，口干舌燥，神倦耳聋，脉虚大结代。
  - 亡阴失水：除真阴耗损见证外，又见心中憺憺大动，手足瘛疭等。

三、辨证论治

1. 血热动血

【临床表现】 身热夜甚，躁扰昏狂，或吐血，或衄血，或便血，或尿血，或非其时而行经，且血量多，或发斑，斑色紫黑，舌质紫绛而干，脉数。

【病机分析】 本证乃血分热毒炽盛之候。热在阴分，夜间阴气盛，以阴助阴，故身热夜甚。血分热盛，热扰神明，则躁扰昏狂。热邪迫血妄行并灼伤血络，致使血不循经，溢出脉外，即可发生各部位之出血。如上部之血络损伤，则可见吐血、衄血；如下部之血络损伤，则可见便血、尿血，或非时经血；如血溢于肌肉，瘀于皮下，则可见发斑。血热炽盛，津液耗伤，血因津少而浓稠，故斑色紫黑。舌质紫绛，脉数，皆是血热之象征。

本证与营分证比较，其病势更重，故营分证仅见斑点隐隐，而本证则斑点外发，或竟联成大片，且可见吐血、衄血，便血、尿血，及非时经血等出血见证。正如叶天士所说："入血就恐耗血动血。"其治疗，应以凉血散血为法。

【治法】 凉血散血

【方药】 犀角地黄汤 《温病条辨》

干地黄一两　生白芍（赤芍）三钱　丹皮三钱　犀角三钱

水五杯，煮取二杯，分二次服，渣再煮一杯服。

【方论】 吴鞠通对本方药物分析为："犀角味咸，入下焦血分以清热，地黄去积聚而补阴，芍药去恶血，生新血，丹皮泻血中伏火。"（《温病条辨·下焦篇第二十条分注》）吴氏之论颇有见地，然"去恶血，生新血"者，当用赤芍为宜。

方中以犀角清心凉血，解血分热毒。生地甘寒，凉血养阴，二药相配，凉血、养阴、止血。赤芍、丹皮相配，凉血活瘀。本方四味配伍，共奏凉血散血之功。

本方治出血之证，重用凉血药物，其原因在于：本证之出血，是因血热而致，热不祛则血不止。故治当凉血以止血。炭类止血药物不宜采用，防其涩滞留瘀，使热邪闭于内，竟致热愈炽而血愈溢，是欲止血而反促其出血，事与愿违。

本方散血之含义有二：一指活血，一指养阴。

治出血之证，而用活血之药，其原因在于：本证之出血，乃因血热而致。大剂凉血药物，虽有止血之长，但其寒凉太过，亦有“血遇寒则凝”之弊，故方中用活血之品，使其止血而不留瘀。

血热动血，使血不循经，溢出脉外。若血溢而出，则见吐血、衄血、便血、尿血或非时经血，治疗以凉血止血药物配入活血之品，可止血而不留瘀。若血溢于脉外，而留阻体内，则成为离经之瘀血，如发斑、蓄血之类。离经之血瘀于体内，阻滞血行，亦可导致血不循经而溢出脉外，是因瘀血之证，又致出血之患。因而对此离经瘀血，必当以活血化瘀药物消散之。本方中赤芍、丹皮即有活血化瘀作用。

血分热毒炽盛，耗伤血中津液，导致血液浓稠，运行涩滞，渐聚成瘀。其斑色紫黑，舌质绛紫而干，皆阴伤血稠之兆也。必治以大剂养阴之药，滋阴养液，使血中津液充足，而不致粘稠，则其聚可散，其流亦畅。所以说，养阴之药亦有散血之功。本方中重用生地，不独取其凉血，亦取其滋阴养液，以收散血之功。吴鞠通说，“地黄去积聚”，即言其养阴而去血稠之聚也。

本方既有凉血止血之长，又有活血散血之功。止血与散血，二者对立而又统一。血热动血，自当凉血止血。离经之血瘀于体内，亦可阻滞血行而导致出血，因而必散而祛之。止血者，止其欲出之血；散血者，散其离经瘀血，散血亦有止血之功。故止血与散血并用，使止血而不留瘀，祛瘀而助止血，相辅相成，是两全之法也。

根据我们临床体会，按照出血部位的不同，可于本方中适当选加相应的凉血止血药物：

若见吐血或发斑者，可于原方中加鲜茅根一至二两、白头翁五钱、知母二钱、茜草三钱。

若见衄血者，可于原方中加侧柏叶三钱、白茅根五钱、牛膝一钱。

若见便血者，可于原方中加槐花三钱、地榆五钱、白头翁四钱。

若见尿血者，可于原方中加白茅根一两、小蓟一两。

【文献选录】

(1)“太阴温病，血从上溢者，犀角地黄汤合银翘散主之，……”(《温病条辨·上焦篇第十一条》)

(2)“时欲漱口不欲咽，大便黑而易，有瘀血也，犀角地黄汤主之。”(《温病条辨·下焦篇第二十条》)

【按语】第(1)条“太阴温病，血从上溢”，是言手太阴肺之热盛，内窜血分，迫血妄行，导致血从口鼻上窍而出。因其证见血热动血，故当以犀角地黄汤凉血止血。因其血分热邪乃从太阴窜来，故又合以银翘散，以清解太阴之邪。两方合用，内解血分，外解太阴，使邪有去路而血自止。

第(2)条是血热动血，溢出脉外，而瘀于大肠。热伤津液则口干，内有瘀血，故时欲漱口而不欲咽。大肠瘀血与粪便相混而下，故“大便黑”。因血性濡润，故虽有里热，而大便并不燥结，却反易。方用犀角地黄汤凉血止血，并祛其离经之瘀。

【验案】阴斑误治

高某　男　50岁　1961年2月门诊

几个月来，皮肤不断出现紫斑，手背四肢较多，西医诊断为血小板减少性紫癜，血小板仅三万左右，曾服西药甚多，效果不好。又在某医院服中药，病势仍无转机，经介绍到我院治疗。查其病历，过去用的全是生地、阿胶、白芍、当归、旱莲草、仙鹤草、大小蓟、蒲黄炭、元参、麦冬、犀角等凉血止血药。细观病人，面色萎黄，疲乏无力，心烦夜寐不安，舌淡苔腻，胸闷不思食，每天只进食一、二两左右，溲略黄，大便数日未行，两脉沉弱小数，按之不畅。证属中阳不足，脾胃运化无权，血虚气弱，发为阴斑。益其气以扶脾阳，摄其血从本治疗，宗归脾汤法。

干姜一钱　党参二钱　肉桂七分　炙甘草二钱　黄芪三钱　白术三钱　当归三钱　五味子一钱　三剂

二诊　三日后病人自述：药后已得安寐，饮食已增至早餐二两，中餐三两，晚餐二两，大小便已通畅。查其皮肤，阴斑基本未再出，前出者已大部消失，脉象已濡滑有神，舌苔白滑润泽，再以前法增损。

黄芪一两　党参五钱　肉桂二钱　炙草三钱　白术四钱　当归三钱　炒枣仁四钱　茯苓四钱　龙眼肉一两　十剂

经一月治疗，阴斑消失，从未再出新点，食纳、睡眠、二便皆正常，血小板增至十万左右。经观察十余年未发，至今健康，未再出血。

【按】发斑之证，有因血热而致者，称为“阳斑”，应治以凉血散血之法，此为学者所易知。然亦有因虚寒而致气不摄血者，此属“阴斑”，治当益气摄血，与阳斑治法迥异，临床不可不辨。

此病例本为阴斑，但过去一直按阳斑治疗，凉血止血，结果身体越来越差，后天之本大伤，气血无生化之源。后改用归脾汤、当归补血汤温补气血，健壮后天，而获痊愈。从此例说明，辨阴斑、阳斑是很重要的，不能墨守一法，人云亦云，见出血就凉，必须脉、舌、色、症全面观察，去伪存真，方可诊断正确，立法用药无误。

2. 血热蓄血

【临床表现】　夜热昼凉，少腹急结或硬满，神志如狂或发狂，小便自利，舌紫绛而暗，脉沉实或沉涩。

【病机分析】　本证乃血分热盛，血热凝结成瘀，蓄于少腹之候。热在阴分，夜间为阴，以阴助阴故夜热昼凉。血分热炽，消灼津液，血液浓稠而凝结成瘀，蓄于少腹，故少腹窘急难耐，甚或坚硬胀满拒按。心主血脉，血热瘀结于下，而上扰心神，乃致神志失常，而见如狂，甚或发狂。本证乃血热结于少腹，而非水热互结之病变，病不在膀胱，故小便自利。舌紫绛乃血分热盛之兆，舌暗是瘀血内阻之征。脉来沉实或沉涩，皆是血瘀络道，气血闭塞而血行障碍之象。

【治法】凉血逐瘀

【方药】桃仁承气汤《温病条辨》

大黄五钱　芒硝二钱　桃仁三钱　当归三钱　芍药三钱　丹皮三钱

水八杯，煮取三杯，先服一杯，得下止后服，不知再服。

抵当汤《温病条辨》

大黄五钱　虻虫（炙干为末）二十枚　桃仁五钱　水蛭（炙干为末）五分

水八杯，煮取三杯，先服一杯，得下止后服，不知再服。

【方论】本证乃血热阴伤，血凝成瘀，瘀热互结，蓄于少腹之候。热不解则瘀不祛，瘀不祛则热不除。故当凉血与攻瘀同时并举。桃仁承气汤中大黄苦寒，凉血活瘀，攻下热结。芒硝咸寒，润燥软坚攻下，二药相配，攻逐瘀结，荡涤邪热，导瘀热下行。桃仁、丹皮活血逐瘀。当归养血，又有活血之功，且其味辛，兼行血中之气，使气帅血行。当归配白芍养血和营，以制约大黄、芒硝、桃仁、丹皮诸药，使之祛瘀而不伤血。本方诸药配伍，共奏凉血清热，攻逐瘀结之功。

抵挡汤中虻虫、水蛭药性峻猛，有破坚结、逐瘀血之功。配桃仁则更增逐瘀之力。加大黄凉血活血，荡涤邪热，导瘀热下行。四药相配，凉血逐瘀之力甚雄。必须体质壮实而又见少腹硬满拒按，狂躁不安，脉沉实之蓄血重证者，方可议用此方。

本证是因血热阴伤，血凝成瘀，瘀热互结于少腹而致，其治疗重在祛邪，而不在养阴。瘀热祛则阴液复，此乃“釜底抽薪”之法。

【文献选录】

“少腹坚满，小便自利，夜热昼凉，大便闭，脉沉实者，蓄血也，桃仁承气汤主之，甚则抵挡汤。”（《温病条辨·下焦篇第二十一条》）

【按语】“少腹坚满，小便自利，夜热昼凉”，“脉沉实”，皆是瘀热互结少腹之象。然本证是热与血结，并非热结便秘，故未必即见“大便闭”。

3. 肺热吐衄（暑瘵）

【临床表现】身热口渴，咳嗽气促，咯吐痰血，头目不清，甚则咳喘胸闷，气急鼻扇，心悸而烦，神志昏蒙。或骤然吐衄，甚则口鼻涌血，面色晦暗，脉虚大，近似于芤，或沉细而数。

【病机分析】本证乃暑热邪气犯肺，热盛动血，损伤肺络，血从上溢之候。暑热内蕴，消灼津液，故身热，口渴。咳喘气促，甚则咳喘胸闷，气急鼻扇，乃因暑热迫肺，肺失肃降，其气上逆所致。暑热上逼，则头目不清。热扰心神，乃致心悸而烦，甚则神志昏蒙。肺为华盖，其位最高，暑热蕴肺，迫血妄行，灼伤肺络，血不循经，溢出脉外，故血从上溢而见咯吐痰血，甚则骤然吐衄，口鼻出血。热盛津伤，血热瘀结，肺气闭塞，气血瘀滞，故面色暗黑。既见吐衄，又见面黑，乃既有血热外溢之象，又有血因热灼而瘀之征。溢者自溢，瘀者自瘀，其表现虽异，而其病本皆因于热。因暴然吐衄失血，血脉空虚，而阳气浮动，故脉浮大而虚，按之近似于芤。或吐衄失血，气血两伤，而暑热仍盛，脉亦可见沉细而数。

本证与痨瘵均属肺脏之病变，均有咯血见证，故名“暑瘵”。然二者并非一证，其病因、病机、临床表现及治疗皆不相同。本证为暑热伤肺，热迫血溢之候，多发于暑季，病程短而病势凶险。痨瘵为慢性传染病，四季皆可发生，病程长而病势缠绵，常伴低热，盗汗，五心烦热，干咳少痰，咯痰带血等阴虚内热见证。

【治法】 清解暑热，凉血散血

【方药】 犀角地黄汤合银翘散 《温病条辨》

银翘散（方见前“风热犯卫”证候。）

犀角地黄汤（方见前“血热动血”证候。）

已用过解表药者，去豆豉、芥穗、薄荷。

【方论】 本证乃暑热壅肺，深入血分，热盛动血，血从上溢之候。故治当一以清解暑热，以祛肺中热邪；一以凉血散血，以平血热之溢。银翘散药性清凉，轻清宣透，以清除肺中暑热。若已用过解表药者，可去豆豉、芥穗、薄荷，以使其方功专清肺。犀角地黄汤凉血散血，既可清血热而止溢，亦可畅血行而去瘀。银翘散与犀角地黄汤相合，银翘散引犀角地黄汤上行而入肺；犀角地黄汤凉血散血，以补银翘散于凉血之力所不逮，实属治暑瘵吐衄之良剂。

【文献选录】

（1）“暑瘵者，骤然吐血、衄血，头目不清，烦热口渴，咳嗽气喘，脉象浮取则洪，中取则空，沉取复有。此因盛夏之月，相火用事，火烁肺金，复燃阳络，络血上溢所致。昧者以为痨瘵。殊不知火载血上，非真阴亏损而为虚痨者比也。当清暑热以保肺，清络热以止血。”（《时病论》）

（2）“太阴温病，血从上溢，犀角地黄汤合银翘散主之。有中焦病者，以中焦法治之。若吐粉红血水者，死不治。血从上溢，脉七、八至以上，面反黑者，死不治，可用清络育阴法。”（《温病条辨·上焦篇第十一条》）

【按语】 第（1）条雷少逸详述了暑瘵的病因、病机、临床表现及治疗原则。其“清暑热以保肺，清络热以止血”之论，确属抓住了治疗暑瘵吐衄的关键。

第（2）条吴鞠通论述了“太阴温病，血从上溢”的治则，其用犀角地黄汤合银翘散，与雷少逸“清暑热以保肺，清络热以止血”之论是一致的。

“血从上溢，脉七、八至以上，面反黑者，死不治”一句，吴氏在分注中自注云：“火极而似水，反兼胜已之化也，亦燎原之势莫制，下焦津液亏极，不能上济君火，君火反与温热之邪合德，肺金其何以堪，故皆主死。化源绝，乃温病第一死法也。”本证血热上溢，脉数疾，面色应红赤，而反见黑色，吴氏认为是热邪耗津，肾阴亏极，水不济火，而心火亢炽。心火与热邪相合，逼迫于肺，势成燎原。水亏于下而火炽于上，肺失涵养，又被热灼，血热外溢，化源断绝，故死不治。其论颇有道理。然其对于“面反黑”从五行生克角度加以解释，认为属“火极而似水”，似未抓住关键。其面色黑，实是血热阴伤，面部瘀滞之象。血外溢而内瘀，脉仍数疾，可知里热犹炽。邪热盛，则血液将消耗殆尽，化源欲绝，病势垂危，实属难治。治以清络育阴法，无非清其血热，滋其津液，以救化源，方如犀角地黄汤之类。

4. 气血两燔

【临床表现】 壮热口渴，心烦躁扰，甚或昏狂谵妄，吐血，衄血，肌肤发斑，舌绛苔黄燥，脉数。

【病机分析】 本证乃气分热炽，而血热又起，气血两燔之候。里热炽盛则壮热口渴。热扰心神，故心烦躁扰，甚或昏狂谵妄。气分高热窜扰血分，迫血妄行，灼伤血络，血从上溢则吐、衄；血溢于肌肤则发斑。舌苔黄燥乃气分热炽之兆，质绛则是血分热盛之征。脉数主里热亢盛。

本证与犀角地黄汤证相较，虽均有血热动血之见证，然二者亦有不同。犀角地黄汤证属血热盛而气热已罢，故无口渴、苔黄之见证。本证属血热盛而气热犹炽，气血两燔，故其热势鸱张，更甚于犀角地黄汤证。

【治法】 清气凉血化斑

【方药】 化斑汤《温病条辨》

石膏一两　知母四钱　生甘草三钱　元参三钱　犀角二钱　白粳米一合

水八杯，煮取三杯，日三服，渣再煮一钟，夜一服。

【方论】 本方即白虎汤加犀角、元参组成。方中以白虎汤清热生津，退气分之邪热而保津液。犀角咸寒，清心凉血，以解血分之热毒。元参咸寒，凉血解毒养阴。六药相配，两清气血，使邪热退，则血自止，而斑可化，故名“化斑汤”。据我们在临床观察，本方两清气血之力犹可，而散血化斑之力则逊。故宜加入生地一两、丹皮三钱、赤芍三钱以增强凉血散血之力，此即以白虎汤合犀角地黄汤又加元参。

【文献选录】

（1）“太阴温病，不可发汗，发汗而汗不出者，必发斑疹，……发斑者，化斑汤主之。……禁升麻、柴胡、当归、防风、羌活、白芷、葛根、三春柳。”（《温病条辨·上焦篇第十六条》）

（2）“阳明斑者，化斑汤主之。”（《温病条辨·中焦篇第二十一条》）

【按语】 第（1）条论述太阴温病误汗发斑之证治及禁忌。“太阴温病”，指风热邪气外袭肺卫之证候。风热外袭，当以辛凉清解，不可辛温发汗，若误用辛温之剂，则更伤津而助热。津伤则汗不出，助热则邪热内传，若热邪鸱张，深入血分，而致动血发斑之证，治当以化斑汤两清气血。

升麻、柴胡、当归、防风、羌活、白芷、葛根、三春柳，皆属辛温升散之品，易劫阴而动血，发斑者必当忌之。古人有见斑出不畅，而用之透斑者，不明机理，为害非浅。正如吴氏在本条分注中所说：“若一派辛温刚燥，气受其灾而移于血，岂非自造斑疹乎！”

第（2）条论述阳明温病，气分无形热炽，走窜血分，气血两燔之发斑，治以化斑汤。

附：疹、斑、丹痧之鉴别

疹

1. 形态　形如粟米，高出皮肤，拂之碍手，压之退色，属皮下丘疹。其外发，先起自上腭、口腔，继而耳后、头面及背部，逐渐胸腹四肢，约三～四日内，以手足心见者为出齐。

2. 病机　疹之形成乃卫营合邪所致。风热邪气外袭，则肺卫失宣，体表气机不畅。风热邪气内窜营分，则鼓动气血外行于表。卫有邪阻，营有热逼，气血郁于体表不得宣畅，则使血瘀滞于肤表血络之中而成疹。前人有“疹发太阴”、“疹发于肺”之说，即指疹之形成，乃肺卫风热邪气内窜营分，卫营合邪所致。前人又有“疹发于皮毛”之说，是指肺主皮毛，而疹出皮上而言。

3. 治法　宜两解卫营之法。即：一以辛凉清解，疏散风热；一以凉营和阴。俟肺卫宣畅，营热得除，气血畅达，则疹自消退。

前人有“疹宜透发，勿宜补气”之说，系指治疹宜用宣透气机之品，使气机通达，则血络中之瘀滞消散而疹自退。切勿以补气壅腻之品闭塞气机，以防邪热内壅而疹透不畅，转致严重，或成它病。

斑

1. 形态　形如大豆，或联结成片，斑斑如锦纹，不高出皮肤，拂之不碍手，压之不退色，属皮下紫癜（如出血面积小，斑亦有形如粟米者，但压之不退色，与疹不同。若出血量多，斑亦有高出皮肤，拂之碍手者，但压之不退色）。其外发，多先见于胸腹，继而见于四肢。

2. 病机　斑之形成，乃气血两燔所致。气分热炽，窜扰血分，气血两燔，邪热迫血妄行，灼伤血络，使血溢出脉外，瘀阻于肌肤而成斑。前人有“斑发阳明”、“斑发于胃”之说，即指斑之形成，乃气分热盛，内窜动血所致。前人又有“斑发于肌肉”之说，即指胃主肌肉，而斑属血溢于肌肉，瘀于皮下而言。

3. 治法　宜清气凉血散血之法。俟气血两清，则血不外溢，而斑可消退。

前人有“斑宜清化，勿宜提透”之说，系指治斑宜用清热化斑之品，使气血之热得清，则其斑可化。切勿用升提透发之品，以防促其血溢而斑发更甚。

若斑疹同见，重在治斑。

丹　痧

1. 形态　肌肤潮红（名曰丹）；其上密布细小如针尖状之痧点，高出皮肤，拂之碍手，压之退色，属皮疹（名曰痧）。丹痧消退后，皮肤脱屑。其外发，先见于颈项，渐及胸、背、腹部及四肢，一日之内可蔓延全身。

丹痧与疹同属皮疹一类。但二者形态有所不同。丹痧之证，肌肤潮红，上布痧点细小而密，古人称为“痧密肌红”。退后皮肤脱屑。发疹之证，肌肤无潮红，疹点之间肌肤颜色如常，疹点较痧点颗粒大而分布略稀，疹点退后皮肤不脱屑。

丹痧与斑均可见肌肤色红，然二者形态有异。丹痧肌肤大片均匀潮红，压之退色，上布痧点。而斑则成点状或联结成片，斑斑如锦纹，压之不退色。

2. 病机　丹痧之形成，乃因气分热毒壅滞，窜扰营分所致。温毒邪气自口鼻内侵肺胃，气分热毒壅滞，窜扰营分，血热充斥，弥漫肌肤，则肌肤潮红。血行郁于肌肤不得宣畅，瘀阻肤表血络之中，故在潮红肌肤之上，又有痧点密布。

3. 治法 治宜清泄气分热毒为主，兼以宣透、凉营养阴之品，使热毒得泄，气机宣畅，血行畅达，则丹痧可退。

丹痧与疹之治法有所相同，亦有不同之处。二者皆属血瘀于肤表血络中之皮疹，故皆当取宣透气机之品。然疹属卫营合邪，故其治法，宜以宣透、凉营为主。而丹痧属气分热壅，窜扰营分，故以清泄气热为主而兼宣透、凉营之品。

丹痧与斑之治法也有相同与不同之处。二者皆有气分热炽，故均以清泄气热为法。然斑属气血两燔，故治当气血两清，同时并举。而丹痧则以清泄气热为主，兼用凉营养阴之品。若丹痧热毒深重，而致气血两燔者，亦宜用气血两清之法，其治法与治斑颇似。然斑乃出血之证，故不用宣透之品。而丹痧乃血瘀络中，故气血两清之中，亦可加入宣透之药，是二者有所不同之处。

疹、斑、丹痧三者，虽形态、病机、治法各异，然因其皆系热盛迫血之病变，故其治疗禁忌及预后大体相同。

1. 治疗禁忌

（1）忌辛温：辛温发散之品，其性燥烈而易伤阴动血，故宜忌之。正如吴鞠通所说："禁升麻、柴胡、当归、防风、羌活、白芷、葛根、三春柳"，"若一派辛温刚燥，气受其灾而移于血，岂非自造斑疹乎？"（《温病条辨·上焦篇第十六条及分注》）

（2）忌升提：升提之品皆性燥而上行，易使气血上并而阴竭于下，往往导致吐衄，痉厥，呛咳，神昏等证，正如吴鞠通所说："斑疹，用升提，则衄，或厥，或呛咳，或昏痉。""斑疹之邪在血络，只喜轻宣凉解，若用柴胡、升麻辛温之品，直升少阳，使热血上循清道则衄；过升则下竭，下竭者必上厥；肺为华盖，受热毒之薰蒸则呛咳；心位正阳，受升提之摧迫则昏痉。"（《温病条辨·中焦篇第二十三条及分注》）

（3）忌壅补：壅补之品多甘温缓滞，易阻滞气机，壅闭邪热，使邪热内闭，蒙蔽心窍，而致神志昏乱，耳目不清。正如吴鞠通所说："用壅补则瞀乱。""至若壅补，使邪无出路，络道比经道最细，诸疮痛痒，皆属于心，既不得外出，其势必返而归之于心，不瞀乱得乎？"（《温病条辨·中焦篇第二十三条及分注》）

（4）忌大泄：斑疹当出时，宜早使发出，以使营血中热邪有外达之机。若因燥屎内结，气血闭塞，而斑疹不能发出者，宜微予通下，使燥结祛，气血通而斑疹外发，邪有出路。然不可用峻烈之剂使之大泄。若大泄，则易伤正气，而使热毒内陷，致成内闭外脱之危证。正如吴鞠通所说："斑疹阳明证悉具，外出不快，内壅特甚者，调胃承气汤微和之，得通则已，不可令大泄，大泄则内陷。""斑疹虽忌升提，亦畏内陷。方用调胃承气者，避枳、朴之温燥，取芒硝之入阴，甘草败毒缓中也。"（《温病条辨·中焦篇第二十四条及分注》）

2. 预后

从疹、斑、丹痧的颜色、光泽，及其发出情况，可判断病情轻重及其预后。

（1）颜色：淡红色主热邪轻、病势轻，或正气不足。深红色主热邪重、病势重。紫黑色主热毒深重，病势危笃。

（2）光泽：红活而荣润，主正气充盛，邪热有外达之机，为吉兆。色暗而枯滞，主正气颓败，邪热内闭，病情多属凶险。

（3）发出情况：顺序出齐，稀疏松浮，红活荣润。出齐后热退身凉，脉静神清，为顺证。乍出乍没，稠密紧束，紫黑晦暗，高热不退，脉躁神昏，或便秘不通，或腹泄不止，均属逆证。或出疹过程中，突然疹色发白，四肢厥冷，体温骤退，呼吸浅表，大汗淋漓，是气阴两脱之候，病情最为危笃。

余师愚辨斑疹之顺逆，关键在于松浮与紧束，颇值临床参考。他说："余断生死，则又不在斑之大小、紫黑，总以其形之松浮、紧束为凭耳。如斑一出松活浮于皮面，红如朱点纸，黑如墨涂肤，此毒之松活外见者，虽紫黑成片可生；一出虽小如粟，紧束有根，如履透针，如矢贯的，此毒之有根锢结者，纵不紫黑亦死。”（《温热经纬·余师愚疫病篇》）

5. 气血两燔，热毒充斥（暑燥疫）

【临床表现】 高热汗出，大渴饮冷，甚则四肢厥逆，咽痛唇肿，甚则面肿，头痛如劈，骨节烦疼，腰如被杖，喘息气粗，神昏狂躁或昏闷无声，四肢抽搐，颈项强直，或吐血、衄血、便血、尿血或发斑，呕吐泄泻或大便秘结，腹部作痛，小便短赤，舌肿色绛起芒刺，苔焦燥，脉洪大而数或沉数有力或沉伏。

【病机分析】 本证乃暑燥疫毒邪气内侵脏腑，外窜经络，气血两燔，热毒充斥周身表里上下之候。热毒充斥，蒸腾津液，故高热汗出。热毒伤津，则大渴饮冷。热毒内炽，正邪相搏，气血内闭，阳气不达于四肢，可见四肢厥逆。热毒上攻，气血上壅，可致咽喉肿痛，唇舌溃痛，甚则头面皆肿。热毒上攻清窍，故头痛如劈。热毒走窜骨节经络，气血逆乱，则可导致骨节烦疼，腰如被杖。热毒迫肺，肺气上逆，可致喘急气粗。热毒上扰于心，神明无主，故神昏狂躁或昏闷无声。热毒灼肝，肝热筋挛，则四肢抽搐，颈项强直而发痉。热毒动血，灼伤血络，可致吐血，衄血，便血，尿血，发斑。热毒壅阻，胃失和降，乃上逆而作呕吐。热毒下迫大肠，水液下行，可致泄泻；若热毒伤津，大肠燥结，亦可导致大便秘结。热壅肠道，气血逆乱，则可导致腹中作痛。热灼津伤，故小便短赤。舌肿而色绛起刺，乃血分热毒极盛之兆，苔焦燥是气分热毒鸱张之征。若热毒蒸腾发泄，则脉洪大而数。若热毒内壅，气血内闭，则脉见沉数有力，甚则两脉沉伏。

【治法】 清气凉血，泄火解毒

【方药】 清瘟败毒饮 《温热经纬》

生石膏大剂六两至八两，中剂二两至四两，小剂八钱至一两二钱

小生地大剂六钱至一两，中剂三钱至五钱，小剂二钱至四钱

乌犀角大剂六钱至八钱，中剂三钱至五钱，小剂二钱至四钱

真川连大剂四钱至六钱，中剂二钱至四钱，小剂一钱至一钱半

栀子（三钱） 桔梗（一钱） 黄芩（三钱） 知母（四钱） 赤芍（四钱） 玄参（八钱） 连翘（五钱） 甘草（二钱） 丹皮（三钱） 鲜竹叶（三钱）

先煮石膏数十沸，后下诸药，犀角磨汁和服。

注：括号内剂量原书无，系我们根据临床常用量所补入。

【方论】 本方乃白虎汤、黄连解毒汤、犀角地黄汤三方组合加减而成。总清气、凉血三方之功，泄火解毒之力殊强，故名“清瘟败毒饮”。

气血两燔，热毒充斥，非大剂清凉莫救。方中重用石膏为君，直清胃热。盖胃为水谷之海，十二经气血皆禀于此，胃热清则十二经之火自消，表里上下之火自解。石膏配知母、甘草即白虎汤法，有清热保津之功，且达热出表。更配入连翘、竹叶，轻清宣透，驱热外达，诸药合用，清透气分表里之热毒。黄连、黄芩、栀子三药共用，即黄连解毒汤法，苦寒直折而泄火解毒。黄连、黄芩清泄上、中焦之大热，栀子通泄三焦之火。更配竹叶以助栀子泄火之功，诸药相伍，清泄气分上、下之火热毒邪。犀角、生地、赤芍、丹皮四药共用，为犀角地黄汤，凉血养阴，止血散血，清解血分热毒。更加元参以增其养阴凉血，泄火解毒之力。桔梗开肺气，载诸药上行，以促药力之行散。甘草和胃且调和诸药。本方诸药配伍，气血两清，为十二经泄火解毒之峻剂。

临床应用本方时，应根据病情，掌握剂量。若热毒猖獗，病势沉重者，宜大剂投之，方可求效。但本方寒凉过甚，若病势尚轻者，其量宜轻，不可过重而徒伤正气。若见热极动风者，宜加入羚羊角末一至二分（冲服）、钩藤五钱、菊花三钱以凉肝息风。若见腑满便秘者，宜加入大黄三钱（后下）、芒硝一钱（分冲），以攻下热结。若神昏谵狂者，宜同服安宫牛黄丸，以清心豁痰开窍。

【文献选录】

（1）“清瘟败毒饮，治一切火热，表里炽盛，狂躁烦心.口干咽痛，大热干呕，错语不眠，吐血、衄血，热盛发斑，不论始终，以此为主，后附加减。……疫症初起，恶寒发热，头痛如劈，烦躁谵妄，身热肢冷，舌刺唇焦，上呕下泄，六脉沉细而数，即用大剂；沉而数者用中剂；虚大而数者用小剂。……此十二经泻火之药也。斑疹虽出于胃，亦诸经之火有以助之。重用石膏，直入胃经，使其敷布于十二经，退其淫热。佐以黄连、犀角、黄芩，泄心肺火于上焦。丹皮、栀子、赤芍，泄肝经之火。连翘、元参，解散浮游之火。生地、知母，抑阳扶阴，泄其亢甚之火，而救欲绝之水。桔梗、竹叶，载药上行。使以甘草和胃也。此皆大寒解毒之剂，故重用石膏，先平甚者，而诸经之火，自无不安矣。”（《疫疹一得》）

（2）“因读本草，言石膏性寒，大清胃热；味淡而薄，能表肌热；体沉而降，能泄实热，恍然大悟，非石膏不足以治热疫！遇有其症，辄投之，无不得心应手。”（《疫疹一得自序》）

【按语】 在此二段中，余师愚对热疫火毒充斥之证治论述颇详。其对石膏之功用，更殊有心得，对后人启发颇大。清瘟败毒饮，总白虎汤、黄连解毒汤、犀角地黄汤三方为一剂，是余氏师古而不泥，古方活用之体现，其方为后世所广泛应用。

6. 血热动风

【临床表现】 壮热神昏，躁扰狂乱，头晕胀痛，口噤，手足抽搐，颈项强直，角弓反张，甚则四肢厥逆，舌干绛，脉弦数。

【病机分析】 本证乃温热邪气深入血分，导致肝经热盛，热极生风之候。暑风一证，因热极生风而致者，亦属本证范畴。

血分热盛，则身壮热。热扰心神，则神昏，甚则躁扰狂乱。热邪上蒸，气血上涌，乃致头晕胀痛。肝藏血，血热炽盛，则肝热必盛，肝主筋，肝热炽盛，则筋脉拘急，而致口噤，手足抽搐，颈项强直，角弓反张。热邪内炽，正邪相争于里，阳气闭郁于内，不达于四末，故四肢厥逆。舌干绛，脉数乃血热炽盛之象。脉弦乃筋脉拘急之征。

本证与营热动风虽均为热邪引动肝风，但二者病机不同。本证乃肝血热盛，热炽筋挛而致风动，属实热证；营热动风乃热伤营阴，引动肝风，其证既有邪热，又有阴伤，属虚实挟杂之候。营热动风治当清营透热为主，佐以凉肝息风；而本证则应治以凉肝息风之法。

【治法】 凉肝息风

【方药】 羚角钩藤汤 《重订通俗伤寒论》

羚角片钱半先煎　霜桑叶二钱　京贝母四钱去心　鲜生地五钱　双钩藤三钱后入　滁菊花三钱　茯神木三钱　生白芍三钱　生甘草八分　淡竹茹五钱鲜刮与羚角先煎代水

【方论】 羚羊角咸寒，凉肝息风（临床常用一分锉末冲服，较之入煎剂疗效更佳）。钩藤性微寒，平肝息风，且其质轻，轻清宣透，可疏散肝热。二药相配，凉肝清热，平息肝风，为方中主要成分。桑叶、菊花轻清宣透，助羚羊角、钩藤清散肝热，平肝息风。竹茹微寒，清肝胆经郁热，且有化痰通络之功。川贝母化痰。因肝热炽盛，极易灼液成痰，而肝风挟痰阻塞经络，则更增筋脉之拘急，故用竹茹、川贝母以化痰通络。血热炽盛，极易伤耗阴液，阴伤而筋脉失养，必更增拘急之势，故用生地、白芍、生甘草相配，酸甘化阴，以滋阴增液，柔肝舒筋。茯神木养心安神。诸药配伍，共奏凉肝息风之功，为治疗血热动风之代表方剂。

【文献选录】

“肝藏血而主筋。凡肝风上翔，症必头晕胀痛，耳鸣心悸，手足躁扰，甚则瘈疭，狂乱痉厥，与夫孕妇子痫，产后惊风，病皆危险。故以羚、藤、桑、菊息风定痉为君。臣以川贝善治风痉。茯神木专平肝风。但火旺风生，风助火势，最易劫伤血液，尤必佐以芍、甘、鲜地，酸甘化阴，滋血液以缓肝急。使以竹茹，不过以竹之脉络，通人之脉络耳。此为凉肝息风，增液舒筋之良方，然惟便通者，但用甘咸静镇，酸泄清通，始能奏效。若便闭者，必须犀连承气，急泻肝火以息风，庶可救危于俄倾。”（《重订通俗伤寒论·羚角钩藤汤何秀山按》）

【按语】 何氏对血分热盛而动肝风之证治，论述颇详。其“若便闭者，必须犀连承气，急泻肝火以息风”之论，更有所发挥。临床若见血热动风而大便闭者，当依何氏之论，凉肝息风与攻下法并用，方能收“釜底抽薪”之功。

【验案】 例一：血热动风

邹某　女　25岁　1936年6月3日

发热已半月，由于经济情况过差，无力求医，从昨日起开始高烧昏迷抽风，遂请往诊。顷诊两脉细弦而数，高烧昏迷，形体削瘦，极度营养不良，头胀痛，躁扰不安，手足抽搐，角弓反张，舌绛干无液，质老，苔根略厚，唇焦色紫，大便三日未通，小溲色赤。

素体阴虚血少，温邪蕴热直迫血分，热邪上蒸则头胀头痛。热扰心神则昏迷躁动，血虚肝阴失养，筋脉拘急，故手足抽搐而颈项强直。此营热动风，血少筋急，必须清营热，佐以凉肝息风方法。正虚邪实，深恐本不胜病，备候，高明政定。

细生地30克　生白芍24克　茯神9克　桑叶9克　钩藤12克（后下）　川贝母6克　菊花9克　珍珠母30克（先煎）　羚羊角粉0.6克（分二次冲服）　二付

二诊　1936年6月5日

药后身热渐退，体温38℃，抽搐未作，神志已渐清醒，今晨大便一次而干，小便黄少，昨夜渐能入睡，两脉细数无力，弦势已减，舌苔干势已缓，质仍绛，头仍痛，口干不欲饮，唇紫且干。体质薄弱，血虚已久，温邪蕴热，阴分大伤，药后肝热已减，抽搐未作，热在营血，阴虚津亏，再以养血育阴增液，清心安神定抽，病势深重，防其厥变，诸当小心。

鲜生地30克　生白芍24克　鲜石斛30克　晚蚕砂12克　知母9克　元参18克　丹皮9克　钩藤12克　鲜茅芦根各30克　羚羊角粉0.6克（分二次冲服）　二付

三诊　1936年6月8日

身热渐退，日晡仍重，体温37.6℃，四天未抽，神志清醒，言语对答正确。昨日大便又通一次，色深不多，小便渐畅，夜寐安，两脉细弱略数，沉取似有弦象，舌已渐润，边尖红，根略厚。温邪渐解，营热已清，胃肠滞热，化而未清。再以养血育阴兼化滞热以退晡热，饮食当慎。

淡豆豉9克　香青蒿6克　鲜生地30克　生白芍24克　元参15克　丹皮9克　钩藤9克　鲜茅芦根各30克　焦三仙各9克　二付

四诊　1936年6月8日

晡热已退净，体温正常，胃纳渐开，二便如常，舌苔已化，脉象细弱，温邪蕴热已解，胃肠滞热已化，再以疏调胃肠，以善其后。

北沙参12克　细生地24克　白芍15克　焦三仙各9克　鸡内金9克　砂仁1.5克（研冲）　五付

患者6月20日来舍，告曰，病已康复，准备一周后工作。

【按】 本例为素体阴血亏损，近日又感温邪而引起的热极生风证。实质上是虚中挟实，本虚标实证，故用生地白芍养阴以柔肝，是治本之法，用羚羊、钩藤、菊花、珍珠母平肝潜阳以息风，是治标之品，标本兼顾，相得益彰。

例二：热陷心包兼血热动风

汪左　诊脉沉细而数，苔薄黄，表热不扬而里热甚炽，神识昏糊，谵语妄言，甚则逾垣上屋，角弓反张，唇焦渴不知饮，此温邪伏营，逆传膻中，温郁化火，火灼津液为痰，痰随火升，蒙蔽心包，神明无主，肝风骤起。风乘火势，火借风威，所以见证如是之猖狂也。脉不洪数，非阳明里热可比，厥闭之险，势恐难免，亟拟清温息风，清神涤痰，以救涸辙而滋化源，是否有当，质之高明。

鲜石斛三钱　犀角五分　薄荷八分　茯神三钱　川贝三钱　花粉三钱　羚羊片三分　连翘一钱半　枳实一钱　竹茹一钱半　天竺黄一钱半　石菖蒲八分　竹沥二两冲　紫雪丹四分冲。

两剂风平神清，表热转盛，去紫雪、犀、羚，加芩、豉，重用银、翘，数剂而安，伏温由营达气而解。

【按】 此案病情危重，既有神昏谵语之心包证，又有角弓反张之肝风证，确为心肝同病，病在营血。但丁氏除用清营血之犀、羚、紫雪外，大部分药物都为气分之品，其目的就是要透营分之热由气分而解，结果妙手回春，深得叶氏之奥妙。

选自《丁甘仁医案》(上海科技出版社 1960 年 8 月版第 18 页)

7. 火旺阴伤，心肾不交

【临床表现】 身热口干，心烦躁扰不寐，舌红苔黄，脉细数。

【病机分析】 本证乃温热邪气久羁，而阴液大伤。即吴鞠通所云“少阴温病，真阴欲竭，壮火复炽”之候。人之正常生理状态，应是心火下交于肾，温化肾水不寒；肾水上济于心，制约心火不亢，心肾相交，水火既济，以维持脏腑活动之动态平衡。温热邪气内炽，上助手少阴心火，下灼足少阴肾水，致使心火亢于上，而不下交于肾；肾水亏于下，不能上济于心。火愈亢而阴愈伤，阴愈亏而火愈炽，势成恶性循环。火炽阴伤，则身热口干。心肾不交，阳不入阴，邪热扰心，故心烦躁扰不寐。正如吴鞠通所说："心中烦，阳邪挟心阳独亢于上，心体之阴，无容留之地，故烦杂无耐，不得卧，阳亢不入于阴，阴虚不受阳纳，虽欲卧得乎！此证阴阳各自为道，不相交互，去死不远。"（《温病条辨·下焦篇第十一条分注》）舌红苔黄，脉细数，均为火旺阴伤之象。

【治法】 泄火育阴

【方药】 黄连阿胶汤 《温病条辨》

黄连四钱　黄芩一钱　阿胶三钱　白芍一钱　鸡子黄二枚

水八杯，先煮三物，取三杯，去滓，内胶烊尽，再内鸡子黄，搅令相得，日三服。

【方论】 方中黄连配黄芩，苦寒直折，清邪热，泄心火。阿胶配白芍，滋补肝血肾精而养真阴。鸡子黄滋补心肾。诸药配伍，上泄手少阴心火，下滋足少阴肾水，为泄火育阴，攻补兼施之方。正如吴鞠通所说："以黄芩从黄连，外泻壮火而内坚真阴；以芍药从阿胶，内护真阴而外捍亢阳。名黄连阿胶汤者，取一刚以御外侮，一柔以护内主之义也。"（《温病条辨·下焦篇第十一条分注》）

【文献选录】

"少阴温病，真阴欲竭，壮火复炽，心中烦，不得卧者，黄连阿胶汤主之。"《温病条辨·下焦篇第十一条》

【按语】 "少阴温病"，指温热邪气深入手少阴心与足少阴肾两少阴。"真阴欲竭，壮火复炽"，指邪热下灼足少阴肾水，肾阴将欲枯涸；而邪热上助手少阴心火，心火又亢烈炎炽。此即心肾不交之机理。"心中烦，不得卧"，是心肾不交之见证。寥寥数字，病因、病机、病位、见证、方药皆详。

8. 温热消渴

【临床表现】 低热无汗，烦躁不宁，消渴日甚，身体消瘦，舌红绛干瘦，苔黄燥，脉细数。

【病机分析】 本证为温热病后期，心火独亢，肾水耗损之候，尤以暑温病后期为多见。心肾为手足少阴水火之脏。在正常生理活动中，心火下温肾水，使肾水不寒；肾水上济心火，则心火不亢，这种关系称之谓水火既济，阴阳相交。温热暑邪久羁于手少阴心，以致心火独亢于上，必下吸足少阴肾水，肾水日渐耗损，致使肾水大亏，上不济心，心火更亢，于是出现心肾水火不相济的恶性循环，这是本证的病机特点。肾水亏，心火独亢，则低热不已，此热型既不同于气分证之壮热汗出，又不同于营分证之灼热无汗，而是低热无汗。其所以无汗，是因阴伤津亏，无以作汗之故。心主神志，热入于心，内扰心神，阳不入阴，神不内守，故烦躁不宁。心肾之阴大亏，上不润口，故消渴不已，此欲饮水自救之兆也。正如吴鞠通所说："肾主五液而恶燥，暑先入心，助心火独亢于上，肾液不供，故消渴也。"（《温病条辨·下焦篇第三十六条分注》）肾阴大耗，精气被夺，无以充肤，故身体消瘦。舌红绛干瘦为阴津大亏，血分有热所致，苔黄燥为气分余邪未尽。脉细数为阴液亏损，邪热内扰之象。

【治法】 清心滋肾

【方药】 连梅汤 《温病条辨》

云连二钱　乌梅去核三钱　麦冬连心三钱　生地三钱　阿胶二钱

水五杯，煮取二杯，分二次服。脉虚大而芤者，加人参。

【方论】 本证关键在于心火独亢于上，肾水耗竭于下，且二者互为因果。方中黄连苦寒清心火以泄邪热。乌梅味酸，滋肾阴，抑心火。黄连与乌梅同用，酸苦泄热抑阳，使阳不强则火不亢。阿胶、生地滋肾养阴。麦冬甘寒生津。生地、麦冬、阿胶、乌梅同用，酸甘化阴，阴生则津充，津生则消渴可解。诸药相配，使心火得清，肾水得复，则诸症自除。

【文献选录】

“暑邪深入少阴消渴者，连梅汤主之；入厥阴麻痹者，连梅汤主之；心热烦躁神迷甚者，先与紫雪丹，再与连梅汤。”（《温病条辨·下焦篇第三十六条》）

【按语】 暑温为病，壮热汗出，心烦口渴，脉大苔黄，治以白虎汤。若暑邪久羁，渐入少阴，壮热已退而低热不已，心烦口渴日渐加重，竟至消渴，则应治以连梅汤。连梅汤是治温病后期消渴不已的主方。关于产生消渴的病机，吴氏在本条分注中云：“肾主五液而恶燥，暑先入心，助心火独亢于上，肾液不供，故消渴也。再心与肾均为少阴，主火，暑为火邪，以火从火，二火相搏，水难为济，不消渴得乎！”故用连梅汤酸苦甘之品，以泄热化阴，泄少阴心火，滋少阴肾水，以治其消渴。

“入厥阴麻痹者”，是言暑热邪气深入足厥阴肝。肝藏血而主筋，乙癸同源，肝血肾精互生，暑邪入肝，血液受劫，肾阴被耗，水不滋木，血不濡筋，故见麻痹。病因既为暑热，病机又为肝肾阴伤，故亦可用连梅汤滋阴生津，养血柔肝。朱彬在吴氏本条分注的评注中，对麻痹一证提出自己的看法云：“大凡麻痹，皆气不运行之故，暑温则壮火食气，壮火散气，故麻痹也。”朱氏的这段评注，把麻痹归之于气衰，这却与连梅汤的主治不符，他对吴氏原文的评注，实为画蛇添足。

“心热烦躁神迷甚者”，是言暑温入于手厥阴心包，心包代心受邪，痹阻神明出入之路，故心烦躁扰，神志不清。此证多兼有灼热不退，舌绛苔黄，多在暑温中期出现，故先用紫雪丹泄热开窍，再用连梅汤酸苦折热，酸甘化阴，即如吴氏在分注中所云：“先与紫雪丹者，开暑邪之路，俾梅、连有入路也。”

9. 邪伏阴分

【临床表现】 温热病后期，夜热早凉，热退无汗，能食形瘦，精神倦怠，舌红少苔，脉细略数。

【病机分析】 本证乃温热病后期，余邪深伏阴分之候。人体卫阳之气，日行于表，而夜入于里。阴分本有伏热，阳气入阴则助长邪热，两阳相加，阴不制阳，故入夜身热。也有人认为夜间为阴，阴分亏损之人，得自然之阴以助，故与邪热抗衡之力增加，故出现入夜则发热。早晨卫气行于表，阳出于阴，则热退身凉。也有人认为平旦则阳气盛，阴气衰，无力与邪热抗衡，故平旦则热退。热虽退，而邪热仍深伏阴分，不从表解，故热退而无汗。正如吴鞠通所说："夜行阴分而热，日行阳分而凉，邪气深伏阴分可知；热退无汗，邪不出表而仍归阴分，更可知矣，故曰热自阴分而来，非上中焦之阳热也。"(《温病条辨·下焦篇第十二条分注》)病邪深伏阴分，不在胃肠，因而饮食能进。然邪热内伏，饮食精微被其所耗，不能充养肌肤，故虽能食而形体消瘦。邪热耗伤正气，则精神倦怠。舌红少苔，脉细略数，皆为余热内伏，阴液被耗之象。本证热邪虽轻，但深伏阴分不出，消耗阴液，损伤正气，往往缠绵难解。

【治法】 养阴透热

【方药】 青蒿鳖甲汤 《温病条辨》

青蒿二钱　鳖甲五钱　细生地四钱　知母二钱　丹皮三钱

水五杯，煮取二杯，日再服。

【方论】 吴鞠通云："邪气深伏阴分，混处气血之中，不能纯用养阴，又非壮火，更不得任用苦燥。"(《温病条辨·下焦篇第十二条分注》)此言余热深伏阴分，纯用滋阴，则腻滞恋邪；若纯用苦寒，则又有化燥伤阴之弊。故必养阴与透热同时并用。方中鳖甲咸寒，滋阴清热。青蒿苦寒芳香，清热透络。二药相配，滋阴清热，内清外透，使阴分邪热有外达之机，为方中主要药物。吴鞠通论此二味之功用说："以鳖甲蠕动之物，入肝经至阴之分，既能养阴，又能入络搜邪；以青蒿芳香透络，从少阴领邪外出；……此方有先入后出之妙，青蒿不能直入阴分，有鳖甲领之入也；鳖甲不能独出阳分，有青蒿领之出也。”（《温病条辨·下焦篇第十二条分注》）生地、知母助鳖甲养阴清热。丹皮泄血中伏热，助青蒿以透络。方中诸药相合，滋中有清，清而能透，养阴而不留邪，祛邪而不伤正，是为养阴透热，清除阴分余邪之方。

【文献选录】

“夜热早凉，热退无汗，热自阴来者，青蒿鳖甲汤主之。”（《温病条辨·下焦篇第十二条》）

【按语】 本条关键在“热自阴来”四字。

10. 真阴耗损

【临床表现】 身低热，手足心热甚于手足背，口干舌燥，心悸，神倦欲眠，甚则神昏，或见耳聋舌强，舌红少苔，脉虚大或迟缓结代。

【病机分析】 本证乃温病日久，温热邪气损伤肝血肾精，而致真阴耗损，虚热内生，邪少虚多之候。肝肾阴亏，水不制火，则虚热内生，而致身发低热。真阴耗损，虚热内生，热必循阴经而外发，因手厥阴心包经之劳宫穴在手心，足少阴肾经之涌泉穴在足心，故手足心热甚于手足背。真阴耗损，津不上承，故口干舌燥。肾水不能上济于心，心阴大亏，心神失养，乃致心悸，神倦欲眠，甚则神昏。肾精不荣于耳，则可致耳聋。舌红少苔为阴亏火旺之象。若阴伤过甚，舌失所养，则可致强硬謇涩。脉虚大者，近似于芤，是真阴耗损，血中津亏，脉道空虚，气无所制而独发所致。脉象迟缓结代，并非阳虚气亏之兆，乃真阴耗损，血液干涸，而其流动涩滞艰难，时行时止之征。

【治法】 滋阴清热

【方药】 加减复脉汤 《温病条辨》

炙甘草六钱　干地黄六钱　生白芍六钱　麦冬（不去心）五钱　阿胶三钱　麻仁三钱

水八杯，煮取八分，三杯，分三次服。剧者加甘草至一两，地黄、白芍八钱，麦冬七钱，日三，夜一服。

【方论】 本方系由《伤寒论》中复脉汤（亦称炙甘草汤）加减化裁而来。《伤寒论》原文曰："伤寒，脉结代，心动悸，炙甘草汤主之"。其证乃因寒邪损伤心阳，心阳不振，心气亏虚，而致心中悸动不安。心主血脉，心阳虚则脉中阳气不足，故见脉象结代。炙甘草汤方中，炙甘草、人参、桂枝、生姜、大枣益心气，通心阳，以复脉中之阳。又用生地、麦冬、阿胶、麻仁滋阴养血，配合益气通阳之药以养血复脉。伤寒之脉结代，是因气虚阳衰所致，故重在复脉中之阳。温病之脉虚大或迟缓结代，乃阴亏血涩使然，重在复脉中之阴，而不可再用阳药以伤其阴。故本方由复脉汤去人参、桂枝、生姜、大枣，加白芍组成。方中炙甘草配白芍，酸甘化阴，以滋养阴液。生地、麦冬、阿胶滋阴补血。麻仁养血润燥。本方白芍、生地、麦冬皆寒凉之品，阿胶、麻仁均属平性之药，炙甘草虽偏于温，然药性平和，且于大队寒凉药中配用，是取其甘而制其温。诸药配伍，剂属清凉，功专救阴，又清虚热。惟其药属滋润，必真阴耗损，热由虚生者，方可用之，若邪热尚盛者，则不宜用，以防恋邪。

本证与黄连阿胶汤证、青蒿鳖甲汤证皆属阴虚有热之证。然三者有所不同：

黄连阿胶汤证乃阴伤而邪火仍盛之证。故其方泄火与育阴并重，是攻补兼施之剂。

青蒿鳖甲汤证是余邪深伏阴分，邪少虚多之证。其邪虽少，而混处气血之中。故其方以养阴透热为法，用滋阴清热之鳖甲，配芳香透邪之青蒿，入络搜邪，透热外出。

本证乃真阴耗损，虚热内生，虚多而邪少之候。故方以滋阴为主，滋其阴以清其热，是寓攻于补之法。

【文献选录】

(1)“风温、温热、温疫、温毒、冬温，邪在阳明久羁，或已下，或未下，身热面赤，口干舌燥，甚则齿黑唇裂，脉沉实者，仍可下之，脉虚大，手足心热甚于手足背者，加减复脉汤主之。”(《温病条辨·下焦篇第一条》)

(2)“温病耳聋，病系少阴，与柴胡汤者必死，六、七日以后，宜复脉辈复其精。”(《温病条辨·下焦篇第三条》)

(3)“劳倦内伤，复感温病，六、七日以外不解者，宜复脉法。”(《温病条辨·下焦篇第四条》)

(4)“温病已汗而不得汗，已下而热不退，六、七日以外，脉尚躁盛者，重与复脉汤。”(《温病条辨·下焦篇第五条》)

(5)“温病误用升散，脉结代，甚则脉两至者，重与复脉，虽有他证，后治之。”(《温病条辨·下焦篇第六条》)

(6)“汗下后，口燥咽干，神倦欲眠，舌赤苔老，与复脉汤。”(《温病条辨·下焦篇第七条》)

(7)　“热邪深入，或在少阴，或在厥阴，均宜复脉。”(《温病条辨·下焦篇第八条》)

(8)“壮火尚盛者，不得用定风珠、复脉。邪少虚多者，不得用黄连阿胶汤。阴虚欲痉者，不得用青蒿鳖甲汤。”(《温病条辨·下焦篇第十七条》)

【按语】 第(1)条至第(7)条，皆论述真阴耗损证治。

第(1)条“风温、温热、温疫、温毒、冬温，邪在阳明久羁，……身热面赤，口干舌燥，甚则齿黑唇裂”一句，是论述温热邪气燔炽阳明气分日久，热邪消灼津液之证。“口干舌燥，甚则齿黑唇裂”，是属燥热伤阴之象。然其证又有虚实之别，当从脉象及临床表现综合进行鉴别。若脉沉实者，是属腑实内踞，燥热伤阴之候，必去腑实，方能救阴，应用“釜底抽薪”，“急下存阴”之法。吴氏所云“或已下，或未下……仍可下之”，即指无论已用攻下或未用攻下，只要脉沉实者，皆可用攻下之剂。

“脉虚大，手足心热甚于手足背者”，是属热邪消灼阴液，已成真阴耗损之证。此证即使也见便秘，是属“无水舟停”之候，故当以加减复脉汤复其阴，而不可用攻下之剂。

本条为下焦篇之首条，以脉症互参，来鉴别温热病之属实属虚，有承上启下之意。中焦篇主要论述气分实证，而气热日久不解，消灼津液，必致耗损肝血肾精，深入血分，此乃温热病发展之一般规律。故本条以实证、虚证之鉴别，由论述气分证而转入论述血热阴伤之证，总括上文而引入下文。

第（2）条论述温病真阴耗损耳聋与伤寒少阳枢机不利耳聋二者之别。

“温病耳聋，病系少阴，……六七日以后”，指出温病之耳聋乃因温病迁延日久，热邪消灼真阴，肾精不能上荣于耳所致。其见症除耳聋外，还必见口干舌燥，甚则齿黑唇裂，手足心热甚于手足背，脉虚大等。其证乃因真阴耗损，属足少阴肾经之病变。当以复脉汤之类方剂以滋阴液，复肾精。吴氏本条所云“复脉辈”及后条所云“复脉法”、“复脉汤”，皆指加减复脉汤而言，非指《伤寒论》复脉汤原方。

伤寒少阳病之耳聋，乃因风寒邪气侵袭少阳半表半里，枢机不利，少阳经气失畅所致，其表现多为往来寒热，突然耳聋，其治当和解表里，方用小柴胡汤。

温病真阴耗损之耳聋，与伤寒少阳枢机不利之耳聋判然有别，二者绝不可混同。若以小柴胡汤治温病耳聋，则柴胡升散之剂下劫真阴，上动邪火，势必导致阴竭于下，阳亢于上，而成上厥下竭之危证。

第（3）条论述体虚之人又感温热邪气的证治。“劳倦内伤”一句，指出其人素有劳倦内伤，或气虚，或阴虚，或气阴两虚，是正气已先亏于内。“复感温病，六、七日以外不解者”，指出感受温热邪气，迁延日久，又见真阴耗损之证。若素体阴虚者，其阴亏更甚，恐成亡阴失水之证；若素体气虚者，则将成气阴两虚，恐有阴阳两脱之虞。故虚人感温，更当急保其阴，宜以加减复脉汤之类方剂调补，以复其阴，使阴复则阳气亦不至外脱，是守阴而留阳也。若身不甚热而倦怠少气，甚则汗出不止者，是气阴两亏，将成脱证，可于方中加入人参以益气固脱。

第（4）条论述温病汗、下之后病仍不解而真阴已亏之证治。“已汗而不得汗”，是发汗伤阴，真阴耗损，津液大亏，汗已无源。“已下而热不退”，是攻下之后，腑实已去而真阴耗损，虚热内生。“六、七日以外”，是指温病已迁延日久，除“已汗而不得汗，已下而热不退”以外，当尚有真阴耗损诸证。“脉尚躁盛”，指出汗下之后，邪热仍未除尽，正气也尚可与之抗衡，正邪交战，故脉躁动不安。此时若攻其邪，则必伤其正，故当用加减复脉汤以滋阴扶正，助正气以祛邪，是“寓攻于补”之法。加减复脉汤是纯补之剂，就一般而言，当于真阴大耗，邪气已尽方可用之。若邪热尚盛者则不宜用，以防恋邪。然本证是汗下之后，邪热不为药衰，而真阴耗损过甚，若不救阴，则势将亡阴，故必重与复脉汤，方可挽其真阴，阴复方能逐邪。“重与”者，言用药剂量宜大也，或解为重点当放在复脉育阴方面。

第（5）条论述温病误用辛散药之证治。温病应忌升散之品，若误用之，则劫灼真阴，而增邪热。“脉结代，甚则脉两至”，乃阴伤过甚，心气也衰，血中津涸，血行涩滞艰难之兆。脉已如此，其真阴耗损之甚可知。故急当“重与复脉”，以复其欲竭之阴，使阴复而气生，虽有其他兼证，待气阴恢复以后再议，此乃先治其人，后治其病，急以存阴为务。正如吴鞠通在本条分注中所说：“此留人治病法也。即仲景‘里急，急当救里’之义。”

“脉两至”，指脉搏一息二至，即迟脉之甚也，实属危象。

第（6）条“汗下后”，指温病误治。“口燥咽干，神倦欲眠，舌赤苔老”，指误用汗下后，阴液大伤，真阴耗损之象。阴损则津不上承，而致口燥咽干，舌赤苔老。真阴耗损，则心阴也亏，神失所养，故神倦欲眠。证属误治伤阴，故“与复脉汤”以复其阴。

第（7）条总括论述加减复脉汤的应用。“热邪深入”，指温热邪气已深入下焦。“或在少阴”，指足少阴肾。“或在厥阴”，指足厥阴肝。肝藏血，肾藏精，精血互生，肝肾同源，二者关系密切，故所谓真阴耗损，即是肝肾阴精血液大亏之证。两脏同源，治亦同法，故“均宜复脉”。正如吴鞠通在本条分注中所云：“此言复脉为热邪劫阴之总司也。盖少阴藏精，厥阴待少阴精足而后能生，二经均可主以复脉者，乙癸同源也。”

综上七条，温热病或因迁延日久，或因误治，或体质素虚，邪热伤津耗液，最后深入肝肾，消灼精血，可导致真阴耗损，甚则枯涸欲竭之证。治当滋养阴液，方用加减复脉汤。

第（8）条从病机上论述定风珠、加减复脉汤、黄连阿胶汤、青蒿鳖甲汤诸方之鉴别。此诸方虽均有养阴之功，然其证之虚实程度，邪之多少不同，故其应用也有区别：

虽有真阴耗损，但“壮火尚盛者”，是虚中有实之证，当滋阴与泄火并用，以黄连阿胶汤为宜。不可用定风珠、加减复脉汤一类纯补之剂，以防恋邪。

若“邪少虚多”，而余邪深伏阴分不出者，宜用青蒿鳖甲汤养阴透热。黄连阿胶汤虽有清热祛邪之功，然其药苦寒，且无入络搜邪之能，用之则徒伤正气，而邪不能祛，故不可用。

若“阴虚欲痉者”，是真阴耗损，虚多而邪极微，或邪热已袪之证。其“欲痉”乃亡阴失水，水不涵木，虚风内动之兆，故宜用定风珠之类方剂，以滋阴息风。不可用青蒿鳖甲汤芳窜搜剔之品。

兼证证治：

（1）兼汗出不止

温热病误用辛温解表药，不惟劫灼津液，亦耗伤心气，可导致气阴两伤。除真阴耗损见证外，又因心气大伤，气不固表而见汗出不止，阳气欲脱之象，若不急救，势必阴阳两脱。治当滋阴养液与敛汗固脱并施，方用救逆汤。

救逆汤 《温病条辨》

即于加减复脉汤内去麻仁，加生龙骨四钱，生牡蛎八钱，煎如复脉法。脉虚大欲散者，加人参二钱。

本方以复脉汤复阴。因汗出不止，真阴大伤，故去麻仁滑泄之品。加生龙骨、生牡蛎以敛汗固脱，镇摄潜阳。若脉虚大欲散，是将成虚脱之兆，故加人参以益气固脱，其固脱之力较之生龙骨、生牡蛎更强。

【文献选录】

“温病误表，津液被劫，心中震震，舌强神昏，宜复脉法复其津液，舌上津回则生；汗自出，中无所主者，救逆汤主之。”（《温病条辨·下焦篇第二条》）

【按语】 本条论述温病误以表证治。温病误用辛温发汗之品，劫灼阴液，致真阴耗损，心阴大亏，而心失所养，故心中震震，悸动不安。神失所养，则神昏。阴津枯涸，舌失所养，则舌体干瘦，强硬而謇。当用加减复脉汤之类方剂以复其阴。若药后舌上潮润有津，是有生机之兆。若真阴耗损而同时又见“汗自出，中无所主者”，是误汗伤心气，将成气阴两脱之兆，故治用救逆汤，以滋阴养液与敛汗固脱同时并举。

（2）兼大便溏泄

温热病真阴耗损之证，又兼见大便溏泄，其便溏之因，或因素体阳虚，或因误下，或因热邪下迫，而致下利，因下利不止，而造成阴伤。总之，真阴不足，又兼便溏，则阴伤更甚。治当滋阴养液与固摄止泄并施。然而，若大便溏甚者，径投大剂滋补，反有滑润助泄之弊，故当先投以固摄止泄之品，俟其泄已止，或泄已轻之后，再继以滋阴与固摄并施之剂，方为两全之法。

固摄止泄用一甲煎，滋阴与固摄并施用一甲复脉汤。

一甲煎 《温病条辨》

生牡蛎二两（碾细）

水八杯，煮取三杯，分温三服。

一甲复脉汤 《温病条辨》

即于加减复脉汤内，去麻仁，加牡蛎一两。

一甲煎重用生牡蛎一味，单用则功专而力雄。其药性寒而涩，其味咸，既能固摄涩肠，以止泄存阴；又能清除余热，止泄存阴而不留邪，是一药而三用之方。

一甲复脉汤以加减复脉汤复阴，因其兼有便溏，故去麻仁之滑泄，加生牡蛎以固摄止泄。本方滋补与固摄并施，对真阴耗损而微兼便溏者，可于复阴之中兼止其泄；对真阴耗损而便溏初止者，可于复阴之中又防其便溏复发。

【文献选录】

(1)“下后大便溏甚，周十二时三、四行，脉仍数者，未可与复脉汤，一甲煎主之；服一二日，大便不溏者，可与一甲复脉汤。”（《温病条辨·下焦篇第九条》）

(2)“下焦温病，但大便溏者，即与一甲复脉汤。”（《温病条辨·下焦篇第十条》）

【按语】 第(1)条论述温病误下后，真阴耗损而兼大便溏泄的证治。“下后”，指误用下法之后。“大便溏甚，周十二时三、四行”一句，指出其便溏势重，治当以固摄止泄为急。虽患有真阴耗损诸证，亦不可先投以加减复脉汤，以防其滋补滑润，反促便溏，应先以一甲煎固摄止泄。正如吴鞠通在本条分注中所说："下后数日不大便，今反溏而频数，非其人真阳素虚，即下之不得其道，有亡阴之虑，若以复脉滑润，是以存阴之品，反为泻阴之用，故以牡蛎一味，单用则力大，既能存阴，又涩大便，且清在里之余热，一物而三用之。"用一甲煎后，便溏已止，可继用加减复脉汤复其阴，然其便溏方止，过用滋润又恐再发，故于加减复脉汤中去麻仁之滑泄，而加生牡蛎之固摄，以佐制滋阴诸药。

"下后大便溏甚，周十二时三、四行，脉仍数者"一句，是以"脉仍数"做依据，说明本证之下后便溏，并非虚寒，而属虚热兼便溏，不可妄投温补之品。

第（2）条承上条论述真阴耗损之证，只要兼见大便溏泄，不论是否误下而致，或便溏虽轻，均当用一甲复脉汤。正如吴鞠通在本条分注中云："温病深入下焦劫阴，必以救阴为急务。然救阴之药多滑润，但见大便溏，不必待日三、四行，即以一甲复脉法，复阴之中预防泄阴之弊。"

综上二条所述，温病真阴耗损之证，又兼见大便溏泄者，无论是误下所致，或热邪下迫，下利不止而致阴伤者，均应滋阴与固摄并施。如大便溏甚，又应先以固摄止泄，后再议滋补与固摄并施。

11. 亡阴失水

【临床表现】 形体消瘦，皮肤干皱，唇焦舌痿，目陷睛迷，齿燥色如枯骨，齿上积垢，或呕逆声微，两颧红赤，四肢厥逆，心中憺憺大动，甚则心中作痛，或神昏嗜睡，手足蠕动甚或瘛疭，舌绛少苔或光绛无苔，脉细促或脉细欲绝。

【病机分析】 本证乃温热邪气消耗肝血肾精，周身津液枯竭而形成的亡阴失水证候。由于久病津液枯竭，不能润养肌肤，故见形体消瘦，皮肤干皱，唇焦舌痿。肝开窍于目，肾精上注于睛，肝血肾精大亏，目失所养，故目眶塌陷，目睛迷离。肾主骨生髓，齿为骨之余，赖肾精以滋养，肾精亏损，齿失滋润，乃致干燥如枯骨。津液枯竭，后天失养，胃气败绝，浊气上熏，故齿上积垢。呕逆声微，亦是胃气败绝，气逆不降之兆。齿枯积垢，呃逆声微，是先后天俱已败绝之危象。阴亏于下，孤阳无制而上浮，故两颧红赤。亡阴失水，经脉枯涸，血涩气滞，阴阳气不相顺接，阳气不能达于四末，故四肢厥逆。亡阴失水，导致心阴、心气告竭，心失所养，故见心中憺憺大动，甚则心络失养，拘急挛缩，而致心中作痛。神失所养，则神昏嗜睡。肾精大亏，肝失其养，不能输津于筋，故筋脉拘急，轻则手足蠕动，甚则瘈疭，是为水不涵木，虚风内动之征。舌绛少苔或光绛无苔，皆亡阴之象。脉细促，即细数而结代，细主阴亏，数主虚热，结代乃因亡阴失水，血液干涸，其流动涩滞艰难而致。脉细欲绝，则是亡阴失水，生命垂危之兆。

总之，本证一派精血津液枯竭之象，虽有浮阳在上，也是阴不守阳，阳气独发的结果，因其纯虚而无邪，故称“亡阴失水”，病属危候。

【治法】 滋阴养血，潜阳息风

【方药】

二甲复脉汤 《温病条辨》

即于加减复脉汤内，加生牡蛎五钱、生鳖甲八钱。

（加减复脉汤方见前“真阴耗损”证候。）

三甲复脉汤 《温病条辨》

即于二甲复脉汤内加生龟甲一两。

大定风珠 《温病条辨》

生白芍六钱　阿胶三钱　生龟甲四钱　干地黄六钱　麻仁二钱　五味子二钱　生牡蛎四钱　麦冬（连心）六钱　炙甘草四钱　鸡子黄（生）二枚　鳖甲（生）四钱

水八杯，煮取三杯，去滓，再入鸡子黄，搅令相得，分三次服。喘加人参，自汗者加龙骨、人参、小麦，悸者加茯神、人参、小麦。

【方论】 二甲复脉汤、三甲复脉汤，大定风珠三方，皆系加减复脉汤化裁而成。皆有滋补精血津液，潜阳息风之功。然其药味多少不同，故其主治之证也有轻重差别。

若亡阴失水而初见虚风内动，手足略有蠕动之象，可用二甲复脉汤。方中以加减复脉汤复其阴，而救亡阴失水。以生牡蛎、生鳖甲二味甲壳药滋阴清热，潜阳息风，共同达到滋阴养血，潜阳息风的目的。

若见心中憺憺大动，甚则心中痛，是心阴、心气大伤之兆，治用三甲复脉汤。本方系二甲复脉汤加甲壳药生龟甲组成，是取生龟甲有滋阴潜阳，养心安神的作用。

若手足瘈疭大显，已成虚风内动之重证，治用大定风珠。本方系三甲复脉汤加鸡子黄、五味子组成。以鸡子黄滋补心肾，以增滋阴息风之效。以五味子酸敛，歛阴留阳，以防虚脱之虞。若兼见喘息气微，是肺气将绝之兆，急以人参益气固本。若兼见自汗，是气虚不能固表，将成阴阳两脱之势，故加龙骨、人参、小麦以益气敛汗固脱。若兼见心悸，是心阴、心气大伤，故加人参、茯神、小麦益气养心安神。大定风珠方中有麦冬、五味子，再加入人参，即成生脉散。大定风珠与生脉散合用，共奏滋阴养血，潜阳息风，益气生津，敛阴固脱之功，实为阴阳两脱危重证候之急救方。

大定风珠以大队“血肉有情之品”填补真阴，是救阴之重剂。然其药味厚滋补，有恋邪之弊，故必须在纯虚无邪的情况下，方可用之。

本证与血热动风及营热动风皆有手足瘈疭之见证，但三者虚实有别，治亦不同。血热动风乃肝血热盛，热炽筋挛之热极生风，其四肢拘急，抽搐有力，属实热证，治当凉肝息风，方用羚角钩藤汤。营热动风乃热伤营阴，引动肝风，其证既有邪热，又有阴伤，属虚实挟杂之候，治当清营透热，佐以凉肝息风，方用清营汤加钩藤、丹皮、羚羊角。本证乃亡阴失水，肝肾阴竭，水不涵木，筋脉拘挛，虚风内动之候，其证见手足蠕动或瘛疭，不似实热证之抽搐有力，属虚证，治当滋阴养血，潜阳息风。

【文献选录】

(1)“热邪深入下焦，脉沉数，舌干齿黑，手足但觉蠕动，急防痉厥，二甲复脉汤主之。”（《温病条辨·下焦篇第十三条》）

(2)“下焦温病，热深厥甚，脉细促，心中憺憺大动，甚则心中痛者，三甲复脉汤主之。”（《温病条辨·下焦篇第十四条》）

(3)“热邪久羁，吸烁真阴，或因误表，或因妄攻，神倦瘛疭，脉气虚弱，舌绛苔少，时时欲脱者，大定风珠主之。”（《温病条辨·下焦篇第十六条》）

(4)“痉厥神昏，舌短，烦躁，手少阴证未罢者，先与牛黄、紫雪辈，开窍搜邪；再与复脉汤存阴，三甲潜阳，临证细参，勿致倒乱。”（《温病条辨·下焦篇第十八条》）

【按语】 第（1）条论述二甲复脉汤证。其辨证的关键在于“手指但觉蠕动”，此乃虚风内动之轻证，故用加减复脉汤救阴，加二甲以潜阳息风。

第（2）条论述三甲复脉汤证。其辨证关键在于“心中憺憺大动，甚则心中痛”，此乃心阴、心气两亏，故于二甲复脉汤中加生龟甲以养心安神。

第（3）条论述大定风珠证。其辨证关键在于“神倦瘛疭”，“时时欲脱”，此乃亡阴失水，虚风内动之重证，且将成阴阳俱脱之危势，故于三甲复脉汤中加鸡子黄、五味子，以增滋阴息风之力，且又具敛阴留阳固脱之功。

第（4）条论述“痉厥神昏，舌短，烦躁”之证治。热陷心包或亡阴失水，皆可见“痉厥神昏，舌短，烦躁”。但热陷心包是相对的实证，必又有高热，舌绛苔黄燥，脉细滑数等见证；亡阴失水属虚证，必又有形体消瘦，皮肤干皱，目陷睛迷，手足心热甚于手足背，舌绛苔少或舌光绛无苔，脉细数结代或脉细欲绝等见证。二者虚、实截然不同，治疗也不一样。热陷心包者，宜先与安宫牛黄丸、紫雪丹之类清心豁痰开窍，俟邪尽之后，方可议用滋阴潜阳之剂。亡阴失水之证，当以救阴为治，然其兼有痰热蒙蔽心包者，亦应先与安宫牛黄丸、紫雪丹之类药物以祛邪，后议滋阴，若邪未祛而妄施补剂，势将“闭门留寇”，而有内闭外脱之虞。正如吴鞠通在本条分注中所云：“痉厥神昏，舌謇烦躁，统而言之为厥阴证。然有手足经之分：在上焦以清邪为主，清邪之后，必继以存阴；在下焦以存阴为主，存阴之先，若邪尚有余，必先以搜邪。手少阴证未罢，如寸脉大，口气重，颧赤，白睛赤，热壮之类。”

第二章 湿热病

概说

一、湿热病的概念及其特点

1. 湿热病的概念　湿热病多发于雨湿季节，它是外感湿热邪气所引起的，以发热，气机阻滞，脾胃升降失司为主要临床特征的多种急性热病的总称。

2. 湿热病的特点　湿热病是外感湿和热两种邪气，因此它既有湿邪为患的特点，又有热邪为患的反映。湿为阴邪，热为阳邪，两种属性不同的邪气共同侵袭人体而发病，就决定了湿热病具有不同于其它类型疾病的特殊性。其主要特点可概括为四个方面。

(1) 季节性强：因为夏季和初秋季节气候炎热，雨量较多，热蒸湿动，弥漫空间，人之所触，呼吸所受，最易感受湿邪而为患，所以湿热病多发于夏秋季节。

(2) 病程较长，缠绵难愈：湿热病往往是湿热裹结，热在湿中，如油入面，二者难分难解，湿不祛则热不清。而湿为阴邪，重浊粘腻，阻滞气机，遏伤阳气，因此，湿热邪气侵袭人体，往往胶着难祛，迁延时日，使病势缠绵难愈。

(3) 以脾胃为中心，弥漫全身：脾胃为后天之本，主持水谷的消化吸收和水湿的运化。但水湿邪气过重，往往阻碍脾胃的运化功能，故湿热病多以脾胃为病变中心。由于湿邪是弥漫性的浊气，特别是湿热合邪，热蒸湿动，湿邪很容易向周身弥漫。因而，湿热病往往容易造成上中下三焦同时出现症状，而成为以脾胃为中心，弥漫全身的病变。

（4）多见矛盾性症状：湿热二邪同时为患，二者各自要表现其特点，但又互相影响，互相裹结，湿遏则热伏，热蒸则湿动，因而临床每每多见矛盾性症状。如身热不扬（发热而皮肤不灼手，或四肢反凉），发热而脉不数，面不红，反淡黄，精神不烦躁而反呆痴，口干而不欲饮，大便数日不下而不燥结等等。

二、湿热病的辨证纲领——三焦辨证

1. 三焦的生理概念　关于三焦的生理概念，自《内经》以后，历代医学家的著作论述颇多，看法虽有分歧，但总起来看，可以归纳为四个方面的内容。

（1）人体阳气运行的通道：《难经·六十六难》说："三焦者，原气之别使也，主通行三气，经历于五脏六腑。"这段文字明确指出了三焦是人体阳气运行的通道。

（2）人体水液运行的通道：《灵枢·五癃津液别》说："三焦出气，以温肌肉，充皮肤，为其津，其流而不行者为液。天暑衣厚则腠理开，故汗出。……天寒则腠理闭，气湿不行，水下留于膀胱，则为溺与气。"这段文字，明确指出了三焦不仅是阳气运行的通道，而且也是水液运行的通道。正是因为它通行阳气，所以才能具有气化作用，在三焦的气化作用下，津液得以敷布于肌肉、皮肤部位，起充养作用。三焦气化作用亦可使水液从腠理排出体外而为汗；从膀胱排出体外而为尿。因此，三焦又有"水道"之称。《素问·灵兰秘典论》也明确指出："三焦者，决渎之官，水道出焉。"

（3）划分人体上、中、下三个部位：《灵枢·营卫生会篇》说："上焦出于胃上口，并咽以上，贯隔而布胸中，……中焦亦并胃中，出上焦之后，……下焦者，别回肠，注于膀胱而渗入焉。"由这段文字可以看出，上焦是指胃上口以上，胸中的部位。中焦是指胃腑所在的部位。下焦是指大肠、膀胱所在的部位。上、中、下三者合起来统称三焦。

一般说来，心（包括心包）、肺两脏在上焦；脾、胃在中焦；小肠、大肠、膀胱、胆、肝、肾在下焦。

关于上、中、下三焦的生理功能，《灵枢·营卫生会篇》说：“上焦如雾，中焦如沤，下焦如渎。”也就是说，上焦象雾露一样，将水谷精微敷布于周身，以营养人体。中焦腐熟水谷精微，象发酵一样，泡沫浮游。下焦象水沟一样，使水谷浊气不断排出体外。总起来看，三焦主持人体的气化功能，是水谷精微敷布运化和糟粕排泄的通道。

（4）人体传化之腑中的一腑：《素问·五脏别论》说：“夫胃、大肠、小肠、三焦、膀胱，此五者，天气之所生也，其气象天，故泻而不藏，此受五脏浊气，名曰传化之腑。”此段文字，对三焦生理概念的论述，是把它作为人体传化之腑中的一腑，其生理功能是排泄人体浊气。

《灵枢·本输》说：“三焦者，中渎之府也，水道出焉，属膀胱，是孤之府也。”本段文字中之“孤”字，即独一无二之意，言三焦为人体内最大之腑。古人认为，三焦既是人体传化之腑中的一个，又是其中最大的一个，它囊括了人体各脏腑。由此看来，把三焦做为一个具体脏器和以它来划分人体上、中、下三个部位，这两个概念又是一致的。因为上焦、中焦、下焦所属各脏腑，无不包容在三焦“孤之腑’内。

综上所述，从生理上来看，三焦是人体上焦、中焦、下焦三个部位的总称。它是人体阳气和水液运行的通道。饮食物的受纳、腐熟，其精微的运化及糟粕的排泄，均和三焦的气化功能有关。简而言之，三焦是用来划分人体的部位和概括每个部位所属脏腑生理功能的。如果外界邪气侵袭人体，就会导致三焦所属脏腑功能失常，而发生相应的病变。

2. 三焦辨证的内容　吴鞠通根据古代文献对三焦的论述，

并吸取前人对三焦病变的辨证方法，创立了三焦辨证，做为温病的辨证纲领，为后世对温病的辨证论治开创了新的途径。但他在《温病条辨》一书中，把三焦辨证与卫气营血辨证一炉而冶，把卫气营血辨证穿插到三焦辨证之中，以这两种辨证方法，既做为温热病的辨证纲领，又做为湿热病的辨证纲领，这就使其内容相互交错，纷繁复杂而难于掌握，给初学者带来很大困难。

从临床实践中来看，湿热病初起，卫分证候和气分证候的界线并不十分明显，而在湿热未化燥之前，又很少入营分和血分，所以用卫气营血辨证，难以概括湿热病的特点。而湿热病多表现为湿热弥漫上、中、下三焦，阻滞气机，遏伤阳气，导致水液运行障碍的病变。我们认为，湿热病的证候特点，以三焦辨证来概括最为适宜。因此，我们主张以三焦辨证做为湿热病的辨证纲领。

三焦辨证的临床意义有二：①是湿热病发展不同阶段中，三类不同证候的概括。②标明了湿热邪气所在部位及湿热病发展变化的一般规律。

按照三焦辨证，可以把湿热病分为上焦湿热证候、中焦湿热证候、下焦湿热证候三大类型。

上焦湿热证候，是湿热邪气侵袭人体的初起阶段，是湿热邪气自口鼻而入，侵袭于肺，导致肺气宣发、肃降失司，卫外功能失常及水液代谢障碍的一类证候。它以恶寒发热，身热不扬，头身重痛，脉濡等为主要特点。同时由于湿困脾胃，又可兼见胸闷脘痞，纳呆不饥等症状。

上焦湿热证候，除肺的病变外，还可见湿热酿痰，蒙蔽心包之证。其临床表现，以表情淡漠，神识痴呆，时昏时醒为主要特点。

中焦湿热证候，是湿热邪气郁阻脾胃，导致脾胃运化功能障碍，气机升降失常的一类证候。由于湿邪与热邪的轻重程度不同，中焦湿热证候可以分为湿重于热、热重于湿和湿热并重三种类型。在此阶段，由于湿邪困阻，肺气不宣，其寒热模糊，头身重痛等上焦见证亦可同时存在。

下焦湿热证候，是湿热邪气侵及膀胱或小、大肠，导致水液代谢障碍，饮食物传导功能失常的一类证候。它以小便不利或大便不畅为主要临床特点。在此阶段，由于水湿困阻，脾胃运化失司，中焦见证也可同时存在。

由于湿热病是湿热裹结，热在湿中，在未化燥之前多不伤阴血，故下焦湿热一般不损伤肝血肾精。其病变部位主要在膀胱或小、大肠。

由以上三类证候可以看出，上焦证候→中焦证候→下焦证候，标志了湿热病由上到下，向纵深发展的三个阶段。因此说，三焦辨证不仅是湿热病发展的三个阶段中三类证候的概括，而且标明了这三类证候之间由上到下，向纵深发展的有机联系及其发展变化的规律。

三、湿热病的治疗原则

湿热病是湿与热两种邪气同时侵袭人体而为患，故其治疗当从祛湿和清热两方面入手。然湿与热合，热在湿中，湿不祛则热不清，所以治疗重点在于祛湿。湿热邪气易于弥漫三焦，病变部位比较广泛，但在不同发展阶段，其病变中心仍是有所不同。在治疗上，亦需针对其病变中心部位，选用相应药物，以祛除湿热邪气，一般常用四种祛湿、清热方法，分述如下：

1. 辛香宣透，芳化湿浊　此法适用于上焦湿热证候。即以辛香芳化，轻扬宣透之品，宣发肺气，疏通肌腠，使腠理通达，则微有汗出，湿邪可从汗解，湿祛则热亦随之而散。常用药物如：藿香、白芷、苏叶、香薷、佩兰等。正如吴鞠通所说："治上焦如羽，非轻不举。"（《温病条辨》）

2. 辛温开郁，苦温燥湿　此法适用于中焦湿重于热的证候。即以辛温药物和苦温药物相配，辛开苦降，燥化湿邪，调理脾胃，使之升降平衡。常用药物如：半夏、苍术、蔻仁、草果、厚朴、大腹皮、白术等。正如吴鞠通所说："治中焦如衡，非平不安。"（《温病条辨》）

3. 苦寒清热燥湿　本法适用于中焦热重于湿的证候。即选用苦寒之品，以达清热燥湿的目的。常用药物如：黄芩、黄连、栀子等。治湿热病使用苦寒药物宜审慎，必属热重于湿者方可应用。湿重于热者，则宜用辛温、苦温以燥湿，若误用苦寒，不惟湿不能祛，反易冰伏，使病势难解。

若属湿热并重者，可辛温、苦温、苦寒并用。

4. 淡渗利湿　本法适用于下焦湿热证候。即以淡渗利尿药，渗利湿邪，使湿热从小便外泄。常用药物如：滑石、通草、茯苓、生苡仁、泽泻、猪苓、车前子等。若热偏重者，可选加苦寒泄火，通利水道之品，如：栀子、木通、竹叶等。总之，治疗下焦湿热证候，宜重用渗利之品，使重浊之湿邪沉于下而渗于外。

湿热邪气易于弥漫三焦，除病变中心部位外，其他部位亦受其影响。因此，除针对其病变中心部位进行治疗外，亦要适当兼顾其它部位，以利于祛除三焦弥漫之邪。如上焦湿热证候，除见恶寒发热，头身重痛等上焦见证外，还可见胸闷脘痞，纳呆不饥，小便不利等中、下焦见证。在治疗时，应以辛温宣透，芳香化湿为主，并适当配伍辛开苦降和淡渗利湿药，以兼治中、下焦。总之，治湿应兼顾三焦各个部位，总以分消走泄，通畅三焦为法。

脾主运化水湿，在湿热病中，湿邪最易困阻脾胃，而影响脾胃运化功能，故治疗湿热病时，常于祛湿药中配入健脾益气，醒胃消导之品，以促进水湿之运化。如：茯苓、生苡仁、砂仁、蔻仁、山楂、神曲、麦芽等。

湿邪重浊粘滞，最易阻滞气机。气机不畅，则水道不通而湿不易祛，故治疗湿热病，亦需适当配伍理气行滞药物，以宣畅气机，或少佐开通肺气之品，以通调水道。如：枳实、厚朴、大腹皮、陈皮、藿梗、杏仁、桔梗等。

兹将湿热病治疗原则及常用药物，列表归纳如下：

湿热病治疗原则及常用药物表

治疗原则		常用药物
祛湿清热	辛香宣透，芳化湿浊	藿香、白芷、苏叶、香薷、佩兰
	辛温开郁，苦温燥湿	半夏、苍术、蔻仁、草果、厚朴、大腹皮、白术
	苦寒清热燥湿	黄芩、黄连、栀子
	淡渗利湿	滑石、通草、茯苓、生苡仁、泽泻、车前子
	苦寒清利	栀子、木通、竹叶
健脾益气	健脾益气	茯苓、生苡仁
醒胃消导	醒胃消导	砂仁、蔻仁、山楂、神曲、麦芽
理气行滞	理气行滞	枳实、厚朴、大腹皮、陈皮、藿梗
	开通肺气	杏仁、桔梗

四、湿热病的治疗禁忌

1. 忌大汗　湿热邪气侵袭上焦，郁阻肌表，只宜用辛温芳香之品，宣透肌腠，使腠理通畅，微有汗出，邪从汗解，切忌以大辛大温之药使其大汗。因湿为阴邪，粘滞难以速除，必取微汗，方能缓缓祛之。而麻黄、桂枝之类大辛大温药物，其温窜太过，用之不惟湿不能祛，反易助热动湿，使湿热上蒙清窍，内闭心包，而导致神昏、耳聋之重证。正如吴鞠通所说："汗之则神昏耳聋，甚则目瞑不欲言。"(《温病条辨·上焦篇第

四十三条》)

2. 忌大下　湿热邪气郁阻胃肠，可用苦寒清热燥湿，亦可用导滞通下之法。但忌纯用峻下猛攻之品。因湿邪粘滞，非一攻可下，如单纯重用大黄、芒硝之类攻下药，不惟湿不能祛，且易损伤脾阳，导致脾气下陷而成泄利不止之证。正如吴鞠通所说："下之则洞泄。"(《温病条辨·上焦篇第四十三条》)

3. 忌滋补　湿热病往往出现午后身热，口干等见证，此乃湿邪为患，并非阴虚之兆。若误诊为阴虚而投以生地、麦冬之类滋润腻补药物，则滋腻助湿，反使其病胶着难解。正如吴鞠通所说："润之则病深不解。"(《温病条辨·上焦篇第四十三条》)

4. 忌温补　湿为阴邪，遏伤阳气。在湿热病过程中，由于湿阻气机，阳气不通，往往出现肢凉，面色苍白，倦怠乏力等见证，此乃湿邪为患，并非虚寒之征。若误诊为阳气虚而投以党参、黄芪之类甘温补气药物，则壅滞助热，且有碍湿邪之运化，反使湿郁热蒸，病势加重。

5. 饮食禁忌　在湿热病过程中，由于湿热困阻，脾胃呆钝，消磨、运化功能低下，故饮食必当慎重，每食只能半饱，不可过食。甜滞、油腻、生冷、辛辣之物皆忌，防其助湿增热。湿热病初愈者，饮食亦以清淡为宜，以防食复。

五、湿热病的转归

湿为阴邪，热为阳邪，二者同时侵袭人体，互相裹结，胶着难解，决定了湿热病的缠绵难愈。因脾主运化水湿，脾不健运则湿不易祛，所以湿热病往往在中焦稽留时间最长，变化也较多。一般来说，其转归大致可分为从阳化热或从阴化寒两种情况。

从阳化热，是指由于患者体质阳气素盛，或其证候类型属于热重于湿，或治疗过程中，使用大量温燥药物，致使湿热病在发展过程中，湿渐退而热渐盛，最终化燥成温，发展成为温热病。湿热病一旦从阳化热，转化成温热病，则按温热病辨证论治。

从阴化寒，是指由于患者素体阳虚，或其证候类型属于湿重于热，或治疗过程中，使用大量苦寒药物，克伐阳气，致使湿热病在发展过程中，湿不祛而热渐退，最终发展成为寒湿病。湿热病一旦从阴化寒，转化为寒湿病，则属内科杂病范畴，须采用温阳化湿法治疗。

若湿热邪气在中焦胶着难解，既不从阳化热，又不从阴化寒，则可稽留中焦或逐渐转入下焦。

第一节　上焦湿热证治

一、证候特点

上焦湿热证候，是湿热病初起阶段。其感邪途径，多受自口鼻，或因湿热两种邪气相合而侵袭人体，或感受湿邪，阻滞气机，因素体阳盛，郁而化热，渐成湿热之证。然总起来看，多以湿邪为主。湿热邪气在上焦，主要侵袭于肺，使肺的宣发、肃降功能障碍，而出现卫外功能失常及水液代谢障碍的病变。其临床见症如恶寒发热，身热不扬，头身重痛，脉濡等。若湿邪弥漫，内困脾胃，亦可兼见脘痞不饥等症状。

上焦湿热证候，除肺的病变外，还可因湿热郁蒸，酿成痰浊，而成湿热酿痰，蒙蔽心包之证，其临床见证如表情淡漠，神识痴呆，时昏时醒等。

二、治疗原则

湿热邪气在上焦肺，治应辛香宣透，芳化湿浊之法。因肺为华盖，其位最高，主宣发、肃降，外合皮毛，故需因势利导，选用辛温芳香药物，轻扬透泄，宣通肺气，宣化湿浊，使腠理通达，微有汗出，湿邪从汗而解，湿祛则热亦随之而散。正如吴鞠通所说："治上焦如羽，非轻不举。"（《温病条辨》）

湿热酿痰，蒙蔽心包之证，治应化湿清热，芳香开窍之法，痰湿一祛，则热不独存。

三、辨证论治

1. 湿邪困表

【临床表现】 恶寒发热，少汗，头重痛昏蒙，身重疼痛，口淡不渴，胸脘痞闷，或见呕恶纳呆，肠鸣泄泻，舌苔白腻，脉濡。

【病机分析】 本证乃外感湿邪，困阻肌表之候。湿为阴邪，重浊粘滞，湿困肌表，则肺气失宣，卫阳被郁，卫外失司，故恶寒少汗。湿邪外袭，正气抗邪，正邪相争，则可见发热。湿性粘滞，困阻清窍，可致头部沉重疼痛，甚则昏闷如蒙。湿困肌表，则身重疼痛。本证乃外感湿邪，湿不伤津，故口淡不渴，是与外感热邪，伤津口渴之证不同。湿气弥漫，郁阻气机，则可致胸脘痞闷。湿困脾胃，升降失司，胃气上逆，故呕恶纳呆。湿浊下注大肠，则肠鸣泄泻。舌苔白腻，脉濡皆是湿盛之征。

【治法】 疏散表湿，兼祛里湿

【方药】 藿香正气散 《太平惠民和剂局方》

大腹皮　白芷　紫苏　茯苓去皮各一两　半夏曲　白术　陈皮去白　厚朴去粗皮姜汁炙　苦梗各二两　藿香去土三两　甘草炙二两半

右（上）为细末，每服二钱。水一盏，姜三片，枣一枚，同煎至七分，热服。如欲出汗，衣被盖，再煎并服。（近代多作汤剂或丸剂服用。）

【方论】 方中藿香辛温芳香，既能疏散表湿，又有化湿和中之功，是为方中君药。白芷、紫苏，皆辛温芳香之品，助藿香以宣畅肺气，疏透表湿。半夏曲、陈皮辛温，大腹皮、厚朴苦温，四药相配，辛开苦降，燥湿行气，宣畅气机，气行则湿易祛。半夏曲又有醒胃消导，祛除湿滞之功。茯苓、白术、炙甘草、生姜、大枣健脾益气和胃，以促水湿之运化。茯苓、白术又有利湿、燥湿之功。桔梗载药上行，以祛上焦之邪，并开肺气以利水道。诸药配伍，以藿香、白芷、紫苏辛温芳香，疏散上焦表湿，又佐以辛温、苦温、淡渗之品以祛除里湿，是治表而兼治里之方。

本证与太阳伤寒证均有恶寒重，发热轻，头痛身痛之见证，但二者病因、病机不同。太阳伤寒是寒邪束表，故除恶寒重，发热轻，头痛身痛见证外，又见舌苔薄白，脉浮紧，但无头身沉重之感，治用麻黄、桂枝大辛大温之品，以发汗散寒。本证乃湿邪困表，除恶寒发热，头痛身痛外，又有头身沉重之感，并可见苔白腻，脉濡，及胸脘痞闷，呕恶纳呆。治当辛温芳香之品，以疏散表湿，并配入燥湿利湿药物，以兼祛里湿。

2. 寒湿困表，暑热内蕴

【临床表现】 恶寒发热，无汗，头身疼痛困重，胸脘痞闷，心烦口渴，小便短赤，舌苔薄腻而白，脉濡数。

【病机分析】 本证多因夏日贪凉而致。夏日炎热，人多易感受暑热之气。暑热内盛，则多喜于荫凉处憩息，或夜间归寝较晚，每易感受寒湿邪气。暑热内蕴，寒湿外束，则成本证。寒湿外束，腠理闭塞，卫阳被郁，故恶寒无汗。寒湿困束，气血受阻，则头身疼痛困重。正邪相争，乃见发热。湿气弥漫于里，阻滞气机，则可见胸脘痞闷。暑热内蕴，耗伤津液，故口渴，小便短赤。暑热扰心，则心烦不安。舌苔薄腻而白，是湿浊弥漫之兆，因湿邪在表，尚未与里热相合，故虽有里热，而苔却不黄。脉濡主湿，数主热盛。

【治法】 解表消暑

【方药】 新加香薷饮 《温病条辨》

香藿二钱 银花三钱 鲜扁豆花三钱 厚朴二钱 连翘二钱

水五杯，煮取二杯，先服一杯，得汗，止后服，不汗再服，服尽不汗，再作服。

【方论】 方中香薷辛温芳香，发汗解表，以祛在表之寒湿。银花、连翘、扁豆花轻清宣透，清透内蕴之暑热。厚朴理气燥湿。诸药相配，外解寒湿，内清暑热，是属表里同治之剂。若里热炽盛者，可于方中加入黄连一钱。

本证与藿香正气散证均有恶寒发热，头身重痛之表证。然藿香正气散证是湿邪困表而兼里湿，症见口不渴，脘闷呕噁，肠鸣泄泻，故方中诸药皆为祛湿之品。本证乃表有寒湿，而里有暑热，症见心烦口渴溲黄，故治用新加香薷饮，一以解表祛寒湿，一以清透里热。二者病机不同，治法亦异。

【文献选录】

“手太阴暑温，如上条证，但汗不出者，新加香薷饮主之。”《温病条辨·上焦篇第二十四条》

【按语】 “手太阴暑温，如上条证”一句，指本篇第二十二条“形似伤寒，但右脉洪大而数，左脉反小于右，口渴甚，面赤汗大出者，名曰暑温，在手太阴，白虎汤主之”而言，其证乃暑热内盛之候。“但汗不出者”一句，指出虽然内有暑热，但表有邪闭，使暑热内蕴，不得外发。其仅言“汗不出”，而未言其余，是省略之笔。在表究系何邪？当视其前后所述及其方剂，综合分析。对“形似伤寒”一句，吴氏在分注中云：“谓头痛、身痛、发热恶寒也。”综其前后所述，则本证应见：恶寒发热，无汗，头身疼痛，口渴，面赤。其治用香薷，乃辛温解表化湿之品，则可知其证乃寒湿困于表，而暑热蕴于里。

3. 湿热郁阻，表里同病

【临床表现】 发热恶寒，身热不扬，午后热甚，面色淡黄，头痛且重，周身沉重，四肢发凉，倦怠乏力，表情淡漠，胸脘痞闷，纳呆不饥，甚或呕恶，口干不欲饮，大便溏滞，小便黄少，舌苔白腻，脉濡。

【病机分析】 本证乃湿热病初起，湿热邪气侵袭上焦，弥漫上下，郁阻表里之候。发热恶寒，头痛且重，周身沉重，是湿热在表之兆。因湿热合邪，湿遏热伏，热蕴湿中，不得宣扬，故身虽热而面不红，反见淡黄，皮肤扪之也无灼热感，甚或初扪反觉肤冷，然久扪则热势渐增，终至灼手，是为“身热不扬”，此为湿热病发热之特点，其与温热病之身热蒸腾迥然有异。午后阳明经气主令，阳明为多气多血之经，当其主令时，正气充盛，正邪相争，故午后热甚。湿阻气机，阳气不能通达于四末及周身，故四肢发凉，倦怠乏力。湿浊蒙蔽清窍，则表情淡漠。胸脘痞闷，纳呆不饥，呕恶便溏，是湿邪内蕴，郁阻气机，脾胃升降失司之征。湿阻气机，气化不利，津液不布，乃致口干，然其内有湿停，故口虽干而不欲饮。湿热内蕴，故小便量少而色黄。舌苔白腻，脉濡皆主湿盛。

【治法】 宣化湿热

【方药】

藿朴夏苓汤 《医原》

藿香二钱 半夏一钱半 赤苓三钱 杏仁三钱 生薏仁四钱 蔻仁六分 猪苓钱半 泽泻钱半 淡豆豉三钱 厚朴一钱

三仁汤 《温病条辨》

杏仁五钱 飞滑石六钱 白通草二钱 白蔻仁二钱 竹叶二钱 厚朴二钱 生薏仁六钱 半夏五钱

甘澜水八碗，煮取三碗，每服一碗，日三服。

【方论】 藿朴夏苓汤中藿香辛温芳香，解表化湿。豆豉解表宣郁，助藿香以祛除表邪。杏仁入上焦以降肺气，使肺气降，则水道通。生薏仁配茯苓，健脾利湿。猪苓配泽泻，清利湿热。半夏降逆和胃止呕。蔻仁醒胃消滞。半夏、蔻仁配厚朴，辛开苦降，开郁燥湿行气。方中诸药配伍，辛温芳香、辛开苦降、淡渗并用，共奏宣化之功，使表里上下弥漫之邪，内外齐解，上下分消，湿祛则热亦随之而除，是表里同治之法。

三仁汤中杏仁入上焦，降肺气，以通调水道，是方中君药。蔻仁辛温芳香，以醒胃消滞燥湿。生薏仁甘淡微寒，健脾利湿清热。三仁配伍，通治上、中、下三焦弥漫之湿。配入半夏、厚朴，辛开苦降，开郁燥湿行气。滑石、通草、竹叶，淡渗利湿清热。竹叶又兼轻清宣透，达热出表。诸药配伍，开上、畅中、渗下，共奏宣化湿热之功。

藿朴夏苓汤与三仁汤二方，组方原则相近，都有开上、畅中、渗下之品，均为宣化湿热之方，皆可用于湿热邪气侵袭上焦，弥漫上下，郁阻表里之证。但藿朴夏苓汤中用藿香、豆豉，其解表之力胜于三仁汤。而三仁汤中用滑石、竹叶，其清热之力又较藿朴夏苓汤稍强。

【文献选录】

"头痛恶寒，身重疼痛，舌白不渴，脉弦细而濡，面色淡黄，胸闷不饥，午后身热，状若阴虚，病难速已，名曰湿温。汗之则神昏耳聋，甚则目瞑不欲言，下之则洞泄，润之则病深不解，长夏深秋冬日同法，三仁汤主之。"（《温病条辨·上焦篇第四十三条》）

【按语】 本条论述湿温病主证及其治疗禁忌。"头痛恶寒，身重疼痛，舌白不渴"之证，颇似太阳伤寒。然其证又见"脉弦细而濡，面色淡黄，胸闷不饥，午后身热"，则与伤寒大异。综观脉证，此证是属湿热为患。若误诊为太阳伤寒，而以麻黄、桂枝大辛大温之剂发汗，则必助热而动湿，使湿热上蒙清窍，内闭心包，而致"神昏耳聋，甚则目瞑不欲言"。"胸闷不饥"，有似食滞内停，若误诊而错用攻下之品，则易损伤脾阳，而致"洞泄"。湿热病"午后身热"，有似阴虚发热，然二者病机不同，治亦迥异，若误诊为阴虚，投以滋润腻补之剂，滋腻助湿，反使湿邪胶着，故云“润之则病深不解”。

湿热病多发于长夏雨湿季节，然亦有发于秋、冬者。在治疗上，不必拘于季节，只要见湿热之证，即以其法治之，即吴氏所云：“长夏深秋冬日同法。”

【验案】 湿温（湿重于热）

华某 男 30岁 1936年9月2日

身热6～7日，体温39℃，头晕目沉，面色淡白，胸中满闷不舒，周身酸楚乏力，大便略溏，小溲短黄，腰际酸沉，夜寐不安。经某中医治疗，先服银翘解毒丸，后又服汤剂，甘寒清气热，以生地、元参、知母、沙参等为主。药后大便溏泄，身热加重，周身乏力，舌白滑润，根部厚腻，两脉沉濡，按之无力，近似迟缓，小溲短少，口淡无味。病属素体中阳不足，脾胃运化欠佳，外受暑湿之邪，留连不去，误服甘寒之品，湿邪增重，气机受阻，三焦不利。湿重于热，故面色淡白，唇口不华，脉象亦为寒湿遏阻中阳之象，拟以芳香宣化，疏调气机，以畅胸阳。俟湿化阳复，气机宣畅，则三焦通利，病自渐愈。忌食甜、粘及有渣滓食物。

淡豆豉12克 炒山栀3克 藿香叶10克（后下） 陈香薷1.5克（后下） 焦苍术4.5克 厚朴4.5克 白蔻仁3克 杏仁泥10克 川连2克 半夏10克 陈皮4.5克 鲜煨姜3克 冬瓜皮20克二付

二诊 1936年9月5日

药后身热渐退，体温38.5℃，头晕沉重渐解，胸闷渐轻，胸中头额略见小汗，大便仍溏，小溲赤短，腰痛，周身酸楚乏力，苔白滑腻，根部略厚，两脉弦滑力弱，按之濡缓。此为暑热湿邪互阻不化，且过服甘寒，脾阳受遏，三焦不通，气机不畅，再以芳香宣化，通阳祛湿。

淡豆豉12克 炒山栀3克 藿香叶10克（后下） 香白芷6克（后下） 白蔻仁4.5克 杏仁10克 半夏12克 厚

朴 6 克　炒薏米 12 克　焦苍术 4.5 克　川连 2 克　煨姜 3 克　茯苓皮 12 克　二付

三诊　1936 年 9 月 8 日

叠服芳化通阳祛湿之剂，自觉遍体潮润，已下至两腿，胸中满闷大减，气分亦畅，头部沉重渐解，小溲通畅色深，体温 37.8℃，大便今日已渐成形，腰痛，周身酸楚乏力，舌苔白腻略厚，脉象已转濡滑，较前有神。暑湿互阻不化，连服芳香宣解，湿邪渐减，热象亦轻，再以宣化上、中二焦，希图三周热退为吉。

白蒺藜 10 克　香豆豉 12 克　嫩前胡 3 克　香青蒿 4.5 克　制厚朴 4.5 克　焦苍术 6 克　焦薏米 10 克　制半夏 10 克　白蔻仁 3 克　煨姜 2 克　杏仁泥 10 克　白米 30 克　炒焦煎汤代水　二付

四诊　1936 年 9 月 11 日

身热已退净，体温 36.6℃，头部尚觉微痛，大便通畅，咳嗽痰多，口淡无味，舌苔白腻，两脉和缓有神。湿温三周已解，遍体潮润，唯胃纳欠佳，脘闷仍不思食。再以辛泄余邪，调和阳明。病虽向愈而正气未复，由虚涉怯，意中事也，饮食寒暖，备宜小心。

白蒺藜 10 克　香青蒿 4.5 克　粉丹皮 4.5 克　厚朴花 4.5 克　川连 2 克　川贝母 10 克　杏仁 10 克　香砂枳术丸 15 克（布包）　范志粬 12 克（布包）　香稻芽 10 克　新会皮 3 克　白米 30 克　炒焦煎汤代水　三付

三付之后，诸恙皆安，停药后一周则饮食二便皆正常，逐渐康复。

【按】　湿热蕴郁不解，治疗必须先治湿邪。否则湿郁则热生，热重则病势又增。此时尤其禁用滋阴之品，吴鞠通《温病条辨》中说，“润之则病深不解”，即明确指出湿温病禁忌滋腻。此证本属湿热互阻，当时不用芳化药物解除湿热蕴郁之邪，误用甘寒滋腻之生地、元参、知母、沙参等，实为加重其湿，使热无去路，所以病不解而热势加重。后改用芳香宣化之法，用藿香、香薷之芳香，淡豆豉、炒山栀之宣阳，厚朴、苍术、半夏之辛苦温祛湿，并用杏仁开肺气以调三焦，则湿渐化，郁渐解，三焦得畅，病渐痊愈矣。

4. 外感暑湿（冒暑）

【临床表现】 发热恶寒，汗出，咳嗽，头晕，或见呕恶泄泻，舌苔白腻，脉濡数。

【病机分析】 本病乃夏季外感暑湿邪气，湿热侵袭上焦之轻证。湿热邪气外袭，正邪相争于表，肺气宣发功能失常，故发热恶寒。肺气上逆，则咳嗽。暑为阳邪，开泄腠理，故见汗出。头晕乃湿热上蒸，浊邪害清所致。若湿热弥漫于中焦，脾胃升降功能失常，可见呕恶泄泻。舌苔白腻，脉濡数均为湿热之征。

【治法】 化湿涤暑

【方药】 雷氏清凉涤暑法 《时病论》

滑石三钱（水飞） 生甘草八分 青蒿一钱五分 白扁豆一钱 连翘三钱（去心） 白茯苓三钱 通草一钱

加西瓜翠衣一片入煎。

【方论】 方中滑石配甘草即“六一散”，有清利湿热之功，更配入通草，以增其清利湿热之力。青蒿、连翘，质轻而走表，性凉而清热，轻清宣透，疏散上焦在表之湿热。扁豆化湿和中。西瓜翠衣清热解暑。茯苓健脾利湿。本方诸药相配，表里兼顾，共奏化湿涤暑之功。

根据我们临床经验，若呕吐较甚者，可于方中加半夏二钱，若泄泻较甚者，可于方中加冬瓜皮一两。

本证与藿香正气散证相较，虽均属上焦湿热，皆以表证为主而兼里证。然二者又有不同。藿香正气散证是湿邪重而热邪轻，故以辛温芳香之品疏散表湿，以辛温、苦温之品燥湿，适用于湿邪困表之证。本证乃暑湿邪气侵袭上焦肺，暑热邪气与湿邪皆较明显，故治以清凉之品，以化湿涤暑，而不用辛温燥化药物。

【文献选录】

“冒暑者，偶然感冒暑邪，较伤暑之证，稍微轻浅耳。夫暑热之邪，初冒于肌表者，即有头晕、寒热、汗出、咳嗽等证，宜以清凉涤暑法加杏仁、蒌仁治之。”（《时病论》）

【按语】 本段雷氏论冒暑之证治颇详。其于清凉涤暑法方论中又云：“夫小暑之节，在乎相火之后，大暑之令，在乎湿土之先，故先贤所谓暑不离湿也。”综其所论，分析其方，可知冒暑一证，是暑湿邪气上犯于肺之轻浅证候。

5. 暑秽卒中（暑秽）

【临床表现】 身热汗出，头痛且胀，胸脘痞闷，烦躁，呕恶，甚则神昏，舌苔白腻或黄腻，脉濡数。

【病机分析】 本证乃夏秋之季感受暑湿秽浊之气，自口鼻侵袭肺胃，卒然而发的一种证候，即中暑而挟湿浊一类疾病。夏秋之季，湿热熏蒸，若露天劳作过久，或起居不慎，则易感受湿热秽浊之气而发病。湿热熏蒸，故身热汗出。湿热上蒸清窍，则头痛且胀。胸痞脘闷，是秽湿阻滞气机所致。烦躁，甚则神昏，乃因热扰心神。湿热秽浊之气内阻，胃气上逆，乃致泛恶呕吐。若秽湿偏盛，可见舌苔白腻，口不渴；若暑热偏盛，可见舌苔黄腻而口渴。脉濡主湿，数主热。

【治法】 解暑化浊

【方药】 雷氏芳香化浊法 《时病论》

藿香叶一钱　佩兰叶一钱　陈广皮一钱五分　制半夏一钱五分　大腹皮一钱（酒洗）　厚朴八分（姜汁炒）　加鲜荷叶三钱为引。

【方论】 方中藿香辛温芳香，轻宣透泄，使上焦湿热秽浊之邪外达。配佩兰又芳香化浊，和中解暑。陈皮、半夏辛温，大腹皮、厚朴苦温，四药相配，辛开苦降，燥湿化浊，宣通气机。半夏又有降逆止呕之功。荷叶清热解暑，芳香化浊，辟秽而升清气。诸药相配，气味芳香，解暑化浊，以辟暑湿秽浊之气。然其剂偏温，宜于暑秽湿浊偏盛之证。若暑热偏盛者，可于方中加入薄荷一钱、黄芩三钱、鲜芦根一两。

【文献选录】

“秽浊者，即俗称为龌龊也。是证多发于夏秋之季，良由天暑下逼，地湿上蒸，暑湿交蒸，更兼秽浊之气，交混于内，人受之，由口鼻而入，直犯膜原，初起头痛而胀，胸脘痞闷，肤热有汗，频欲恶心，右脉滞钝者是也。然有暑、湿之分，不可以不察也。如偏于暑者，舌苔黄色，口渴心烦，为暑秽也。偏于湿者，苔白而腻，口不作渴，为湿秽也。均宜芳香化浊法治之，暑秽加滑石、甘草，湿秽加神曲、茅苍术。”（《时病论》）

【按语】 雷氏把秽浊分为暑秽和湿秽两类，对其病因、病机及辨证施治均做了详细论述。暑秽与湿秽，皆感暑湿秽浊之气而发，不过略偏于热或略偏于湿而已，其治法亦大同而小异。此二证可统称为暑秽，盖暑即热也，秽即湿浊也，暑秽之名，即暑湿秽浊之意，或偏于热，或偏于湿，皆可概括于其中，不必再立两名。

对于本证病变部位，雷氏说：“由口鼻而入，直犯膜原。”依我们之见，似应以由口鼻而入，侵袭上焦肺而及于胃为是。

6. 上焦湿热吐衄（暑瘵）

【临床表现】 身热咳嗽，咯吐痰血，甚则吐衄，头目不清，口不渴，舌苔白腻而滑，脉濡数，或濡弱无力。

【病机分析】 本证乃外感暑湿邪气，郁于上焦，损伤肺络，血从上溢之候。湿热郁阻，正邪交争，肺气失宣，故身热咳嗽。湿热阻肺，蕴郁熏蒸，肺络受损，血不循经，溢出脉外，则咯吐痰血，甚则吐血，衄血。湿热上蒙清窍，乃致头目昏闷不清。湿浊内蕴，故身虽热而口不渴。舌苔白腻而滑，是湿热内蕴之征。脉濡数是湿热郁蒸之兆。若吐衄失血伤气，则脉亦可见濡弱无力。

【治法】 清化暑湿

【方药】 清络饮加杏仁薏仁滑石汤 《温病条辨》

鲜荷叶边二钱 鲜银花二钱 西瓜翠衣二钱 鲜扁豆花一枝 丝瓜皮二钱 鲜竹叶心二钱 杏仁二钱 滑石末三钱 薏仁三钱

水二杯，煮取一杯，日二服。

【方论】 本方乃清透肺络之热，化肺中湿邪之剂。方中鲜荷叶、鲜银花、鲜扁豆花、西瓜翠衣，皆轻清芳香之品，质轻入上焦清透肺中热邪，并有化湿之功。鲜竹叶轻清透热，并导热下行。丝瓜皮入络而清热凉血。六药配伍，药性清凉芳香，有清化肺中湿热之效。加杏仁以降利肺气，通调水道，使湿有去路。薏仁、滑石性凉而淡渗，有清利湿热之功。薏仁又有健脾保肺之效。本方诸药结合，清热化湿，使湿热得解，肺气通利，则吐衄可止。

本证与温热病血分证中之犀角地黄汤合银翘散证，均属肺络损伤而血从上溢，皆为“暑瘵”之证。然本证因湿热而致，彼则属热盛而无湿。二者病因不同，治法亦异。犀角地黄汤合银翘散方，功专清热凉血，以止吐衄；本证则宜清化湿热，不可滥投凉血之剂，防其寒凉而遏伏湿邪，反致病重。

【文献选录】

“暑温寒热，舌白不渴，吐血者，名曰暑瘵，为难治，清络饮加杏仁、薏仁、滑石汤主之。”《温病条辨·上焦篇第三十二条》

【按语】 本条论述暑瘵的证治。暑瘵的病因有暑热和暑湿之分，本条属暑湿之证。吴氏在分注中云：“寒热，热伤于表也；舌白不渴，湿伤于里也。皆在气分，而又吐血，是表里气血俱病，岂非暑瘵重证乎?”明确指出本证乃湿热邪气为患之重证。其所以为“难治”，吴氏在分注中亦云：“此证纯清则碍虚，纯朴则碍邪。”其治用清络饮加杏仁、薏仁、滑石汤，是清透肺络中热，而又化湿利湿之方。

7. 湿热酿痰，蒙蔽心包

【临床表现】 身热不扬，午后热甚，神识呆痴，时昏时醒，昏则谵语，醒则神呆，呼之能应，昼轻夜重，舌苔白腻或黄腻，脉濡滑或濡滑而数。

【病机分析】 本证乃湿热病发展过程中，湿热郁蒸，酿成痰浊，蒙蔽心包之候。热蕴湿中，湿遏热伏，故身虽热而不扬。午后乃阳明主令之时，正邪交争，故午后热甚。湿热酿痰，蒙蔽心包，则神识呆痴。昼日阳气盛，人体阳气亦充盛，抑制湿邪，故病情转轻，其神昏程度亦轻，仅见呆痴，呼之能应。夜间阴气盛，人体阳气衰，不能抑制湿浊阴邪，则病情转重，其神昏程度亦重，而见昏睡谵语。若湿重而热轻，可见舌苔白腻，脉濡滑。若湿热皆重，可见舌苔黄腻，脉濡滑而数。

【治法】 化湿清热，芳香开窍

【方药】 菖蒲郁金汤送服苏合香丸或至宝丹

菖蒲郁金汤《温病全书》

鲜石菖蒲一钱　广郁金一钱半　炒山栀二钱　连翘三钱　菊花一钱半　滑石四钱包　竹叶三钱　丹皮二钱　牛蒡子三钱　竹沥三匙冲　姜汁六滴冲　玉枢末五分冲服

玉枢丹　《温热经纬》

山慈姑去皮，洗净，焙　川文蛤即五倍子，捶破，洗刮内桴　千金子即续随子，去油，取净霜　各二两　红芽大戟洗，焙一两　当门子三钱

五味，先将慈、蛤、戟三味研极细末，再入霜、香研匀。糯米汤调和，干湿得宜，于辰日净室中，木臼内杵千余下，每料分四十锭。故亦名紫金锭。再入飞净朱砂，飞净明雄黄各五钱尤良，或以加味者杵成薄片，切而用之，名紫金片。每服一钱，凉开水调下，孕妇忌之，又不可与甘草药同用也。

苏合香丸 《太平惠民和剂局方》

白术　青木香　乌犀屑　香附子炒去毛　朱砂研水飞诃黎勒煨去皮　白檀香　安息香别为末用无灰酒一升熬膏　沉香麝香研　丁香　荜茇各二两　龙脑研　苏合香油入安息香膏内各一两　熏陆香（即乳香）别研一两

右（上）为细末，入研药匀，用安息香膏并炼白蜜和剂，每服旋丸如梧桐子大，早朝取井华水，温冷任意，化服四丸，老人小儿可服一丸，温酒化服亦得，并空心服之。

（近代用法：蜜丸重一钱，每服一丸，温开水送服，小儿减半。）

至宝丹（方见前“热陷心包”证候。）

【方论】 菖蒲郁金汤中菖蒲辛温芳香，化湿痰，开心窍。郁金辛寒，行气开郁。二药相配，相辅相成，共奏行气化痰开窍之功，为方中君药。连翘、菊花、牛蒡子、竹叶四药，轻清宣透，宣泄湿热邪气。山栀、竹叶、滑石三药，导湿热从小便外泄。竹沥苦寒，清化热痰，加姜汁可制竹沥之寒凉，保护胃气，并有涤痰作用。丹皮行血脉，并泄血中伏热。玉枢丹末辟秽化浊。诸药配伍，芳化痰湿，清利湿热，是为化湿清热，芳香开窍之良剂。

苏合香丸用大队辛温芳香之品，有开通湿郁，宣展气机，开窍醒神之功，是“温开”之良方。湿热酿痰，蒙蔽心包之证，偏于湿痰秽浊重者，以菖蒲郁金汤送服之，则化痰开窍之力更强。

至宝丹为芳香而性凉之剂，有开窍醒神，清热解毒之效。湿热酿痰，蒙蔽心包之证，热邪与痰浊并重者，以菖蒲郁金汤送服之，可奏化痰清热，芳香开窍之功。

治疗湿热酿痰，蒙蔽心包之证，关键在于辨清湿痰与热邪之比重。若湿痰偏盛者，切忌过用寒凉之品，以防冰伏之弊，宜用辛温芳香之品以化痰浊，开心窍，若痰浊与热邪并重者，则又忌过用辛温燥烈之品，以防其助热之虞，宜用芳香清凉之剂，以化湿痰，清邪热，开心窍。

本证与热陷心包证，均属心包疾患。然二者一属温热病，一属湿热病，其病因、病机、临床表现不同，治法亦异，列表比较如下，以资鉴别。

热陷心包与湿热酿痰蒙蔽心包证候比较表

证候	病类	病因	病机	热型	神志	舌象	脉象	治法	方剂
热陷心包	温热病	温热邪气	温热邪气灼液成痰蒙蔽心包热邪偏盛	身热灼手	神昏谵语或昏愦不语之呼不应	舌謇短缩质红绛苔黄燥	细滑数	清心凉营豁痰开窍	清宫汤送服安宫牛黄丸或至宝丹、紫雪丹
湿热酿痰蒙蔽心包	湿热病	湿热邪气	湿热郁蒸酿成痰浊蒙蔽心包湿痰偏盛	身热不扬	神识呆痴时昏时醒昏则谵语醒则呆痴呼之能应	舌苔白腻或黄腻	濡滑或濡滑而数	化湿清热芳香开窍	菖蒲郁金汤送服苏合香丸或至宝丹

第二节　中焦湿热证治

一、证候特点

中焦湿热证候，其感邪途径有二：或因上焦湿热不解，渐传中焦，或因素体脾胃运化功能障碍，湿热内蕴，又复感湿热邪气，以致内外合邪而发病。

湿热病在中焦羁留时间最长，其病变中心在于脾胃。因人的体质有异，湿与热两种邪气的偏重程度有别，中焦湿热证候的病机和表现也有所不同。若素体阳虚，或湿邪偏盛而热轻者，多表现为湿重于热，病变中心在足太阴脾；若素体阳盛，或热邪偏盛而湿轻者，则多表现为热重于湿，病变中心在足阳明胃。正如叶天士所说："在阳旺之躯，胃湿恒多；在阴盛之体，脾湿亦不少。"（《外感温热篇》）若脾湿与胃热并重者，则多呈湿热并重。

湿重于热，是以湿为主，热象不显，湿浊困阻。脾失健运的一类证候。多以身体重楚，脘痞不饥，口淡不渴，大便溏滞不爽，苔腻，脉濡为主要特点。

热重于湿，多见于暑湿病，其证候类型是以里热为主，而又挟有湿邪。特点是以高热，心烦，口渴等里热见证为主，又兼见脘腹胀满等湿象，并可见舌红苔黄腻，脉濡数。另外，从发展趋势来看，热重于湿的证候，往往容易化燥成温，而变成温热病。

湿热并重，是湿郁而热蒸，湿热难解难分的一类证候。多以胸闷腹胀，渴不多饮，或竟不渴，汗出热解，继而复热，舌苔淡黄滑润等见证为特点。

二、治疗原则

中焦湿热证候，治应燥湿之法，以祛除湿邪，调整脾胃功能，使之恢复升降平衡。正如吴鞠通所说："治中焦如衡，非平不安。"（《温病条辨》）但因其表现不同，选用药物又有所不同。

湿重于热，是以湿邪为主的一类证候。治宜辛温开郁，苦温燥湿之法。选用辛温、苦温药物互相配伍，辛开苦降，燥化湿邪，湿祛则热亦退。因中焦湿热易于弥漫上、下焦，故治疗方药中，又可适当佐入芳香化湿和淡渗利湿之品，以化、利湿浊。

热重于湿，是以热邪为主．兼有湿邪的一类证候。治宜苦寒清热燥湿之法。苦寒药物，既能清热，又兼燥湿，可使热清湿祛而病除。

湿热并重，是湿热郁蒸，难解堆分的一类证候。其治疗，宜燥湿与清热同时并举，选用辛温、苦温、苦寒药物相配伍，以达到燥湿清热的目的。若中焦湿热郁蒸，弥漫上、下焦，宜适当佐入芳香化湿与淡渗利湿之品，以使湿热有外达之机。

中焦湿热证是湿热困阻中焦，气机不利，脾胃呆钝，升降失司的证候，故在祛除湿热邪气的同时，理气行滞，健脾益气，醒胃消导之品亦必不可少。

三、辨证论治

1. 湿重于热

(1) 湿挟食滞

【临床表现】 脘腹胀满，纳呆呕恶，大便溏滞不爽，舌苔白腻，脉濡。

【病机分析】 本证乃湿邪挟食滞郁阻中焦，脾胃升降失司之候。湿邪阻滞，气机不畅，脾胃升降失司，故脘腹胀满，纳呆呕恶。湿挟食滞下注大肠，乃致大便溏薄，或挟不消化之食物。因湿邪粘滞，阻滞气机，故大便虽溏，而又便下不爽。舌苔白腻，脉濡，均是湿邪内蕴之征。

【治法】 燥湿化滞

【方药】 一加减正气散 《温病条辨》

藿香梗二钱　厚朴二钱　杏仁二钱　茯苓皮二钱　广皮一钱　神曲一钱五分　麦芽一钱五分　绵茵陈二钱　大腹皮一钱

水五杯　煮二杯，再服。

【方论】 方中藿香梗芳香化湿，又兼有行气之功。厚朴、大腹皮、陈皮三药相配，苦温与辛温并用，辛开苦降，燥湿行气，疏通气机。神曲、麦芽醒胃消食化滞。茯苓皮、茵陈相配，渗利湿浊，茵陈又有芳香化湿之功。更加杏仁降肺气以利大肠，又兼通调水道。诸药配伍，祛湿浊，化食滞，畅气机，以调理脾胃之升降功能。

【文献选录】

“三焦湿郁，升降失司，脘连腹胀，大便不爽，一加减正气散主之。”《温病条辨·中焦篇第五十八条》

【按语】 本条所述“三焦湿郁，升降失司”，是指湿邪郁阻中焦，脾胃升降失司之候。因湿浊弥漫，可波及上、下焦，故云“三焦湿郁”，实则以中焦脾胃为中心。“脘连腹胀，大便不爽”，即是湿困脾胃之征。

（2）湿郁表里

【临床表现】 脘腹胀满，大便溏薄，周身重痛，舌苔白腻，脉濡。

【病机分析】 本证是湿邪郁阻，内困脾胃，外郁肌肤经络，表里同病之候。湿邪内蕴，郁阻气机，脾胃升降失司，故脘腹胀满，大便溏薄。湿邪郁于肌肤经络，体表气血运行不畅，则周身沉重疼痛。舌苔白腻，脉濡，皆是湿盛之兆。

【治法】 燥湿利湿，宣通表里

【方药】 二加减正气散 《温病条辨》

藿香梗三钱　广皮二钱　厚朴二钱　茯苓皮三钱　木防已三钱　大豆黄卷二钱　川通草一钱五分　薏苡仁三钱

水八杯，煮三杯，三次服。

【方论】 方中藿香梗芳香化湿，又有行气之功。陈皮、厚朴二药辛开苦降，开郁燥湿，宣通气机。茯苓皮、通草、薏仁淡渗利湿，利小便即所以实大便。薏仁又有健脾之功。木防已与大豆黄卷皆能走表，木防已苦辛而寒，散除湿邪，疏通经络以止疼痛。大豆黄卷分利湿浊，清解表邪。诸药配伍，燥湿利湿，宣通气机，表里同治。

【文献选录】

“湿郁三焦，脘闷，便溏，身痛，舌白，脉象模糊，二加

减正气散主之。”（《温病条辨·中焦篇第五十九条》）

【按语】“脘闷便溏”乃湿郁中焦之征。“身痛”是邪在肌肤经络。二者并见，则湿郁表里可知。“脉象模糊”，即濡脉之谓也，濡脉之象，浮而软，应指无力，模糊不清，故吴鞠通称之为“模糊”。

（3）湿郁酿热

【临床表现】脘腹胀满，大便溏薄，小便色黄，舌苔黄腻，脉濡。

【病机分析】本证乃湿阻中焦，蕴郁化热之候。脘腹胀满，大便溏薄，乃湿阻中焦，脾胃升降失司之象。湿邪内蕴，气机不畅，阳气郁遏，久则酿热，故小便色黄。舌苔黄腻是湿热上蒸之征。脉濡是湿盛之兆。

【治法】祛湿泄热

【方药】三加减正气散《温病条辨》

藿香（连梗叶）三钱　茯苓皮三钱　厚朴二钱　广皮一钱五分　杏仁三钱　滑石五钱

水五杯、煮二杯、再服。

【方论】方中藿香芳香化湿，叶与梗并用，以叶辛温轻扬，宣热达表；梗有行气之功。厚朴、陈皮相配，辛开苦降，燥湿行气。茯苓皮，滑石淡渗利湿，滑石又能泄热。杏仁降肺气以通调水道，使湿热有下达之机。诸药配伍，燥湿利湿，宣畅气机，兼有泄热之功。本证之热邪，乃湿蕴而生，热在湿中，湿重而热轻，故治疗重点在于祛湿，湿祛则热不独存。

【文献选录】

“秽湿着里，舌黄脘闷，气机不宣，久则酿热，三加减正气散主之。”《温病条辨·中焦篇第六十条》

【按语】“秽湿着里”言湿浊内蕴，滞着不去。“气机不宣，久则酿热”，论述湿浊阻滞，气机不宣，阳气郁遏，久则热由内生。此十二字，明确指出本证乃湿邪为主，热由湿邪而生，是属中焦湿重于热之证候。“舌黄脘闷”四字，是举例说明湿热内蕴之临床表现。本条文字虽短，但病因、病机、临床表现、治法，皆在其中，确属言简意赅。

一、二、三加减正气散，皆由藿香正气散加减化裁而成。因其病在中焦，故于藿香正气散中去紫苏、白芷、生姜、桔梗四味入上焦之药。因湿滞中焦，困阻脾胃，故又去大枣、甘草、白术，防其壅滞之弊。三方皆为治疗中焦湿重于热证候之剂，故均用藿香梗、厚朴、陈皮、茯苓皮，取其燥湿、利湿、行气之功。因其证候又有所不同，故药味之加减也有所别。

一加减正气散证，是湿邪挟食滞郁阻中焦，脾胃升降失司。故方中又用大腹皮、神曲、麦芽、茵陈、杏仁，以增强祛湿、化滞、行气之功。

二加减正气散证，是湿邪郁阻表里之候。故又加木防己、大豆卷，以祛肌肤经络之湿邪而止身痛，加通草、薏仁，以增强健脾利湿之力。

三加减正气散证，是湿阻中焦，蕴郁化热之候。故加藿香叶以轻宣达表，透热外出，加滑石以清利湿热，加杏仁以开肺气通调水道，使湿热有下达之机。

《温病条辨》中还有四、五加减正气散方，因其属治疗寒湿之剂，故本书不录。

（4）湿热郁蒸，外发白痦

【临床表现】 发热身痛，汗出不解，表情淡漠，胸脘痞闷，呕恶便溏，胸腹部发出白痦，舌苔黄腻，脉濡。

【病机分析】 本证乃中焦湿热郁蒸，外达肌表之候。湿热郁阻中焦，湿郁而热蒸，外达肌表，故身热。湿热郁于肌表，气血不畅，则身痛。热蒸湿动，可见汗出。然湿性粘滞，湿热之邪不能一汗而解，故虽有汗出，而发热身痛不解。湿浊蒙蔽清窍，故表情淡漠。湿热阻于中焦，气机不畅，乃至胸脘痞闷。胃失和降，故见呕恶。湿邪下注大肠，则见便溏。白痦之出现，多在湿热病一周左右，其形如粟米，高出皮肤，内有淡黄色浆液，状如水晶，多见于胸腹，有时延及背部，四肢很少出现，一般数目不多，几个或几十个，亦偶有大片出现者。白瘔溃后，有浆液渗出，退后皮色如常，不留斑痕及色素沉着，常见出一次汗而随之发一次白瘔。白瘔之发出，乃因湿热郁蒸，热蒸湿动，湿热外达肌表，但又汗出不畅，不得从汗而解，遂致郁于肌肤而成。白瘔之发出，说明湿热有外达之机，往往随白瘔之出现，发热胸闷之证有减。然若白瘔空瘪，内无浆液，则属气阴两竭，称为“枯瘔”。舌苔黄腻是湿热郁蒸之象。脉濡是湿盛之征。

【治法】 清利湿热，透邪外达

【方药】 薏苡竹叶散《温病条辨》

薏苡五钱　竹叶三钱　飞滑石五钱　白蔻仁一钱五分　连翘三钱　茯苓块五钱　白通草一钱五分

共为细末，每服五钱，日三服。（近代多作汤剂。）

【方论】 方中薏苡、茯苓、滑石、通草四药相配，淡渗利湿，清利湿热。薏苡、茯苓又有健脾之功。白蔻仁辛温芳香，燥湿醒胃，宣通气机。竹叶、连翘轻清走表，宣透湿热，使之有外达之机。诸药配伍，清利与宣透并施，分消湿热，表里同治，是为因势利导之法。正如吴鞠通所说：“此湿停热郁之证，故主以辛凉解肌表之热，辛淡渗在里之湿，俾表邪从气化而散，里邪从小便而驱，双解表里之妙法也。”（《温病条辨·中焦篇第六十六条分注》）

本方即三仁汤去杏仁、半夏、厚朴、加茯苓、连翘而成。因证属中焦湿热郁蒸，外达肌表之候，故去杏仁、半夏、厚朴之温燥，防其助热。加茯苓以健脾利湿，加连翘以宣泄湿热，透邪外达。二方相较，薏苡竹叶散性偏清凉，且有宣透之长。若湿热郁蒸，外发白瘔之证，而以湿盛为主者，用三仁汤治之亦可。

若见枯痦，则属气阴两竭，当以生脉散治之。（生脉散方见前“津气欲脱”证候。）

【文献选录】

“湿郁经脉，身热身痛，汗多自利，胸腹白疹，内外合邪，纯辛走表，纯苦清热，皆在所忌，辛凉淡法，薏苡竹叶散主之。”（《温病条辨·中焦篇第六十六条》）

【按语】“湿郁经脉”一句，应是湿热郁于肌肤经络之间。“身热身痛”，“汗多”，“胸腹白疹”，皆是湿热郁表之征。“自利”，是属里有湿邪。本证乃湿热郁蒸，内外合邪，表里同病之候，治当表里兼顾，不可偏执一端。“纯辛走表”者不能治里；“纯苦清热”者不能治表。而且若用“纯辛走表”之品，必选用辛温解表药物，恐其辛燥而助热动湿，不惟湿热不祛，反易招致它患，甚至发生湿热上蒙清窍之重证。若用“纯苦清热”之品，必选用苦寒药物，虽长于清热，但有碍于湿，易于导致冰伏之患。故二者“皆在所忌”，宜以薏苡竹叶散清凉平和之剂，清利宣透并施，表里同治。

【验案】湿热郁蒸，外发白痦

牛某　男　20岁　1960年9月20日入院

患者于9月15日开始发烧，已五日未退，体温逐渐上升至39℃以上，精神萎靡，食欲不振，其他无异常变化。查体：体温39℃，脉搏76次/分，白细胞5400/mm^3，营养发育中等，意识尚清，表情呆滞，反应迟顿，食欲减退，胸前见大小不等的3～4个玫瑰色红疹，压之退色，咽充血，扁桃体Ⅱ°肿大，余无异常改变。诊断：肠伤寒。于9月22日请中医会诊：

发热，头晕，微汗，腰部酸痛，前胸布红疹5～6粒，其中一粒呈泡疹，白痦透露于颈下及胸部，数量不多，状如水晶，脉濡缓，舌苔薄腻。湿热郁蒸气分，治以清化湿热，清气透痦法加减。

杏苡仁各三钱　淡竹叶一钱五分　连翘三钱　大豆卷四钱

六一散三钱（包） 通草一钱 云茯苓二钱 荷叶一角 芦根四钱 佩兰叶二钱 西秦艽二钱 二付

复诊：药后体温已趋正常，诸症均除，惟白痦继续外布，精神较好，舌苔前半腻已退，湿化热清，上方获效，当以原方进退。

生苡仁三钱 淡竹叶一钱五分，光杏仁三钱 藿佩兰各三钱 滑石三钱（包） 通草一钱，豆卷四钱 荷叶一角 云茯苓三钱 神曲三钱 三付后痊愈出院。

【按】 湿热病，尤其是湿温病，湿热郁阻肌肤经络，故胸腹部透发白痦，此为湿热蕴郁的情况，也是湿热病外透邪气的又一种表现，故用清化湿热，清气透痦方法，以缩短病程。

(5) 湿热动风

【临床表现】 牙关紧急，四肢抽搐，颈项强直，甚则角弓反张，神识昏蒙，舌苔白腻或黄腻，脉濡。

【病机分析】 本证乃湿热蕴蓄中焦，壅滞筋脉经络而致动风之候。《素问·生气通天论》云：“因于湿，首如裹，湿热不攘，大筋软短，小筋弛长，软短为拘，弛长为痿。”湿热内蕴，滞于筋脉、经络，导致气血不达，筋脉失养，拘急挛缩，而成动风之证。若湿热壅滞，气机不畅，肝失疏泄，肝经郁热，则风势更盛。湿热蒙蔽心包，可致神识昏蒙。本证与温热病血分热盛，热极生风之证不同，热极生风必见高热狂躁，舌红绛，脉弦数；而本证乃湿热内蕴，故神识昏蒙，舌苔白腻或黄腻，脉濡。

【治法】 祛湿清热，通络息风

【方药】 薛氏胜湿息风方 《温热经纬》

鲜地龙五钱 秦艽二钱 威灵仙二钱 滑石六钱 苍耳子一钱 丝瓜藤五钱 海风藤三钱 酒炒黄连二钱

注：原方仅列以上诸药，未列方名及剂量。我们根据薛生白选药组方之立意，称其方名为“胜湿息风方”，并根据临床

常用量，为之补入剂量。

【方论】 本证乃湿热蕴蓄中焦，壅滞筋脉经络而成动风之候。欲熄其风，必先祛湿热。湿热内蕴，热在湿中，湿不祛则热不清，故治当以祛湿为主。湿热内蕴，肝失疏泄，乃致肝经郁热，欲疏肝郁，亦当先祛其湿，祛湿乃治本之法，湿祛热清，则脉络通达，其风自熄。方中秦艽、威灵仙、苍耳子、海风藤四药，皆属散风之品，既有除湿之功，又有疏肝之效。更用黄连清热燥湿，滑石利湿清热，则祛除湿热之力更强。威灵仙、海风藤、丝瓜藤、地龙四味，皆为通络之药，使经络疏通，气血畅达，筋脉得养，则抽搐自止。诸药配伍，祛湿清热，疏肝通络，而平息风动。

若肝经郁热较盛者，可于方中加羚羊角粉五分（冲服）。

【文献选录】

“湿热证，三四日即口噤，四肢牵引拘急，甚则角弓反张，此湿热侵入经络脉隧中，宜鲜地龙、秦艽、威灵仙、滑石、苍耳子、丝瓜藤、海风藤、酒炒黄连等味。”（《温热经纬·薛生白湿热病篇第四条》）

【按语】 本条是论述湿热动风之病因、病机、临床表现及治法。湿热病中，时有动风之证，若以热极生风论治，而投以凉肝息风之品，或以虚风内动论治，而用滋阴息风之法，不惟不效，反生它患。薛氏指出其病机为“湿热侵入经络脉隧中”，实属切中关键，值得学者深思，而治以胜湿通络息风之药，亦确属经验之谈，颇堪效法。

（6）湿热伏于募原（湿热疫）

【临床表现】 初起先憎寒而后发热，继则但发热而不憎寒，日晡益甚，头身疼痛，胸闷脘痞，时作呕恶，舌苔白腻如积粉，脉弦数。

【病机分析】 本证乃湿热疫疠之邪侵袭人体初起，邪气伏于募原之候。关于本证的病因、病机、病位，吴又可在《温疫论》中论述颇详，他说："疫者，感天地之疠气。……此气之来，无老少强弱，触之者即病。邪自口鼻而入，则其所客，内不在脏腑，外不在经络，舍于伏膂之内，去表不远，附近于胃，乃表里之分界，是为半表半里，即《内经·疟论》所谓'横连募原'者也。……今邪在募原者，正当经胃交关之所，故为半表半里。"

湿热疫疠之邪侵犯人体，来势迅猛，故其初起不经表证阶段，即直接内伏募原。募原，又称膜原，其部位按吴氏所说，是在半表半里之间，故邪气伏于募原，初起见先憎寒而后发热之半表半里证。憎寒，即恶寒甚之意，乃因湿热疫疠之邪困阻，阳气郁遏于内，不达肌表，卫外失常所致。邪气蟠踞，正气奋起逐之，正邪交争，故憎寒之后，发热继之而起。病之初起，正邪交争，互有胜负，邪胜则憎寒，正胜则发热。随病情之发展，正邪交争激烈，渐成里热之证，则但发热而不憎寒。日晡是午后申时，乃阳明经气主令，阳明为多气多血之经，当其主令之时，抗邪有力，功能亢奋，故发热益甚。头身疼痛，是湿热疫疠之邪弥漫于表，郁阻经络、肌肉之间，气血运行不畅之征。胸脘痞闷，时时作恶，乃湿热疫疠邪气弥漫于里，困遏中焦，脾胃升降失司之兆。舌苔白腻如积粉，主湿遏热伏。脉来弦数，是湿阻气机，热郁于内之象。

【治法】 开达募原

【方药】 达原散（饮）《温疫论》

槟榔二钱　厚朴一钱　草果仁五分　知母一钱　芍药一钱　黄芩一钱　甘草五分

右（上）用水二钟，煎八分　午后温服。

【方论】 方中槟榔、厚朴、草果三药相配，苦温、辛温并用，辛开苦降，开郁燥湿，行气破结，开达伏于募原之湿浊疫邪，为方中主要药物。又配入黄芩以清热燥湿。知母清热滋阴，白芍敛阴和血，二药相伍，有防止湿热化燥伤阴之功，又能制约槟榔、厚朴、草果燥烈之弊。甘草调合诸药。各药配伍，开达募原，逐邪外出，祛邪而不伤正，属和解法范畴。临床应用时，可随证情变化而加减化裁，如吴又可《温疫论》说：“如胁痛耳聋，寒热，呕而口苦，此邪热溢于少阳经也，本方加柴胡一钱；如腰背项痛，此邪热溢于太阳经也，本方加羌活一钱；如目痛，眉棱骨痛，眼眶痛，鼻干不眠，此邪热溢于阳明经也，本方加葛根一钱。”

【文献选录】

“温疫初起，先憎寒而后发热，嗣后但热而不憎寒也。初得之二、三日，其脉不浮不沉而数，昼夜发热，日晡益甚，头痛身痛。其时邪在伏膂之前，肠胃之后，虽有头痛身痛，此邪热浮越于经，不可认为伤寒表证，辄用麻黄、桂枝之类强发其汗。此邪不在经，汗之徒伤卫气，热亦不减；又不可下，此邪不在里，下之徒伤胃气，其渴愈甚，宜达原散主之。”（《温疫论》）

【按语】 本段指出了湿热疫初起之临床表现及病机，并与伤寒表证相鉴别。吴又可对本证分析颇为透彻，因其既不可发汗，又不可攻下，而治以开达募原之和解法，立达原散一方，为后世开辟了新的治疗途径。

（7）瘥后调理

【临床表现】 胸脘稍闷，知饥不食，食不甘味，精神倦怠，舌苔薄腻，脉缓。

【病机分析】 本证乃中焦湿热证候瘥后，余邪未净，脾胃之气未复，运化功能低下之候。胸脘稍闷，是余邪未净，湿邪阻滞中焦，气滞不舒之轻证。知饥不食，食不甘味，精神倦怠，是脾胃之气未复，中气不足，运化功能低下所致。舌苔薄腻主余湿未净。脉缓主中气不足。

【治法】 化湿和中

【方药】 白术和中汤 《重订通俗伤寒论》

生晒术钱半　新会皮钱半炒　焦六曲三钱　佛手花五分　浙茯苓四钱　春砂仁一钱杵　五谷虫三钱漂净　陈仓米三钱荷叶包

【方论】 方中白术健脾燥湿，茯苓健脾利湿，二药相配，化湿健脾和中，为方中君药。陈皮、佛手花，行气宽中和胃。焦神曲、砂仁，芳香醒胃消食。陈仓米补益胃气，以荷叶包之是取其芳香化湿和中作用。诸药相配，共奏化湿消食，健脾和胃之功，是湿热病瘥后调理之方。正如何秀山在本方按语中所说：“补而不滞，疏而不消，此为温和脾胃，条畅气机之良方。”五谷虫即蝇蛆，古人用以消导化滞，现已不用。

根据我们的经验，临床应用本方，可酌加藿香三钱、佩兰三钱，以增强芳香化湿和中之力。

（8）湿热病变证

1）便血不止，阳气虚脱

【临床表现】 便血不止，面色苍白，汗出不止，四肢厥逆，脉微欲绝。

【病机分析】 本证多见于中焦湿热病后期，乃因便血过多而致。中焦湿热证候，以脾胃为病变中心，若其湿从燥化，转化成温热病而深入血分，除身热，心烦躁扰，舌绛等见证外，还可损及大肠血络，迫血下行，而致大便下血，应按温热病血热动血证候辨证论治，一般用犀角地黄汤治疗。若便血不止，则可导致气随血脱，而出现阳气虚脱之候。气血外脱，不荣于面，故面色苍白。阳气虚脱，表气不固，则汗出不止。阳气不达于四末，乃致四肢厥逆。脉微欲绝，是阳气虚脱，脉气鼓动无力之兆。证情险恶，应速急救。

【治法】 先以独参汤益气固脱，俟阳气回复后，再继以黄土汤温阳补阴，养血止血。

【方药】

独参汤 《十药神书》

人参

黄土汤 《金匮要略方论》

甘草 干地黄 白术 附子（炮） 阿胶 黄芩各二两（各三钱） 灶中黄土半斤

右（上）七味，以水八升，煮取三升，分温二服。

【方论】 因便血不止，气随血脱而致虚脱之证，当以益气固脱为急务，只有留得阳气，方能存得生机。独参汤方用一味人参，药专力雄，有益气固脱之功。临床应用时可限据病情，用三钱至五钱浓煎顿服。待阳气回复后，若仍有便血，并见面色苍白，四肢不温，舌淡少苔，脉沉细无力等阳虚血亏见证，宜再以黄土汤温阳补阴，养血止血。

黄土汤中之“灶中黄土”即伏龙肝，有温脾止血之功。白术、附子温阳健脾。三药相配，温振脾阳。更加甘草以益脾气，使脾之阳气得复，则统血有权，能统血而止血。地黄、阿胶滋阴养血。黄芩性寒，可制约白术、附子之温燥辛窜。甘草又有调合之功。本方诸药配伍，温阳而不燥烈，滋阴而不碍阳，共奏温阳补阴，养血止血之功，是温而不燥，滋而不柔之良方。

2）湿盛阳衰

【临床表现】 心悸头晕，形寒肢冷，精神倦怠，四肢浮肿，小便不利，舌淡苔滑，脉沉弱。

【病机分析】 本证乃湿热病后期，湿邪遏伤阳气，从阴化寒，心、脾、肾三脏阳气衰微，温化失权，水寒泛滥之候。心阳衰微，火不制水，水寒之气凌心，则心悸。水气上泛清窍，可致头晕。阳气衰微，卫阳不固，乃致形寒畏冷。阳气不达于四末，则四肢发凉不温。阳衰气虚，功能低下，故精神倦怠。脾肾阳虚，温化无权，水湿泛溢肌肤，则四肢浮肿。肾阳衰微，气化不行，故小便不利。舌淡乃阳气虚衰，无力鼓动血行，血不荣舌之兆，苔滑是水湿停聚之征。脉沉弱，亦是阳气衰微，气血鼓动无力之象。

【治法】 温阳行水

【方药】 真武汤《伤寒论》

茯苓 芍药 生姜各三两（切）（各三钱） 白术二两（二钱） 附子一枚（炮，去皮，破八片）（三钱）

上五味，以水八升，煮取三升，去滓，温服七合，日三服。

【方论】 本证乃因湿邪遏伤，阳气衰微所致，故治应温振阳气，以行水利湿。方中附子辛热，温阳散寒。茯苓健脾利水。白术健脾燥湿。生姜温散水湿。四药相配，温振心、脾、肾三脏阳气，行水利湿。更加白芍养血益阴之品，以制约附子、白术、生姜之刚燥，使之温阳而不燥烈，祛邪而不伤正。

2. 湿热并重

（1）湿热中阻

【临床表现】 身热心烦，胸脘痞闷，恶心呕吐，大便溏泄，色黄味臭，舌苔黄腻，脉濡数。

【病机分析】 本证乃湿热并重，郁阻中焦，脾胃升降失司之候。湿热内蒸，故见身热。热扰心神，则心烦。湿热内蕴，气机不畅，乃致胸脘痞闷。其身热心烦，胸脘痞闷，为湿热并重之征象。若湿重于热者，则身热不扬，神呆不烦；若热盛无湿者，则无胸脘痞闷。因其湿热并重，郁阻中焦，乃致身热心烦与胸脘痞闷并见。湿热郁阻中焦，脾胃升降失司，胃不降浊，则恶心呕吐；脾不运湿，湿热下注大肠，则便泄黄臭。舌苔腻，脉濡，皆主湿停于内；舌苔黄，脉数，均主热盛于里。

【治法】 燥湿清热

【方药】 连朴饮《随息居重订霍乱论》

制厚朴二钱 川连姜汁炒 石菖蒲 制半夏各一钱 香豉炒 焦栀各三钱 芦根二两

水煎温服。

【方论】 本证属湿热并重，治疗宜清热与燥湿并行。方中黄连、栀子苦寒，清热泻火燥湿。厚朴、半夏、石菖蒲三药相配，苦温与辛温并用，辛苦开泄，燥湿化浊。半夏又有和胃降逆止呕之功。豆豉宣郁透热。芦根清热生津。诸药配伍，为燥湿清热之良方。

【验案】 例一：湿温（湿热并重）

张某　女　43 岁　1939 年 9 月 4 日

头痛形寒，身热咳嗽咽痒，舌苔黄腻而滑，口渴思饮，胸脘痞闷，两脉濡滑沉取弦滑而数，两腿清冷，大便滞下不畅。湿温已逾四周，暑湿积滞蕴蓄太甚，拟以芳香宣化。邪实正虚，深恐逆传致变，饮食寒暖，备宜小心。

香豆豉 12 克　焦山栀 4.5 克　嫩前胡 3 克　白蒺藜 10 克　鲜杷叶 10 克　金沸草 4.5 克　制半夏 10 克　粉甘草 4.5 克　制厚朴 4.5 克　川连 2 克　焦薏米 10 克　白蔻衣 4.5 克　陈皮 6 克　赤苓 10 克　二付

二诊　1939 年 9 月 6 日

寒热渐减，头痛且晕，咳嗽吐痰如沫，两腿已温，口渴亦减，中脘跃动，按之作痛，舌苔白滑质绛，两脉濡软，按之弦滑数。湿热积滞蕴蓄阳明，再以宣解疏化，湿温虽见小效，尚不足恃也。

香豆豉 12 克　焦山栀 4.5 克　嫩前胡 3 克　白蒺藜 10 克　鲜枇杷叶 10 克　苦杏仁 10 克　制半夏 10 克　制厚朴 4.5 克　川连 2 克　苏子 4.5 克　白蔻仁 4.5 克　陈皮 3 克　大腹皮 10 克　丝瓜络 10 克　焦薏米 10 克　一付

三诊　1939 年 9 月 7 日

寒热减而头痛亦缓，咳嗽吐痰如沫，中脘跃动，舌苔白腻而滑，口淡无味，胃纳尚佳，两脉弦滑数。湿温之重证已逾四周，形气瘦弱，精神尚充，拟再以宣化上、中两焦，分化湿热，病实正虚，诸宜小心。

白蒺藜 10 克　香豆豉 12 克　焦山栀 4.5 克　嫩前胡 3 克　香青蒿 4.5 克　厚朴 4.5 克　川连 2 克　焦薏米 10 克　花槟榔 10 克　莱菔子 10 克　制半夏 10 克　赤苓皮 12 克　白蔻仁 3 克　白米 30 克炒焦煎汤代水　二付

四诊　1939 年 9 月 9 日

寒热退而头部尚觉微痛，大便通而甚畅，咳嗽痰多，中脘跃动已止，舌苔白腻，口淡无味，两脉和缓有神。湿温五周始解，胃中湿热化而未净，再以辛泄余邪，调和阳明。病虽向愈而正气大亏，由虚涉怯，意中事也，饮食寒暖，备宜小心。

白蒺藜 10 克　香青蒿 4.5 克　粉丹皮 4.5 克　厚朴花 4.5 克　川连 2 克　鲜枇杷叶 10 克　苏子霜 4.5 克　川贝母 10 克　苦杏仁 10 克　炒薏米 10 克　麸枳壳 3 克　香砂枳术丸 15 克（布包）　范志曲 12 克　新会皮 6 克　白米 30 克炒焦煎汤代水　（汪逢春先生医案）

【按】　湿温病四周未愈，不外治疗失当，或属体质过差。治疗必须以治湿郁为主，即使湿热并重，也宜先用宣阳、化湿、解郁，宣肺和通利三焦之法。俟三焦通，气机畅而湿得化，湿邪一解而热自去矣。若错误地以清热为主，则湿郁不能解，必迟延愈期。

例二：伏暑晚发

宋某　男　10 岁　1936 年 11 月 27 日

身热七、八日，其势颇壮，中脘胀满，大便滞泄，神昏谵语，两脉细弦滑数。伏暑晚发，饮食停滞，此属重证，姑以芳香疏化，以得汗为吉，深虑逆传入里，幸勿轻视，备候高明政定。

鲜佩兰 4.5 克（后下）　鲜藿香 4.5 克（后下）　香豆豉 10 克　焦山栀 4.5 克　嫩前胡 3 克　煨葛根 3 克　制厚朴 4.5 克　川连 2 克　新会皮 4.5 克　炒枳壳 4.5 克　保和丸 15 克（布包）　赤苓 12 克　陈香薷 1.5 克（后下）　一付

二诊　1936 年 11 月 28 日

身热略退，汗泄未畅，啼哭无泪，舌苔黄厚，大便通而不畅，神昏嗜睡，谵语已无，两脉细弱且数，按之无力，伏暑挟滞为寒凉所迫，逆传入里，再拟芳香宣达，仍以卫疏汗达为吉。

鲜佩兰 4.5 克（后下） 鲜藿香 4.5 克（后下） 香豆豉 12 克 焦山栀 4.5 克 前胡 3 克 厚朴 4.5 克 川连 2 克 陈香薷 1.5 克（后下） 莱菔子 6 克 川军炭 4.5 克 通草 3 克 琥珀抱龙丸一丸分两次药化服 二付

三诊 1936 年 12 月 2 日

身热渐退，啼哭已有泪，神志虽清，言语重复，夜间谵语叫号已止，大便只见一次，中脘仍满，舌苔垢黄而厚。伏暑晚发，卫分已疏，积滞太多，再以芳香疏解，饮食寒暖，千万小心。

鲜佩兰 4.5 克 鲜藿香 4.5 克（同后下） 香豆豉 10 克 嫩前胡 3 克 制厚朴 4.5 克 川连 2 克 苦杏仁 10 克 苏子 4.5 克 莱菔子 6 克 鲜杷叶 10 克 保和丸 15 克（布包） 竹茹 10 克 新会皮 4.5 克 佛手 10 克 琥柏抱龙丸一丸分服 一付

四诊 1936 年 12 月 3 日

大便又通一次，畅而且多，臭味甚重，身热渐退，啼哭有泪，舌苔垢黄而厚，故于原方之中加川军炭 4.5 克 二付

五诊 1936 年 10 月 6 日

大便又通一次，其味甚重，畅而且多，腹部按之已软，身热虽退，两脉细弦滑数，咳嗽声重，痰多且粘，舌苔黄而厚，遍体作痒。病虽轻减，伏暑蕴伏肺胃，宿疾尚未清楚，再以清肃肺胃，涤荡宿垢，饮食寒暖，千万小心。

嫩前胡 3 克 生紫苑 2 克 家苏子 4.5 克 莱菔子 6 克 鲜枇杷叶 12 克 保和丸 15 克（布包） 厚朴花 5 克 川连 2 克 陈皮 4.5 克 赤茯苓 12 克 焦麦芽 12 克 瓜蒌皮 15 克 枳壳 3 克 方通草 3 克 琥珀抱龙丸一丸分两次化服 三付

六诊 1936年12月10日

身热已退，咳嗽痰多，甚则泛恶，舌苔白，神烦，自觉疲乏无力，两脉细弦且滑，按之略数。病虽向愈，余热未清，拟再以肃降肺胃，饮食寒暖，当须注意。

生紫苑3克 家苏子4.5克 莱菔子6克 川贝母6克 鲜枇杷叶10克 保和丸15克（布包） 制半夏10克 佛手片6克 厚朴花4.5克 川连2克 姜竹茹6克 新会皮4.5克 苦桔梗3克 小枳壳4.5克 生海石15克 二付 （汪逢春先生医案）

【按】 伏暑秋发，或深秋而发，及冬发皆可称为伏暑晚发。这说明暑热积滞之邪伏藏于内，至秋冷以后而发病。这都说明是当时身体尚健，病邪未能发出，在条件可发之时，即时发作。治疗方法也是根据当时暑湿蕴热及挟滞、挟食或挟其他邪气而辨证治之。但是总之仍以芳香宣化，袪除暑湿为主。若有寒湿食滞不化时，仍以当时脉、舌及症状给予治疗。

（2）湿热挟痰，痞阻心下

【临床表现】 发热口干，渴而不饮，心下痞满，按之濡软不痛，食欲不振，纳谷不甘，时而呕恶，大便数日不下，舌红苔白腻而滑，脉滑数。

【病机分析】 本证多发于夏季，为湿热痰浊凝聚心下之候。夏季热盛雨多，湿热之邪弥漫，内犯人体，伤及脾胃，脾失运化之力，胃失和降之功，以致湿邪内停，郁而生热，湿热相煎，痰浊内生。湿热痰浊内郁，故见发热。湿阻气机，气化不利，津不上承，则口干而渴，然湿痰内停，故口虽渴而不欲饮。湿热痰浊阻于胃脘，则心下痞满，食纳不甘。胃气上逆，则时而呕恶。湿阻气机，传化失司，故大便不下。苔白腻为痰湿之征，舌质红为热郁之象。脉滑主痰，脉数为热。

本证之心下痞满与大便数日不下，皆由湿热痰浊阻滞气机所致，并非燥热内结之阳明腑实证。其痞满部位在心下而不在腹部，且按之濡软不痛。大便虽数日不下，但并不燥结，与阳明腑实证之燥屎内结，腹满痛拒按者判然有别，二者不可混为一谈。

【治法】 燥湿清热，化痰行气

【方药】 半夏泻心汤去干姜甘草加枳实杏仁方 《温病条辨》

半夏一两 黄连二钱 黄芩三钱 枳实二钱 杏仁三钱

水八杯，煮取三杯，分三次服，虚者复纳人参二钱，大枣三枚。

【方论】 本方是由《伤寒论》的半夏泻心汤化裁而来。《伤寒论》的半夏泻心汤是治外感寒邪，太阳病未解，误下损防脾胃，以致表邪内陷，脾胃升降失常，中焦气滞所致的心下痞证。本证是外感湿热之邪，湿热痰浊互阻心下所致的心下痞。因其并非伤寒误下之虚痞，且有湿热痰浊内蕴，故去甘温壅补的人参、甘草、大枣及辛热的干姜。方中重用辛苦温之半夏，以燥湿化痰，和胃降逆，去中焦之痰浊而止呕恶。黄芩、黄连苦寒清热燥湿，与半夏同用，则辛开苦降，以祛湿热痰浊。枳实苦寒，行气破结，使气行则湿动，以增攻逐痰浊之力。用杏仁以宣降肺气，清肃上源。诸药相配，共奏燥湿清热，化痰行气之功。吴鞠通对本方分析颇详，他说："以半夏、枳实开气分之湿结，黄连、黄芩开气分之热结，杏仁开肺与大肠之气痹。暑中热甚，故去干姜。非伤寒之误下虚痞，故去人参、甘草、大枣，且畏其助湿作满也。"（《温病条辨·中焦篇第三十九条分注》）

【文献选录】

"阳明暑温，脉滑数，不食不饥不便，痰浊凝聚，心下痞者，半夏泻心汤去人参、干姜、大枣、甘草加枳实、杏仁主之。"（《温病条辨·中焦篇第三十九条》）

【按语】 "阳明暑温"与"痰浊凝聚"结合起来看，是言暑热之邪挟湿痰侵犯于中焦胃。"脉滑数"说明内壅痰热。湿热痰浊凝聚于胃，胃失受纳之功，脾失运化之力，影响消磨、运化功能，故“不食不饥不便”。湿热痰浊停聚胃脘，则“心下痞”。治用辛开苦降之法，以辛味之品，开其湿痰之郁；以苦寒之药，清热燥湿而降胃之浊气，使邪有去路，则心下痞满自除。

（3）湿热弥漫

【临床表现】 潮热汗出，心烦口渴，胸脘痞闷，呕恶便溏，小便黄少，舌苔灰垢，脉濡数。

【病机分析】 本证乃湿热并重，以脾胃为中心，弥漫上、中、下三焦之候。湿热交蒸，故见身热。午后阳明经气主令，正气奋起驱邪，因而每于午后热势增高，发为潮热。热蒸湿动，乃致汗出。热扰心神，则心烦。热伤津液，则口渴而小便黄少。胸脘痞闷是湿阻气机所致。呕恶便溏，乃因湿阻中焦，脾胃升降失司。舌苔灰垢，脉濡数，皆主湿热内盛。潮热汗出，心烦口渴，小便黄少，是热邪所致；胸脘痞闷，呕恶便溏，是湿邪所为，故云本证属湿热并重。胸闷，心烦，病在上焦；脘痞，呕恶，便溏，病在中焦；小便黄少是病在下焦，故云本证为湿热弥漫三焦。

【治法】 清化三焦湿热

【方药】 杏仁滑石汤 《温病条辨》

杏仁三钱　滑石三钱　黄芩二钱　橘红一钱五分　黄连一钱　郁金二钱　通草一钱　厚朴二钱　半夏三钱

水八杯，煮取三杯，分三次服。

【方论】 本证乃湿热并重，弥漫三焦，治疗宜清化三焦湿热。方中杏仁入上焦，降肺气以通调水道。郁金配杏仁以宣通气机。黄芩、黄连入上、中焦，清热燥湿。橘红、半夏、厚朴三药相配，辛苦开泄，燥湿行气，以祛中焦之湿。滑石、通草清利湿热，利下窍而通畅三焦。诸药配伍，可使三焦湿热之邪分消而祛。

【文献选录】

“暑温伏暑，三焦均受，舌灰白，胸痞闷，潮热呕恶，烦渴自利，汗出溺短者，杏仁滑石汤主之。”（《温病条辨·中焦篇第四十二条》）

【按语】 本条论述湿热弥漫三焦的证治。“暑温伏暑”一句，指出本证乃感受暑湿邪气而发。暑为热极，暑季湿盛，感受暑湿邪气，可以发为湿热并重之证。“三焦均受”一句，指出本证乃湿热弥漫三焦。其湿热并重之临床表现，正如吴鞠通在本条分注中所说，“舌白胸痞，自利呕恶，湿为之也。潮热烦渴，汗出溺短，热为之也。”其治疗原则，亦如吴氏在本条分注中所云：“热处湿中，湿蕴生热，湿热交混，非偏寒偏热可治。”故以杏仁滑石汤清化三焦湿热，“俾三焦混处之邪，各得分解矣”。

（4）湿热胶着

【临床表现】 发热身痛，汗出热减，继而又起，渴不多饮，或竟不渴，胸脘痞闷，便溏不爽，舌苔淡黄滑腻，脉濡缓。

【病机分析】 本证乃中焦湿热裹结，胶着难解之候。发热是湿热相蒸所致。身痛乃因湿邪阻于肌肉经络之间，气血运行不畅。热蒸湿动，可致汗出，热邪随汗出而有外达之机，故汗出热减。然湿浊粘滞，不得一汗而泄，而热蕴湿中，湿不祛则热不清，故其热继而又起。热盛则口渴，然里有湿停，故虽渴而不多饮，或竟不渴。湿阻气机，则胸脘痞闷。湿热下注大肠，可致便溏，然湿热胶着，粘滞难下，故便虽溏，而便下不爽。舌苔淡黄主有热，滑腻主湿停。脉濡缓是湿盛之征。

本证身痛，汗出，脉缓，有似太阳中风，但脉虽缓而不浮，且舌苔滑腻，则知非中风之证。若误以中风法治之，投以桂枝剂，则反助其热。若见大便不爽而误用攻下，则易伤脾胃阳气，而致下利不止。本证乃湿热胶着，单纯以苦寒药清热，则湿不能祛，反易冰伏，单纯用温燥药燥湿，则又易助热，二者皆非所宜。治疗当以通阳利小便为法，化湿清热并施，两解胶着之邪。

【治法】 清化湿热

【方药】 黄芩滑石汤《温病条辨》

黄芩三钱　滑石三钱　茯苓皮三钱　大腹皮二钱　白蔻仁一钱　通草一钱　猪苓三钱

水六杯，煮取二杯，渣再煮一杯，分温三服。

【方论】 方中黄芩清热燥湿，滑石清热利湿，茯苓皮、通草、猪苓淡渗利湿。大腹皮燥湿行气，使气行则湿易祛。白蔻仁辛温芳香，有醒脾胃，开湿郁之功。诸药相配，化湿清热，宣通气机，气机通畅，则胶着之邪可分消而解。本方用药，以滑石、茯苓皮、通草、猪苓淡渗通利；以大腹皮、白蔻仁行气。其组方立意，旨在畅气机，通三焦，利小便，使湿热胶着之邪，从小便而祛。正如吴鞠通所说："共成宣气利小便之功，气化则湿化，小便利则火腑通而热自清矣。"（《温病条辨·中焦篇第六十三条分注》）

【文献选录】

"脉缓身痛，舌淡黄而滑，渴不多饮，或竟不渴，汗出热解，继而复热，内不能运水谷之湿，外复感时令之湿，发表攻里，两不可施，误认伤寒，必转坏证，徒清热则湿不退，徒祛湿则热愈炽，黄芩滑石汤主之。"《温病条辨·中焦篇第六十三条》

【按语】 本条论述湿热胶着证候的治法及禁忌。"脉缓身痛，舌淡黄而滑，渴不多饮，或竟不渴，汗出热解，继而复热"，是湿热裹结，胶着难解之证。其病因是："内不能运水谷之湿，外复感时令之湿"。内不能运水谷之湿，则脾胃受困；外复感时令之湿，则肌肤经络受邪。一身内外皆被湿阻，气机不畅，阳气闭郁，则蕴而生热。热在湿中，湿热裹结，遂成胶着难解之势。“发表攻里，两不可施，误认伤寒，必转坏证，徒清热则湿不退，徒祛湿则热愈炽”一句，是论述治疗禁忌。若误认为伤寒之证，而投以辛温发表或苦寒攻下之品，必使病情加重；若见其热而投以苦寒之品，则冰伏湿邪；若见其湿而投以温燥药物，则又助其热邪，二者皆非所宜。治当黄芩滑石汤化湿与清热并施。

（5）湿热秽浊，郁阻蕴蒸

【临床表现】 身热倦怠，头重而晕，四肢酸沉，甚或周身酸痛，胸闷腹胀，吐泻频作，小便短赤，舌苔黄腻，脉濡数。

【病机分析】 本证乃感受湿热邪气或湿热时疫之邪，蕴郁于中焦，阻滞气机，湿热并重，蕴蒸不解之候。湿热蕴蒸，故见身热。湿热伤气，乃致倦怠乏力。头重而晕，是湿热上蒙清窍之兆。四肢酸沉，甚或周身酸痛，是湿热郁于肌肤，气血涩滞之征。湿阻气机，则胸闷腹胀。湿阻脾胃，升降失司，故上吐下泻，热邪逼迫，则吐泻频繁。热伤津液，乃致小便短赤。舌苔黄腻，脉濡数，皆是湿热之象。

【治法】 化湿辟秽，清热解毒

【方药】 甘露消毒丹 《温热经纬》

飞滑石十五两　绵茵陈十一两　淡黄芩十两　石菖蒲六两　川贝母　木通各五两　藿香　射干　连翘　薄荷　白豆蔻各四两

各药晒干，生研细末，见火则药性变热。每服三钱，开水调服，日二次。或以神曲糊丸，如弹子大，开水化服亦可。（近代多做汤剂）

【方论】 方中黄芩清热燥湿。连翘、射干清热解毒。茵陈、滑石、木通清利湿热。藿香、石菖蒲、白豆蔻、茵陈，皆芳香之品，有化湿辟秽之功。湿热蕴蒸，易生痰浊，故用川贝母以清化热痰。薄荷配连翘，轻清宣透，疏通气机，透达热邪。诸药配伍，芳香化湿辟秽，淡渗分利湿热，寒凉清热解毒，感受湿热秽浊之邪，用之多可获效。

【文献选录】

“发热倦怠，胸闷腹胀，肢酸咽肿，斑疹身黄，颐肿口渴，溺赤便闭，吐泻疟痢，淋浊疮疡等证。但看病人舌苔淡白或厚腻或干黄者，是暑湿热疫之邪尚在气分，悉以此丹治之立效，并主水土不服诸病。”《温热经纬》

【按语】 本段论述了湿热邪气或湿热时疫之邪为患的临床表现及治法。综观其证，是属湿热秽浊邪气，郁阻蕴蒸之候，故以甘露消毒丹化湿辟秽，清热解毒。

（6）湿热郁阻，三焦气滞

【临床表现】 寒热交作，头目眩晕，脘痞腹胀，时作呕恶，小便不利，舌苔黄腻，脉濡滑。

【病机分析】 本证乃湿热之邪以脾胃为中心，郁阻三焦，气机滞塞之候。湿热阻滞，肺气不宣，卫气不得外达，则见恶寒；阳气被郁，奋起鼓动，邪正交争，则又可见发热，故湿热不祛，则寒热不解，而成寒热往来，交互发作之势。湿热上蒸，蒙蔽清窍，乃致头目眩晕。湿热阻滞，三焦气机不畅，故脘痞腹胀。湿热犯胃，胃失和降，则上逆而作呕恶。湿阻三焦，气化不利，水道不通，则小便不利。舌苔黄腻，是湿热郁蒸之象。脉濡滑，是停湿之征。

【治法】 分消湿热，宣展气机

【方药】 芩连二陈汤 《重订通俗伤寒论》

青子芩二钱　仙半夏钱半　淡竹茹二钱　赤茯苓三钱　小川连八分　新会皮钱半　小枳实钱半　碧玉散三钱包煎　生姜汁二滴　淡竹沥两瓢和匀同服。

【方论】 本方即温胆汤加减化裁而成。方中黄芩，黄连清热燥湿，以清化上、中焦湿热之邪。配入竹沥，更助芩、连清化湿热之力。半夏配陈皮行气开郁，燥湿和胃止呕，祛中焦郁滞之湿浊。生姜汁助半夏和胃止呕。碧玉散由滑石、甘草，青黛三药组成，有清利下焦湿热，导湿热由小便而出之功，配伍茯苓，则健脾利湿之力更强。枳实配陈皮，行气破滞，宣展气机，使三焦之气通畅，则湿热易除。诸药配伍，清热化湿并行，宣展气机而通畅三焦水道，使湿热郁阻之邪，有分消走泄之机，是为和解三焦之法。

【文献选录】

“再论气病有不传血分，而邪留三焦，亦如伤寒中之少阳病也。彼则和解表里之半，此则分消上下之势，随证变法，如近时杏、朴、苓等类，或如温胆汤之走泄。”《温热经纬·叶香岩外感温热篇》

【按语】 本条论述湿热郁阻手少阳三焦，气机滞塞，上下不通之证治。叶天士论其治法，谓“分消上下之势”，即指化湿行气，通畅三焦，使邪有走泄之路而言。“杏、朴、苓”合用，有化湿行气，通利上、中、下三焦之功。温胆汤亦属化湿行气，分消走泄之剂，用于湿重于热者，实属良方，然湿热并重者，则宜加入清热之品，用俞根初芩连二陈汤更为适宜。

连朴饮证、半夏泻心汤去干姜甘草加枳实杏仁方证、杏仁滑石汤证、黄芩滑石汤证、甘露消毒丹证、芩连二陈汤证，虽皆以脾胃为病变中心，属湿热并重之证，六方亦皆清化湿热之剂，然六者病位、病机、临床表现不同，治亦有异。

连朴饮证，是湿热郁阻中焦之候，以脾胃升降失司，胸脘痞闷，呕恶便溏为主症。故治以苦寒、辛温、苦温之品相配，旨在燥湿清热。

半夏泻心汤去干姜甘草加枳实杏仁方证，是湿热挟痰，痞阻心下之候，以发热口干，渴而不饮，心下痞满，按之濡软不痛，纳呆呕恶，大便不下为主症。故治以燥湿清热，化痰行气之法，用辛开苦降之品，以开痞和胃。

杏仁滑石汤证，是湿热弥漫三焦，有心烦口渴，呕恶便溏，小便黄少之上、中、下三焦见症。故其方中，除以苦寒配苦温、辛温之品清热燥湿外，又配入杏仁以降肺气，通调水道，并配入滑石、通草以清利湿热，使三焦之邪分消而祛。

黄芩滑石物证，以发热身痛，汗出热减，继而又起，渴不多饮，便溏不爽为主症，是湿热裹结，胶着难解之候。徒清热则湿不退，徒祛湿则热愈炽，苦寒与温燥药物皆非所宜。故治以清化湿热为法，使气机通畅，湿热从小便而泄，则胶着之邪可解。

甘露消毒丹证，乃湿热秽浊之邪郁阻蕴蒸之候，其证见头痛而晕，四肢酸沉，吐泻频作，小便短赤等湿秽热毒之象。故治以芳香化湿辟秽，淡渗分利湿热，寒凉清热解毒之品，以祛其湿热秽浊之邪。

芩连二陈汤证，是湿热郁阻，三焦气滞之证，主要表现为寒热交作，头目眩晕，脘痞腹胀，时作呕恶，小便不利。故治以分消湿热，宣展气机之法，使三焦郁阻之邪，分消走泄而祛。

以上六方之异同，当相比较而鉴别。

（7）湿热痹痛

【临床表现】 高热寒战，面色痿黄晦暗，骨节肿痛，舌苔灰腻或黄腻，脉濡数。

【病机分析】 本证乃湿热之邪郁阻骨节经络之间，而成湿热痹痛之候。高热寒战，乃湿热郁阻，正气奋起驱邪，正邪激战而致。高热而面色不红，反见痿黄，是因热蕴湿中，热蒸湿动，湿热上熏之故。湿热郁阻，气血痰滞，故面色晦暗不华。湿热痹阻骨节经络之间，气血瘀滞，乃致骨节肿痛。舌苔灰腻或黄腻，脉濡数，皆为湿热内蕴之征。

【治法】 清化湿热，宣痹止痛

【方药】 宣痹汤 《温病条辨》

防己五钱　杏仁五钱　滑石五钱　连翘三钱　山栀三钱　薏苡五钱　半夏醋炒三钱　晚蚕沙三钱　赤小豆皮三钱

水八杯，煮取三杯，分温三服。痛甚加片子姜黄二钱，海桐皮三钱。

【方论】 方中防己苦辛而寒，祛湿清热，通利关节，宣痹止痛。杏仁入上焦降肺气，通调水道。滑石入下焦清利湿热，二药配伍，上下相应，畅达三焦之气，使水道通调，湿热有外泄之路。山栀泄热而通利三焦，导湿热从小便而泄。薏苡健脾而清利经络中湿热。赤小豆皮利经络之湿，二药相配，有清利骨节经络之湿而通痹之功。半夏、晚蚕沙相伍，开郁化湿。连翘轻清宣泄，透邪外达。诸药共用，清化湿热，通利骨节，宣痹止痛。

若骨节痛甚者，加片子姜黄可增行气活血止痛之力。加海桐皮有祛湿宣痹之功。

【文献选录】

“湿聚热蒸，蕴于经络，寒战热炽，骨骱烦疼，舌色灰滞，面目痿黄，病名湿痹，宣痹汤主之。”（《温病条辨·中焦篇第六十五条》）

【按语】 “湿聚热蒸，蕴于经络”一句，指出“骨骱烦疼”之病因、病机。吴鞠通名本证为“湿痹”，似非全妥，因其痹证乃因“湿聚热蒸”而致，当以“湿热痹”名之为是。

3. 热重于湿

(1) 胃热挟有脾湿

【临床表现】 高热汗出，烦渴饮冷，脘闷身重，舌苔黄腻而干，脉洪大。

【病机分析】 本证乃中焦阳明胃热炽盛，挟有太阴脾湿之候。高热汗出，烦渴饮冷，乃阳明胃热蒸腾之象。脾主肌肉，脘居中焦，故脘闷身重，是太阴脾湿不运之征。舌苔黄腻而干，主湿热内盛而以热为重。脉象洪大而不濡，是主热重而湿轻。

【治法】 清泄胃热，兼祛脾湿

【方药】 白虎加苍术汤 《温病条辨》

即于白虎汤内加苍术三钱

（白虎汤方见前“肺胃热炽”证候。）

【方论】 本方以白虎汤辛寒之剂，清泄阳明胃热，达热出表。苍术辛温，燥湿而又兼有散湿之功，可祛表里之湿，而解脘闷身重。诸药配伍，两解阳明。太阴之邪，而又以清泄阳明胃热为主，兼祛太阴脾湿。

【文献选录】

（1）“手太阴暑温，或已经发汗，或未发汗，而汗不止，烦渴而喘，脉洪大有力者，白虎汤主之；……身重者，湿也，白虎加苍术汤主之。”（《温病条辨·上焦篇第二十六条》）

（2）“湿热证，壮热口渴，自汗身重，胸痞，脉洪大而长者，此太阴之湿与阳明之热相合，宜白虎加苍术汤。”（《温热经纬·薛生白湿热病篇第三十七条》）

【按语】 第(1)条论述暑温挟湿之证治。第(2)条论述湿热证中：“太阴之湿与阳明之热相合”之证治。二者所述相同，皆指中焦热重于湿证候，均治以白虎加苍术汤，清热兼以祛湿。

（2）暑湿弥漫

【临床表现】 身热面赤，汗出口渴，眩晕耳聋，胸脘痞闷，恶心呕吐，大便溏臭，小便黄少，舌苔黄腻，脉滑数。

【病机分析】 本证乃暑热挟湿，弥漫三焦之候。身热面赤，汗出口渴，小便黄少，是暑热内盛，蒸灼于上、中、下三焦之兆。胸脘痞闷，恶心呕吐，大便溏臭，是湿热以脾胃为中心，弥漫三焦，气机升降失常之征。眩晕耳聋，乃因热蒸湿动，上蒙清窍所致。舌苔黄腻，脉滑数，皆是湿热内盛之象。证见身热面赤，汗出口渴，小便黄少，是热势张扬于外，可知病属热重而湿轻。

【治法】 泄热利湿，通畅三焦

【方药】 三石汤 《温病条辨》

飞滑石三钱 生石膏五钱 寒水石三钱 杏仁三钱 竹茹炒二钱 银花三钱（花露更妙） 金汁一酒杯（冲） 白通草二钱

水五杯，煮成二杯，分二次温服。

【方论】 暑热挟湿邪弥漫三焦，治当清泄暑热，兼利湿浊，使三焦通畅，则邪可外达。方中生石膏清上、中焦之热，且辛寒解肌，达热出表。寒水石清中、下焦之热，二石相配，清泄三焦弥漫之暑热邪气。金汁配二石，更增其清热之力。银花芳香，轻清透泄，宣通气机，使邪热有外达之路，与二石、金汁相伍，内清、外透并施，以泄暑热弥漫之邪。若用银花露，则清凉泄热，芳香化湿，较之银花更为适宜。杏仁入上焦，降肺气，以通调水道。滑石入下焦，清利湿热。通草淡渗利湿，三药相配，通利水道，宣畅气机，以泄三焦弥漫之湿邪。竹茹清热和胃止呕，兼能通络开郁，涤除暑湿之邪。诸药合用，泄暑热而兼利湿，是三焦同治之方。

本证与杏仁滑石汤证，皆属湿热弥漫三焦。然杏仁滑石汤证是湿与热并重，故其方用黄芩、黄连、橘红、半夏、厚朴，清热与燥湿并施，并配入杏仁、滑石、通草、郁金，以通利三焦水道，清利湿热之邪。本证乃热重于湿，故以大队寒凉之品，重点在于泄三焦暑热，亦配入杏仁、滑石、通草，通利三焦水道，而清利湿热之邪。二证湿与热之轻重程度不同，其处方遣药亦异。然吴鞠通治湿热弥漫三焦证候，专取杏仁、滑石、通草三味，上、下相应，以通调三焦水道，导湿热由小便而泄，其立意精当，颇堪效法。

【文献选录】

“暑温蔓延三焦，舌滑微黄，邪在气分者，三石汤主之……” （《温病条辨·中焦篇第四十一条》）

【按语】 本条论述暑热挟湿弥漫三焦证候之病因、病机及治法。“暑温蔓延三焦”一句，指出本证以暑热之邪为主。“舌滑微黄”一句，指出暑热又挟湿邪。“邪在气分者”一句，指出暑热挟湿弥漫三焦，是属气分邪盛，而并无神昏，舌绛之营、血分见证，若有营、血分见证，则三石汤又非所宜。本条除“舌滑微黄”外，未述其他临床表现，是属省略之笔，学者既已知证属暑温挟湿，再以三石汤方中诸药测其证，则见症种种，不述亦知。

（3）湿热郁于足少阳胆

【临床表现】 寒热如疟，热重寒轻，午后热甚，心烦口渴，胸脘痞闷，两胁胀满，呕恶口苦，小便不利，舌苔黄腻，脉滑数。

【病机分析】 本证乃中焦湿热不解，郁阻足少阳胆，热重于湿之候。湿热阻滞，少阳枢机不利，卫阳不能宣发于表，则恶寒；郁阳鼓动，邪正交争，则发热。湿热不除，则寒热不止，故反复发作，其状如疟。因本证乃热重于湿，故发热重而恶寒轻。午后阳明经气主令，正气旺盛，奋起驱邪，正邪相争激化，故午后热甚。心烦是热扰心神所致，口渴是邪热伤津之征。湿热阻滞，枢机不利，乃致胸脘痞闷，两胁胀满。邪热内迫，胆气上逆，可致口苦。湿热郁阻，胃失和降，则上逆而作呕恶。气机阻滞，水道不畅，故小便不利。舌苔黄腻，脉滑数，皆是湿热内停之象。

【治法】 清泄少阳，分消湿浊

【方药】 蒿芩清胆汤 《重订通俗伤寒论》

青蒿脑钱半至二钱　淡竹茹三钱　仙半夏钱半　赤茯苓三钱　青子芩钱半至三钱　生枳壳钱半　陈广皮钱半　碧玉散包三钱

【方论】 方中青蒿苦寒芳香，配黄芩、竹茹之苦寒，共奏清透少阳胆热，兼化湿浊而利枢机之功。半夏、陈皮、枳壳相配，辛苦并用，开郁化湿，行气和胃，以祛中焦郁阻之湿，而疏利气机。茯苓健脾利湿，配碧玉散之清利湿热，导湿热之邪从小便而泄。诸药配伍，为清泄少阳郁热，兼利郁阻之湿，疏利气机之剂。

本证与芩连二陈汤证，皆属湿热郁阻少阳，其临床表现多有相似，治疗亦大同小异。所不同者，芩连二陈汤证乃湿热并重，郁于手少阳三焦，治以分消走泄之法，使湿热从小便而祛。本证乃热重于湿，郁于足少阳胆，故治以青蒿、黄芩为君，清透少阳胆热，再配以其他诸药分消湿热。

【文献选录】

“足少阳胆，与手少阳三焦合为一经。其气化一寄于胆中以化水谷，一发于三焦以行腠理。若受湿遏热郁，则三焦之气机不畅，胆中相火乃炽。故以蒿、芩、竹茹为君，以清泄胆火。胆火炽，必犯胃而液郁为痰，故臣以枳壳、二陈，和胃化痰。然必下焦之气机通畅，斯胆中之相火清和，故又佐以碧玉，引相火下泄，使以赤苓，俾湿热下出，均从膀胱而去。此为和解胆经之良方，凡胸痞作呕，寒热如疟者，投无不效。”（《重订通俗伤寒论．蒿芩清胆汤何秀山按》）

【按语】 本段指出湿热郁阻足少阳胆的病机及治法。“足少阳胆，与手少阳三焦合为一经”及“若受湿遏热郁，则三焦之气机不畅，胆中相火乃炽”二句，透彻地分析了二者生理、病理上的密切关系。胆与三焦，同属少阳。胆主疏泄，为气机出入之枢纽；三焦司气化，为阳气、水液升降之通道，二者皆与气机升降出入有关。故三焦湿热不解，气机不畅，可导致胆郁火炽之证，治胆亦不离三焦。

（4）湿热黄疸

【临床表现】 周身、面目发黄，鲜明如橘子色，无汗，或但头汗出而身无汗，渴欲饮水，腹满胁痛，食少泛恶，小便不利，舌苔黄燥或黄腻，脉滑数。

【病机分析】 本证乃中焦脾胃湿热不解，热重于湿，郁于肝胆，发为阳黄之候。湿热郁蒸，胆热液泄，泛溢于肌肤，故周身、面目发黄，鲜明如橘子色。湿热郁阻，肌表气机闭塞，故虽有热而汗不出。头为诸阳之会，湿热上蒸，可致但头汗出，然表闭不解，则头虽有汗而身无。渴欲饮水，是热邪伤津所致。腹满胁痛，是湿热阻滞，气机不畅之征。湿热郁阻，脾胃升降失司，故食少泛恶。三焦气化失司，水道不通，则小便不利。舌苔黄燥或黄腻，脉滑数，均主里有湿热而热重于湿。

【治法】 清热利湿退黄

【方药】 茵陈蒿汤 《温病条辨》

茵陈蒿六钱　栀子三钱　生大黄三钱

水八杯，先煮茵陈减水之半，再入二味，煮成三杯，分三次服，以小便利为度。

【方论】 方中茵陈苦寒清利，芳香轻扬，有清热利湿，宣透气机，消除黄疸之功，为方中君药。栀子通利三焦，导湿热从小便而泄。大黄清热燥湿，荡涤脏腑，泄浊除满。三药皆属苦寒之品，相互配伍，使湿热外泄，则黄疸可除。

【文献选录】

“阳明温病，无汗或但头汗出，身无汗，渴欲饮水，腹满舌燥黄，小便不利者，必发黄，茵陈蒿汤主之。”（《温病条辨·中焦篇第二十八条》）

【按语】 本条论述湿热黄疸的证治。

第三节　下焦湿热证治

一、证候特点

下焦湿热证候，其感邪途径有二：或因湿热邪气直犯下焦，或中焦湿热不解而下传。其病变部位，主要在膀胱和小、大肠，表现为水液代谢障碍和饮食物传化失常。下焦湿热证候虽可分为湿重于热和热重于湿两种类型，但总以大、小便不通或排出不畅为主要临床特征。此外，下焦湿热证候虽以膀胱及小、大肠为病变主要部位，但亦可影响中、上焦，而出现脾胃、心肺的症状，这是由湿热邪气弥漫所造成的。

二、治疗原则

治疗下焦湿热证候，主要从膀胱及小、大肠入手，针对其病变部位，采取相应的方法。

膀胱湿热证候，主要表现为小便不利，治疗当以通利小便为法。若湿重于热者，选用淡渗利湿之品，使湿浊下渗，则热亦随之而祛；若热重于湿者，选用苦寒清利药物，以导湿热从小便而泄。

大肠湿热证候，主要表现为大便不通，或溏滞不爽，治当导滞通腑。若湿重于热者，宜选用辛温宣化药物，与健脾利湿之品相配，以宣化湿浊，通利大肠；若热重于湿者，宜选用苦寒通下燥湿药物，与行气消导之品相配，以清除大肠湿热。

总之，治疗下焦湿热证候，当用宣阳利湿之品，方能使重浊之湿邪，从宣阳而渗于外。

下焦湿热，往往易于弥漫中、上焦，在治疗中，宜适当配伍燥湿、健脾和芳香化湿之品，以消除三焦弥漫之邪。

三、辨证论治

1. 湿重于热

(1) 湿阻膀胱

【临床表现】 小便不通，热蒸头胀，身重而痛，神识昏蒙，呕恶不食，口干而不欲饮，舌苔白腻，脉濡。

【病机分析】 本证乃湿重于热，阻滞膀胱，水道不通，并弥漫于中、上焦之候。湿热阻滞膀胱，下窍闭塞，气化不行，水道不利，故见小便不通。因本证属湿重于热，湿邪阻闭下窍，可致小便点滴皆无，而尿道并无灼热疼痛之感，是与热重于湿之尿频而急，溺时热痛者不同。下焦湿热弥漫于中、上焦。可导致中、上焦见证。热蕴湿中，热蒸湿动，故患者自感闷热如蒸。湿热上蒙清窍，则头晕胀如裹。湿热上蒙心包，则神识昏蒙，时昏时醒，如呆如痴。湿热阻滞，肌表气血不通，乃致身重而痛。脾胃升降失司，则可致呕恶不食。湿阻气机，气化不利，津不上承，故口干，然湿停于内，津液未伤，故口虽干而不欲饮。舌苔白腻，脉濡，皆湿浊内停之象。其舌腻而不黄，脉濡而不数，可知证属湿重于热。

【治法】淡渗利湿，芳香开窍

【方药】 茯苓皮汤送服苏合香丸或至宝丹

茯苓皮汤 《温病条辨》

茯苓皮五钱 生薏仁五钱 猪苓三钱 大腹皮三钱 白通草三钱 淡竹叶二钱

水八杯，煮取三杯，分三次服。

苏合香丸（方见前“湿热酿痰，蒙蔽心包”证候。）

至宝丹（方见前“热陷心包”证候）

【方论】本证乃湿重于热，阻滞膀胱，水道不通之候，故以茯苓皮汤淡渗利湿，通利小便。因湿热上蒙心包，故以苏合香丸或至宝丹芳香开窍。

茯苓皮汤中茯苓皮、猪苓淡渗利湿。生薏仁、通草、淡竹叶利湿兼以泄热，导湿热从小便而出。生薏仁还有健脾之功。大腹皮理气燥湿而宣畅气机，使水湿易祛。诸药配合，共奏利湿清热，宣畅气机之功，使阳气宣畅，水道通调，则小便自然通利。

湿热蒙蔽心包，非茯苓皮汤所能解，当配入芳香开窍之品，以化湿开窍。苏合香丸为辛温芳开之剂，适用于湿重而热不显者。若湿热并重者，苏合香丸则不宜用，而以性凉而芳开之至宝丹为佳。若湿重于热者，则至宝丹又不宜用，以防冰伏湿浊。临床宜审度病情，斟酌选取，方能奏效。

【文献选录】

“吸受秽湿，三焦分布，热蒸头胀，身痛呕逆，小便不通，神识昏迷，舌白，渴不多饮，先宜芳香通神利窍，安宫牛黄丸；继用淡渗分消浊湿，茯苓皮汤。”（《温病条辨·中焦篇第五十六条》）

【按语】 本条证候之关键在于“小便不通”。吴鞠通将其列入中焦篇之原因，如他在本条分注中所云：“此证表里经络脏腑三焦，俱为湿热所困。”吴氏将三焦湿热弥漫的病变中心，归于中焦脾胃，故将本条列入中焦证候。然根据临床见证及其病机、治法，我们认为，当以列为下焦湿重于热证候为是。

关于本证治法，吴氏在本条分注中云：“此证表里经络脏腑三焦，俱为湿热所困，最畏内闭外脱，故急以牛黄丸宣窍清热而护神明；但牛黄丸不能利湿分消，故继以茯苓皮汤。”本证属湿重于热，阻于下焦膀胱，并上蒙心包，治当一以渗湿利尿，一以开窍醒神。根据我们的临床经验，利湿之剂与开窍之剂不必分先后服用，以同时并进为好。另外，本证见“舌白”，属湿重于热，安宫牛黄丸大寒之剂，易于冰伏湿邪，故用非所宜，当以苏合香丸或至宝丹为佳。

（2）湿滞大肠

【临床表现】 少腹胀满而硬，大便不通，头晕胀如裹，神识昏蒙，脘痞呕恶，舌苔垢腻，脉濡。

【病机分析】 本证乃湿重于热，阻滞下焦大肠，并弥漫于中、上焦之候。湿热阻滞大肠，气机闭塞，腑气不通，故少腹胀满而硬，大便不通。然本证乃湿重于热，大便并不燥结，故虽少腹硬满，但按之不痛，亦无日晡潮热，口渴饮冷，舌苔焦燥，脉沉实等见证，是与温热病热结便秘者不同。湿热上蒸，蒙蔽清窍，则头晕胀如裹。湿热蒙蔽心包，则神识昏蒙。湿热中阻，脾胃升降失司，可致脘痞呕恶。舌苔垢腻，脉濡，皆为湿浊内蕴之征。

【治法】 导浊通滞

【方药】 宣清导浊汤 《温病条辨》

猪苓五钱　茯苓五钱　寒水石六钱　晚蚕砂四钱　皂荚子（去皮）三钱

水五杯，煮成两杯，分二次服，以大便通快为度。

【方论】 本证之大便不通，属湿阻气滞，故治用化湿行气，导浊通滞之法，而忌用苦寒攻下之品，以防其损伤脾阳，反致洞泄之变。

方中晚蚕砂甘辛温，入大肠经，化湿浊而宣清气。皂荚子辛温，其性走窜，有燥湿开郁，宣畅气机，通利关窍之功。二药相配，化湿浊，宣清气，畅气机，使腑气通，则大便畅，而浊气自下，故方名“宣清导浊汤”。茯苓健脾利湿，猪苓淡渗利湿，二药相配，利湿浊由小便而泄，使大肠湿浊分消而解。寒水石清下焦之热。诸药配伍，共成宣清导浊，行滞通腑，分利湿热之方。

【文献选录】

“湿温久羁，三焦弥漫，神昏窍阻，少腹硬满，大便不下，宣清导浊汤主之。”（《温病条辨·下焦篇第五十五条》）

【按语】 本条证候关键在于“少腹硬满，大便不下”。其“神昏窍阻”，是因大肠湿热上蒙心包所致，以宣清导浊汤行滞通腑，使浊气下行，湿热外解，则心窍自开，且皂荚子即有通利关窍之功，故不必另投开窍之剂。本证之“神昏”，多见时昏时醒，神识呆痴，与热陷心包之神昏谵语或昏愦不语者不同。

2. 热重于湿

（1）膀胱湿热

【临床表现】 身热口渴，尿频而急，溺时热痛，淋沥不畅，尿浑色黄，甚则尿中带血，舌苔黄腻而干，脉数。

【病机分析】 本证乃湿热侵及膀胱，热重于湿，水道不利之候。热盛津伤，故身热口渴。热性急趋，迫于膀胱，乃致尿频而急，溺时尿道热痛。湿热阻滞，水道不利，下窍闭塞，则溺时淋沥不畅。湿热裹结，则尿液浑浊而黄。热邪灼伤血络，则尿中带血。舌苔黄腻而干，是热重于湿之象。脉数乃热盛之征。

【治法】 泄热利尿

【方药】 八正散 《太平惠民和剂局方》

车前子　瞿麦　萹蓄亦名地萹竹　滑石　山栀子仁　甘草炙　木通　大黄面裹煨去面切焙　各一斤

右（上）为散，每服二钱，水一盏，入灯芯煎至七分，去滓温服，食后临卧。小儿量力少少与之。（近代多作汤剂）

【方论】 车前子、瞿麦、萹蓄、滑石、灯芯五药，性皆寒凉，有利尿清热之功。木通、栀子苦寒泄热，通利三焦，导热从小便而祛。大黄苦寒下达，助诸药清泄热邪，且有凉血作用。佐以炙甘草调合诸药，防其苦寒伤正。方中诸药相合，共奏泄热利尿之效，使膀胱湿热外达而病解。

（2）胃肠湿热挟滞

【临床表现】 身热呕恶，脘痞腹胀，大便溏臭不爽，色如黄酱，舌苔黄腻，脉濡数。

【病机分析】 湿热停阻，热蕴于内，故见身热。湿热阻滞气机，脾胃升降失司，故呕恶，脘痞腹胀。湿热困阻脾胃，可致运化失司而食滞内停，湿热挟食滞粘滞胃肠，乃使大便溏臭不爽，色如黄酱。舌苔黄腻，脉濡数，皆为湿热内蕴、热重于湿之象。

【治法】 导滞通下，清化湿热

【方药】 枳实导滞汤 《重订通俗伤寒论》

小枳实二钱　生锦纹钱半酒洗　净楂肉三钱　尖槟榔钱半　薄川朴钱半　小川连六分　六和曲三钱　青连翘钱半　老紫草

三钱　细木通八分　生甘草五分

【方论】 本证乃湿热挟食滞内蕴胃肠，非单用清化之药可除，故当清化湿热与导滞通下并施。方中大黄、枳实、厚朴三药相配，即小承气汤。再加入槟榔，四药共成苦辛通降之剂，有泄热通下，行气导滞之功。山楂、神曲为消导之品，可祛胃肠食滞。黄连清热燥湿，连翘轻清宣泄，透热外达，二药与紫草相配，合奏泄热解毒之效。木通清利三焦，导湿热从小便而泄。生甘草调合诸药，兼以泄热。诸药配伍，是为导滞通下，祛除湿热积滞之方。然湿热挟食滞粘滞胃肠，与大肠燥结之证不同，非一下可祛，故本方可连续服用，直至大便不溏，湿热尽除为止，但剂量宜轻，以防苦寒过重，反致损伤脾阳。正如叶天士所说："湿邪内搏，下之宜轻。伤寒大便溏为邪已尽，不可再下；湿温病大便溏为邪未尽，必大便硬，慎不可再攻也，以粪燥为无湿矣。"(《外感温热篇》)

【文献选录】

"凡治温病热症，往往急于清火，而忽于里滞。不知胃主肌肉，胃不宣化，肌肉无自而松，即极力凉解，反成冰伏。此方用小承气合连、槟为君，苦降辛通，善导里滞。臣以楂、曲疏中；翘、紫宣上；木通导下。佐以甘草和药。开者开，降者降，不透发而自透发。每见大便下后，而疹斑齐发者以此。此为消积下滞，三焦并治之良方。"(《重订通俗伤寒论·枳实导滞汤何秀山按》)

【按语】 何秀山此段按语，明确指出了治疗胃肠湿热积滞，用导滞通下法之道理。其对枳实导滞汤之分析，亦颇透彻。

(3) 湿热痢疾

【临床表现】 身热口渴，下痢腹痛，里急后重，便下脓血，肛门灼热，舌苔黄腻，脉滑数。

【病机分析】 本证乃湿热阻滞大肠，发为痢疾之候。其湿与热邪相较，属热重于湿。湿热熏蒸，消灼津液，故身热口渴。湿热下注大肠，则下痢频繁。湿热阻滞，腑气不通，则腹中作痛。里急是热邪逼迫所致；后重乃湿滞大肠，粘着难下之征。湿热郁蒸，肠腑不通，气血壅滞腐败，化为脓血，故便下脓血。湿热下迫，则肛门灼热。舌苔黄腻，脉滑数，皆为湿热内蕴，热重于湿之象。

【治法】 清热燥湿，凉血止痢

【方药】 加味白头翁汤 《温病条辨》

白头翁三钱　秦皮二钱　黄连二钱　黄柏二钱　白芍二钱　黄芩三钱

水八杯，煮取三杯，分三次服。

【方论】 本方乃《伤寒论》中白头翁汤与黄芩汤合方，去甘草、大枣组成。白头翁苦寒，清热解毒，凉血止痢，为方中君药。黄芩、黄连、黄柏三药合用，清热燥湿，祛上、中、下三焦之邪。配入秦皮，则更增清热燥湿止痢之功。白芍养血，缓急止痛。诸药配伍，为清热燥湿，凉血止痢之良方。

【文献选录】

“内虚下陷，热痢下重，腹痛，脉左小右大，加味白头翁汤主之。”《温病条辨·中焦篇第九十九条》

【按语】 本条论述湿热痢疾之证治。“内虚下陷”，是指素体虚弱之人，感受湿热之邪，陷入下焦。“脉左小右大”一句，吴氏在分注中云：“脉右大者，邪从上中而来；左小者，下焦受邪，坚结不散之象。”吴氏认为，痢疾系由中焦传来，故将其列入中焦篇内，然其病位在大肠，当以下焦为是。因而，我们将其列为下焦湿热证候。吴氏治湿热痢疾，用白头翁汤加黄芩、白芍，实际上是合白头翁汤与黄芩汤二方减甘草、大枣而成，其疗效较之单用白头翁汤尤佳。

【验案】 痢疾

霍某　男　35岁　1974年8月10日

发热恶寒，头晕恶心，周身酸楚疼痛，阵阵腹痛，大便一次，带有少量脓血，送检大量脓球及红白血球，舌苔白腻根垢而厚，两脉濡滑而按之弦细且数，小溲色黄，心烦急躁。暑湿积滞蕴蓄太甚，势将成痢，用升降分化，芳香祛暑，逆流挽舟方法，希图暑解表疏，湿热得化，则痢疾自愈矣，饮食寒暖，诸当小心。

陈香薷 3 克（后下） 苏叶 4.5 克（后下） 藿香 10 克（后下） 葛根 8 克 马尾连 10 克 炒官桂 3 克 炮姜 3 克 炒白芍 12 克 焦三仙各 10 克 莱菔子 6 克 一付

二诊 1974 年 8 月 11 日

昨服芳香疏化，苦温化湿，佐以导滞之后，遍体得汗而恶寒头痛皆解，身热已退，腹痛未作，周身酸痛大减，大便未行，苔白垢腻渐化，根部仍厚，今诊两脉濡滑，尺部有力。本属暑热积滞互阻不化，下迫于肠，痢疾已成。今用芳香疏化，升降分消方法，暑热得解，营卫得调，湿热积滞渐化，以逆流挽舟方法一药而缓解危势。改用升降疏化，兼以消导。

葛根 10 克 马尾连 10 克 黄芩 10 克 木香 6 克 藿苏梗各 10 克 半夏 10 克 莱菔子 10 克 焦三仙各 10 克 槟榔 10 克 二付

三诊 1974 年 8 月 14 日

前服逆流挽舟，升降分化，芳香疏调之后，身热退而腹痛痢下皆解，舌苔已化而根部略厚，今日大便已转正常，镜检已无脓血，唯觉中脘满闷，胃纳欠佳。此暑湿积滞渐化，表里已解，湿邪减而未净，再以芳香升降并用，以善其后。饮食当慎，甜粘生冷皆忌。

荆穗炭 10 克 防风 6 克 马尾连 10 克 黄芩 10 克 木香 6 克 半夏 10 克 焦三仙各 10 克

原方三剂之后，完全痊愈。

【按】 中医理论，治疗痢疾也必从本治，痢疾的原因多为暑热与湿滞互阻，蕴郁化热，发为痢疾。初起多是暑湿蕴郁，由于湿郁不清，暑热外迫，卫气不开，三焦不利，蕴郁成痢。此时必须急治暑热，以卫气通，三焦畅，湿邪得以解，热郁因之开，则痢疾难成矣。

祖国医学治痢疾多以解暑化湿导滞为急务，暑解湿化，热郁能开，即不能形成痢疾，故一药而愈，故曰逆流挽舟法。

下篇 名篇选按

《叶香岩外感温热篇》

一、【原文】 温邪上受，首先犯肺，逆传心包。肺主气属卫，心主血属营。辨营卫气血虽与伤寒同，若论治法则与伤寒大异也。

【按语】 “上受”的含义大致有下列三点：

1. 温热之邪，初袭人体，由口鼻而入，口鼻皆属清窍，高居阳位，在人体之上部，故称上受。

2. 温邪首先侵犯手太阴肺经，肺为华盖，其位最高，居五脏六腑之上，所以称它为上受。

3. 上受是相对下受而言的，也就是针对伤寒而言的。伤寒是由皮毛而入，首先侵犯足太阳膀胱经；温病却不然，首先侵犯手太阴肺经，一手一足，一上一下，故相对而称。

“犯肺”是温热邪气侵犯于肺。肺主气，司呼吸，外合皮毛，主一身之表。因为外感温热邪气，首先出现肺卫的症状，如发热，微恶风寒，咳嗽，少汗，口渴，咽红，舌苔薄白、质边尖红，脉数两寸独大等。因此，“首先犯肺”是温热病的第一个阶段，就是卫分证候，属表热证。

逆传心包是相对着顺传而言的。所谓顺传，又称正传，是指由肺传至于胃，也就是手太阴肺经，传至足阳明胃经。这是因为手太阴肺经“起于中焦，下络大肠，还循胃口，上膈属肺”，说明手太阴肺和足阳明胃在生理上是密切相连的，这给由肺传变于胃提供了物质基础和内在根据。故在疾病中肺的温热邪气最易传于阳明胃与大肠。

在临床上常见到卫分病变不解，进一步出现壮热不退，烦渴引饮，汗出，脉洪大等见证；或大便燥结，数日不下，这都说明病变由肺传至于胃或大肠，通常把这种传于胃肠的证候，称之为气分证，属于顺传。

但在临床上还经常见到另一种现象，即：肺卫症状不解，突然出现手厥阴心包的病变，这种现象称之为“逆传”。造成逆传的原因主要有三点：

1. 素体心阴不足，阴虚则生内热，但在一般情况下还没有表现出疾病来，当温热邪气侵犯后，这种阴虚内热，就给温热邪气逆传心包提供了内在根据。

2. 感受温热邪气太过，超过了心包的防御机能，造成了温热邪气突然逆传于心包的外因。

3. 心肺同居上焦，为相邻之官，故肺受病最易影响于心，这也是造成逆传的一个条件。

“肺主气属卫，心主血属营”，这两句是言心肺的生理功能与卫气营血的关系。

心肺同居上焦，肺与心和卫气营血在生理上有着内在联系，因此肺与心的病理改变也必然要影响到卫气营血的改变，引起卫气营血功能的失常，从而反映出浅深轻重不同的证候类型。所以叶氏于肺与心的病变中，引伸出了卫气营血的证候分类，为卫气营血分证打下了理论基础。

“辨营卫气血虽与伤寒同，若论治法则与伤寒大异也”一句，是讲伤寒与温病的异同。

伤寒与温病同属外感热性病，在发展过程中都是由表入里，由浅入深。伤寒虽以六经辨证，说明病变的浅深轻重，但也影响卫气营血，虽然影响卫气营血的情况与温病不同，但就其总的精神来说，和温病一样，不外乎言疾病的浅深轻重而已，故叶氏说："辨营卫气血虽与伤寒同。"

伤寒初起是风寒外束，所以用辛温发汗法（当然也有因素体肾阳不足，直中少阴的）。温病不论新感与伏邪，都以内热为主，故用辛凉清解。二者一是寒，一是热，截然不同，所以叶氏说："若论治法则与伤寒大异也。"

二、【原文】 盖伤寒之邪留恋在表，然后化热入里，温邪则热变最速。未传心包，邪尚在肺，肺主气，其合皮毛，故云在表。在表初用辛凉轻剂，挟风则加入薄荷、牛蒡之属；挟湿加芦根、滑石之流，或透风于热外，或渗湿于热下，不与热相搏，势必孤矣。

【按语】 本条着重说明了伤寒与温病传变的区别，以及温热挟风、温热挟湿的治疗原则。伤寒、温病虽皆系外感热病，但病因、病机、临床特点、治疗原则均有区别。伤寒是感受寒邪，由皮毛而入，首先侵犯足太阳膀胱经，在病机发展中沿六经传变，在病变过程中最易伤人之阳气。温病是感受温热邪气，由口鼻而入，首先侵犯手太阴肺经，在病机发展中沿卫气营血传变，在病变过程中最易伤人之阴血津液。伤寒既然伤于寒邪，寒为阴邪，初起留恋在表，卫气被郁，呈现表寒证，必经过一段时间，寒邪才能化热入里，由表寒证逐渐变为里热证。由寒变热，由表入里，需要一定时间，故化热过程较慢。温病却不然，素体内热偏盛，又感受温热邪气，两阳相遇，故热变最速，这是其一。温为阳邪，初伤人体为表热证，向里传变时没有化热过程，即可变为里热证，这是其二。

风寒束表，当以疏风散寒为主。风当疏，寒当温，在表当散，故用辛温发汗方药治之。寒邪郁久，可以化热，化热的过程如何？当看患者的体质：

1. 素体强实，阳气偏旺，感受风寒，皮毛闭塞，寒邪可能从体质之阳而化热。

2. 阴虚火旺之体，感受风寒，也易化热，并更伤其阴。

3. 阳虚阴盛之体，化热迟顿，为日较久，甚至不化热而成三阴虚寒证。

4. 湿邪偏盛之体，因湿为阴邪，阻遏中阳，常常也化热较慢，或不化热而从阴化寒。

风热伤表，热变最速，但也要视体质情况，一般说来，阳旺阴虚者，热变最速；阴盛阳虚者，则化热也较慢。

总之，必须审清内外因素，不能只看到邪气的性质，同时还要看到体质因素，才能得出较正确的预见。

下面的原文是阐明表热证应首用辛凉轻剂，清解表热。若挟有风邪则加入疏风药，如薄荷、牛蒡之类的辛散疏解之品，以达到透风于热外；若挟有湿邪的，应加入芦根、滑石之类的淡渗利湿药，以达到渗湿于热下。这样，温热不与风或湿相互搏结，只是单纯温热就好治了。

至于透风于热外，应广义理解，不能只理解为挟风邪就疏风。临床上出现因火郁而见的红肿热痛等症，如目赤且肿为风火内热之证，牙痛红肿为风火牙痛，温毒发颐为风热与温毒互阻，这些证候都可加风药，主要的意思是用风药帮助解火郁，即所谓“火郁发之”。因此叶氏的“透风于热外”，不是单纯指风热在表，是广指温热火郁均可加入风药而言。

关于“渗湿于热下”，陈光淞说：“风，阳邪宜表而出之，故曰透外；湿，阴邪宜分而利之，故曰渗下。”渗湿是治湿的一法，而不能说是治湿的全部方法。治湿要分上、中、下三焦。在上宜宣，在中宜燥，在下宜利，古人说，“治湿不利小便，非其治也”，也是多指下焦之湿。因而，“渗湿于热下”，是指里湿在下焦，至于表湿，就不应该渗湿了。章虚谷说：“或遇阴雨连绵，湿气感于皮毛，须解其表湿，使热外透易解，否则湿闭其热而内侵，病必重矣。”可见表湿要解其表，取微汗法为宜。

利湿一法，用之合适，可以去湿，用之不当，能伤阴，因而不可久用。

三、【原文】 不尔，风挟温热而燥生，清窍必干，为水主之气不能上荣，两阳相劫也。湿与温合，蒸郁而蒙蔽于上，清窍为之壅塞，浊邪害清也。其病有类伤寒，其验之之法，伤寒多有变证，温热虽久，在一经不移，以此为辨。

【按语】 本条进一步阐明温热挟风、挟湿的证候传变，以及湿热病与伤寒的区别。

如果不能按照上节原文所指出的“透风于热外”或“渗湿于热下”的原则治疗，则会出现下列两种情况：

1. 温热挟风未能外解，势必生燥，这是因为温热为阳邪，风也为阳邪，两阳相遇，风火交炽，势必耗劫津液，津液一伤，邪火愈炽，无津上荣清窍，则清窍必干。临床上可见口干，鼻干，咽干，唇干，干咳无痰等症，这是温热化燥伤津最明显的证候表现，也是单纯温热和温热化燥的鉴别要点。

2. 温热挟湿未得合理的治疗，湿热胶结，湿郁热蒸，热愈炽则湿愈弥，湿愈郁则热愈盛。湿热蕴蒸于上，蒙蔽清窍，清阳之气被其阻遏，以致清窍壅塞，势必出现耳聋鼻塞等症，此即“浊邪害清”之故。

湿热病，初起有发热，恶寒，无汗，头痛沉重，口不渴等症，颇似伤寒，但本质上是不同的。其相同是因为湿为阴邪，寒也是阴邪，故有相似之处。其不同在于：湿毕竟是湿，寒毕竟是寒，本质上是有区别的。除在症状上不同外，叶氏又指出传变的不同，如“伤寒多有变证”，一日太阳受之，二日阳明受之，三日少阳受之，或传入三阴，寒邪是逐渐由表入里，由浅入深。湿热则不同，湿性粘腻，转化较慢，病程较长，因为病情无明显变化，故叶氏说“久在一经不移”。但都是相对而言的，非绝对之词，一旦湿邪化燥，就会变成温热，变化就相当快了，即所谓“温邪则热变最速”。温热病、伤寒病、温热挟湿病、湿热病的变化，一般说来，是温热病最快，其次伤寒病，再次是温热挟湿病，最慢的是湿热病。

“温热虽久，在一经不移”中的“温热”两字，当是“湿热”，否则和上节的“温邪则热变最速”相矛盾。临床上也不是温热病恒守一经不移，恰恰是湿热病恒守一经不移。

四、【原文】 前言辛凉散风，甘淡驱湿，若病仍不解，是渐欲入营也。营分受热，则血液受劫，心神不安，夜甚无寐，或斑点隐隐，即撤去气药。如从风热陷入者，用犀角、竹叶之属；如从湿热陷入者，犀角、花露之品，参入凉血清热方中。若加烦躁，大便不通，金汁亦可加入，老年或平素有寒者，以人中黄代之，急急透斑为要。

【按语】 本条进一步阐明温热挟风、挟湿，传于营分的证治。

如果按照上节温热挟风用辛凉散风，温热挟湿用甘淡驱湿的办法治疗，病情并未预期而解，这说明不是治疗上的错误，而是感受邪气与用药的轻重有出入。一般说来，是病重药轻，非辛凉轻剂所能胜任；或者是人体正气不足，阴津亏损，以致病变不解。在这种情况下，疾病开始逐渐进入营分。营分受热，则血热增高，心主血，血舍神，故心神受扰，则出现“心神不安，夜甚无寐”，甚则迫血外溢而成“斑点隐隐”，这都是营分的特征。当然除上述症状外，还可以见到身热夜甚，舌质红绛，脉细数等。

病入营分，重在清营，要“撤去气药”。但不是一点气分药不用，根据具体情况，还要配一点气分药，以达到透营分之热由气分而解。但又不可大量使用气分药，这是因为气分药多半过度苦寒，容易化燥耗营，使营、血分热势增重。假若血分热势过重，凉血育阴是为急务。所谓“撤去气药”，又指去掉牛蒡子、薄荷一类辛凉疏表之品。象银花、连翘一类清透药物，还是要用的。

另外，斑点的出现，是由于阳明温热内迫于血，外发肌肉所致，是气血同病，治疗就要清气凉血，解毒化斑，不能用辛凉解表之品，如桑叶、菊花、薄荷、牛蒡之类，否则有碍于凉血化斑，这是“撤去气药”的第二个意义。

病入营分的治疗，叶氏指出是“凉血清热”。但由于陷入的病因不同，有温热挟风和温热挟湿的区别，用药也有所加减。如以温热挟风而入营者，用犀角、竹叶清营透热；如以温热挟湿入营者，用犀角、花露以清营芳化。这里需要思考的一个问题是：如何知道是挟风陷入营分者？还是挟湿陷入营分者？这就需要了解病史。挟风陷入者，初起必有发热恶风，有汗，口渴，舌边尖红苔薄白，脉浮数等临床表现。挟湿陷入者，初起必有发热恶寒，无汗，头痛而沉重，口不渴，舌苔白腻，脉濡等临床表现。陷入营分后，虽然都具有身热夜甚，夜寐不安，舌质红绛，脉细数的共性，但挟风陷入者，必无苔，烦躁甚；挟湿陷入者，必舌苔腻，烦躁轻，以上二点是鉴别的关键。

病入营分，若兼烦躁，大便不通者，这说明热毒过盛，津液大伤，治疗就要加入金汁清热解毒。但是金汁性极寒凉，素体虚寒者，或老年阳气不足者必须慎用，可用人中黄代之。目前金汁、人中黄无货，可用少量生大黄、知母、玄参代之。但必须热壅特甚，体质强实，方可议用，否则易导致斑疹内陷，而造成内闭外脱的险局。

此处讲“透斑”，不是辛凉解表以透斑，斑的治疗是以清化为主，禁忌提透。叶氏所谓“透斑”，实际是指凉血清热，祛其壅滞，使气血宣通，斑点透出，俾其热邪有外达之机。斑之治疗不同于疹，古人尝言，“疹发太阴”，当以宣透；“斑发阳明”，当以清化。所以说斑当清，疹当透。汪曰桢说：“急急透斑，不过凉血清热解毒，俗医必以胡荽、浮萍、樱桃核、西河柳为透法，大谬。”

五、【原文】 若斑出热不解者，胃津亡也，主以甘寒，重则如玉女煎，轻则如梨皮、蔗浆之类。或其人肾水素亏，虽未及下焦，先自彷徨矣。必验之于舌，如甘寒之中加入咸寒，务在先安未受邪之地，恐其陷入易易耳。

【按语】 本条主要阐述斑出而热不退的治疗原则。温病发斑，多因阳明胃热内迫于血，外发肌肉所致。因为斑是气血两燔，故以清气凉血，解毒化斑为治疗原则。斑的正常发展规律是：斑出以后开始热退身凉，脉静神清。若斑虽出而热不退，是胃津大伤，水亏火旺。治疗当用甘寒之品，如沙参、麦冬、玉竹之类，以生津却火。重时用玉女煎，取玉女煎石膏与生地同用之妙，以石膏清气分之胃热，生地凉营以生津，共奏清气凉营，生津退热之功。轻症用梨皮、蔗浆甘寒以生津，或用五汁饮也可。

若患者素来肾阴不足，阴虚内热，温热邪气最易乘虚由气分传入血分，而造成下焦的病变。临床上遇到素来肾阴亏损者，治疗就要甘寒之中加入咸寒之品，如玄参、龟甲、鳖甲之类，填补下元。下元补足，中焦邪气就不至于传入下焦血分了，所以叶天士说：“务在先安未受邪之地，恐其陷入易易耳。”这是一种预防治疗，以达到控制病情发展的目的。

如何知道患者素来肾阴亏呢？叶氏指出：“必验之于舌。”肾水不足者，舌必红绛而枯萎，只要能细致掌握这一点，临床上也就不难辨认了。

六、【原文】 若其邪始终在气分流连者，可冀其战汗透邪，法宜益胃，令邪与汗并，热达腠开，邪从汗出。解后胃气空虚，当肤冷一昼夜，待气还自温暖如常矣。盖战汗而解，邪退正虚，阳从汗泄，故渐肤冷，未必即成脱证。此时宜令病者，安舒静卧，以养阳气来复。旁人切勿惊惶，频频呼唤，扰其元神，使其烦躁。但诊其脉，若虚软和缓，虽倦卧不语，汗出肤冷，却非脱证；若脉急疾，躁扰不卧，肤冷汗出，便为气脱之证矣。更有邪盛正虚，不能一战而解，停一二日再战汗而愈者，不可不知。

【按语】 本条是接上文进一步说明两点：

1. 温病始终流连气分的治法。

2. 战汗与脱证的鉴别。

温热之邪，未能清解，内传气分，流连气分不解，可通过战汗，使气分之邪由汗出而解，这是战汗的意义。

欲达到战汗而病解的目的，首先要判定病变必须在气分，才能出现战汗。气分的特点是：壮热而不恶寒，口渴，溲赤，苔黄，脉洪大有力。病入气分，邪气虽嚣张，但正气未衰，因此有希望通过战汗方法，以促使病邪外解。关于这一阶段的治疗，原文指出："法宜益胃。"所谓"益胃"，根据病情来看，不是用甘温补气药来补益胃气，正如王孟英所说："益胃者，在疏瀹其枢机，灌溉汤水，俾邪气松达，与汗偕行。"具体来说，也就是以轻清之品，清气生津，宣展气机，并灌溉汤液，以使气机宣通，热达于外，腠开汗出，则邪亦随之外透。

在温病发展过程中，出现"战汗"，一般说来是好的现象。"战"是正气尚盛，与邪气斗争的表现，汗出热退，是正胜邪却的象征。由此可以理解，战汗的机理是邪气流连气分，正气尚未虚衰，奋起与邪斗争，力透重围，汗出邪去，营卫通调，病向好的方向转化。其临床特点是：病已数日，卫分证已罢，气分证已见，突然出现全身寒战，甚则肢冷脉伏，继之不久，全身即可透出大汗。由于正邪的情况不同，正气盛，则一战而解，正气较衰，则可能再战始愈。

"战汗"之后，阳气大衰，患者处于静卧肌凉的状态，如脉象平和，这是正常现象，不是脱证，待阳气恢复，则温暖如常，这时可少饮米粥调养。切不可见大汗，肤冷，脉伏误认为脱证而惊惶失措，乱用补药。

“战汗”与脱证之鉴别，关键在于脉与神上。若大汗后脉虚软和缓，神清嗜卧，这是邪退正虚的表现。若脉象急疾，甚则沉伏或散大而不还，或虚且结代，神志不清，躁扰不安，汗出不止，则为气脱之险证，临床应予鉴别。

七、【原文】 再论气病有不传血分，而邪留三焦，亦如伤寒中少阳病也。彼则和解表里之半，此则分消上下之势，随证变法，如近时杏、朴、苓等类，或如温胆汤之走泄。因其仍在气分，犹可望其战汗之门户，转疟之机括。

【按语】 本条说明温热邪气久羁气分，既不外解，亦不内传，留于三焦的证治。

三焦主气机升降出入，并通行水道。温热邪气滞留，气机郁涩不宣，水道不通，温热挟痰湿而内停，见寒热起伏，胸满腹胀，溲短苔腻等，证似《伤寒论》中的少阳病，但其病机实不相同。伤寒之少阳病，为邪在半表半里，枢机不利，故治予和解；本证为温热挟湿，阻遏上、中、下三焦气机，所以治疗宜予分消走泄，如杏（开上）、朴（畅中）、苓（渗下），或温胆汤之类。然此类方药，在痰湿较重的证候比较适用，若热象较甚，当用清化之法，如芩、连、瓜蒌之类。如风热留连气分，而无湿邪时，温胆汤是不能用的，可以疏风清热结合。亦不能一闻温病之名，就乱投寒凉之药，反使邪气内闭。因此，辨明有无湿阻，是运用杏、朴、苓及温胆汤的关键。

八、【原文】 大凡看法，卫之后方言气，营之后方言血。在卫汗之可也，到气才可清气，入营犹可透热转气，如犀角、玄参、羚羊角等物，入血就恐耗血动血，直须凉血散血，如生地、丹皮、阿胶、赤芍等物。否则前后不循缓急之法，虑其动手便错，反致慌张矣。

【按语】 本条概括了卫、气、营、血的病机及其治疗原则，在全篇中有提纲挈领的作用。

卫气营血是反映温热病中，浅深轻重的几个不同阶段。卫分证是温热邪气刚刚侵入人体，正气尚强，正邪交争于肺卫，称为表证，病势轻，病位浅。气分证是邪气甚而正未衰，邪正剧烈交争于里的阶段，病变较卫分深一层，重一层，病变部位主要在肺、胃和大肠。营分证是邪气甚而正气始衰，这是由于正气久战于卫分和气分，津液已耗伤，所以在营分时正气已衰，脉见细数，舌质红绛，病情重，病位深，病变部位主要是心与心包。血分证有两种情况：一是邪气甚，病变部位主要在肝，如热甚动血或热极生风；一是邪气尽而正大衰，病变部位主要在肝肾，如亡阴失水，虚风内动。不管哪一种，病入血分，病情最重，病位最深，涉及到下焦先天之本。从以上可以看出，卫气营血反映了温病浅深轻重的不同阶段。掌握了不同阶段的特点，掌握了卫气营血的发展规律，对于治疗温病，判断预后，是有非常重要意义的。

在临床上，诊断温病时，首先看有无卫分证，其次看有无气分证，再看有无营分证，最后看有无血分证。按照这样的规律思维，才不致于发生诊断上的错误。

卫气营血各阶段的特点如表。

以上是温病中卫气营血的主要见证，也是我们鉴别诊断的依据。

本节也提出了治疗温热病的基本原则：

1.“在卫汗之可也” 此处的“汗”，不是指发汗，而是透汗。感受温热邪气，大忌用辛温发汗，而是要用辛凉清解。这是因为，辛温之品，助火灼阴，能酿成燎原之势。即使用辛凉之品，如薄荷、牛蒡之类，也是在清解之中，使药达于表，通其郁闭，和其阴阳，营卫调畅使邪热外泄，表清里和，自然邪透汗泄，不发汗而达到了出汗的目的。因此，治疗卫分证，应在“清解透邪”四字上下功夫。我们认为，这才是“在卫汗之可也”的真谛。

- 卫分证
  - 必有症
    - 发热，微恶风寒
    - 口渴，或口干而尚未渴
    - 脉浮数，或两寸独大
    - 舌边尖红，苔薄白
  - 或有症
    - 头痛，头晕，头胀
    - 咳嗽，干咳少痰
    - 自汗或少汗
    - 皮疹
    - ……

- 气分证
  - 气分温热证
    - 必有症
      - 身壮热，不恶寒，反恶热
      - 口渴，渴甚
      - 溲黄赤
      - 脉洪大，舌苔老黄而干
    - 或有症
      - 热郁胸膈：心烦懊侬，呕吐，不寐
      - 热在大肠，与糟粕相结：大便秘，潮热，腹满痛拒按，苔老黄而干，脉沉实有力，甚则谵语
      - 热在大肠，未与糟粕相结：肠热下利
      - ……
  - 气分湿热证
    - 必有症
      - 身热不扬，寒热模糊不清，午后热象明显
      - 身倦身重，头痛头重，胸脘痞满不舒
      - 脉濡缓
      - 舌苔滑腻，或黄腻，或白腻
    - 或有症
      - 恶心欲吐，食欲不振
      - 大便溏薄
      - 便脓血
      - 小便短少
      - ……

营分证
- 必有症
  - 身热夜甚，或身灼热
  - 渴不多饮，或反不渴
  - 夜寐不安
  - 脉细数
  - 舌质红绛，无苔
- 或有症
  - 斑点隐现
  - 神昏谵语，或昏睡不语
  - 舌謇肢厥
  - ……

血分证
- 必有症
  - 身热，或低热，或手足心热甚于手足背
  - 脉数或细数或结代
  - 口干舌燥，齿枯唇焦
  - 小便短赤而涩
  - 烦躁或昏狂躁扰谵妄
  - 舌质深绛，甚则紫晦
- 或有症
  - 吐衄，便血，发斑等
  - 痉厥，瘈疭
  - ……

2. “到气才可清气” 此语寓意深刻，所谓“到气才可清气”，言外之义，不到气分，邪在肺卫，或刚有入里之兆，或气分之证虽起，而卫分之证未罢，均不可率投大剂清凉之品。这是因为，过度寒凉，阻遏邪气，反使表邪不解。因此，必待肺卫之证已罢，才可清气。至于清气之法，大致有下列五种：

第一种，凉剂微清气热，适应于气分之热初起，热势还未嚣张，如连翘、蒌皮、芦根、梨皮、竹叶等。

第二种，寒剂大清气热，适应于气分热甚之期，如生石膏、寒水石、知母等。

第三种，苦寒直折气热，适应于热邪深入气分深层者，如黄连、黄芩、黄柏、栀子之类。

苦寒直折与凉清、寒清是有区别的，凉清、寒清之药除热，都是通过透热而达到清热的目的，而苦寒直折，则是使热从内、从下而降，一透一降，有所不同。

第四种，苦寒攻下，适应于气分热炽，与大肠糟粕相结的阳明腑实证，如大黄、芒硝、番泻叶、芦荟等。

第五种，甘寒生津以清气热，适应于气分热盛，津液受伤之期，常与上四种配合使用，甘寒生津药如沙参、麦冬、石斛、花粉之类。

3．“入营犹可透热转气” 此句有省略之言，意思是入营治宜清营，但要佐以透热转气之品。叶氏提示我们，在病入营分时，清营当然是主要的，但不要忘记用气分之药以透热转气，原文用犀角、玄参、羚羊角似属不合，应以银花、连翘、竹叶之类为是。透热转气，大致有四种情况：

第一种，热郁者，清之即能转，即所谓开郁泄热，如桑叶、菊花、银花、连翘、竹叶等。若郁结重者，加蝉衣、僵蚕、防风。

第二种，湿郁上焦者，宣之即能转，即所谓宣化湿浊，如佩兰、藿香、豆豉、杏仁、蔻仁等。

第三种，湿遏中焦者，辛苦芳化即能转，即所谓宣阳化湿，疏调气机，以畅三焦，如苏梗、半夏曲、厚朴、陈皮、蔻仁等。

第四种，过用、早用滋补而热郁于内者，宣通即能转，如瓜蒌、杏仁、郁金、焦谷芽、焦麦芽、鸡内金、保和丸等。

当然，以上四种都要在清营的基础上加之。用药之后，是否已转入气分，当验之于舌，舌由红绛无苔，变为舌红苔黄，说明已转入气分。

4．“入血就恐耗血动血，直须凉血散血”热入血分，灼伤血络，迫血外溢而瘀于皮下，则发斑；上溢清窍则吐衄；下出浊窍则尿血、便血，治当凉血育阴，如犀角、生地、玄参之类。叶氏何以在凉血的原则上又提出散血？这是值得思考的问题。散血者，活血也，其含义有四：一是凉血之品易生瘀滞，血遇寒则凝，故于凉血之中加入散血之药，防其寒凝，如丹皮、赤芍、桃仁之类，可以预防瘀血的产生。二是用散血之品，有积极的治疗作用，叶氏在临床看到入血之证，本身就有瘀血，如斑之紫黑成片，就是瘀血停于肌肤的结果，必须凉血解毒与散血同用，才能阻遏病变的发展，收到更好的效果。近时研究在抢救感染性休克并发 DIC 时，配合血府逐瘀汤，对改善微循环障碍有明显的效果，足见叶氏有远见卓识，确为临床经验之谈。三是散血中之热，凉血活血之品都有散热作用。四是用养阴药物补充血中津液，使血不粘滞而易行，则瘀滞可散。

总之，这节原文，意义深刻，是创造性地发挥，至今还有效地指导着临床实践。

九、【原文】 且吾吴湿邪害人最广。如面色白者，须要顾其阳气，湿胜则阳微也。法应清凉，然到十分之六、七，即不可过于寒凉，恐成功反弃。何以故耶？湿热一去，阳亦衰微也；面色苍者，须要顾其津液，清凉到十分之六、七，往往热减身寒者，不可就云虚寒而投补剂，恐炉烟虽息，灰中有火也。须细察精详，方少少与之，慎不可直率而往也。又有酒客里湿素盛，外邪入里，里湿为合。在阳旺之躯，胃湿恒多；在阴盛之体，脾湿亦不少，然其化热则一。热病救阴犹易，通阳最难。救阴不在血，而在津与汗；通阳不在温，而在利小便。然较之杂证，则有不同也。

【按语】 本条主要说明湿热病的治疗原则。大致可分为四段：

第一段是素体阳虚，感受湿热的治法。我国南方，天气酷热，阴雨连绵，热蒸湿动，湿热弥漫，空气中湿热邪气最盛，人之所触，呼吸所入，无不与湿热邪气接触，故易酿成湿热病。若面色白者，说明阳气素虚，治疗用药一定要照顾阳气，防止湿邪从阴化寒。对于这种素体阳虚而又患湿热者，也用清凉之法，然仅用到十分之六、七即可，不可用到十分之十这是因为过用寒凉，大伤阳气，热虽退，而阳衰却显露出来，反而出现了阳虚之证或寒湿之证，故叶氏言“成功反弃”。

第二段是素体阴虚，感受湿热的治疗原则。面色苍老的人，说明素体阴虚火旺，必须注意维护津液，用药切忌温补，否则温补一用，恐其虚火复燃，热势再起。因此，治疗阴虚患湿热病者，用药要寒凉到十分之十，不可治到十分之六、七出现热减身寒，就认为是虚寒证而投温补，这正和阳虚之体相反。在这种情况下，要细察病情，如用补法，如平补、清养、育阴、益气，也要在邪尽之后，少少与之，不可冒然行事。

第三段是说明湿热病的病机。湿有内外之分，脾胃之辨，还要考虑正气如何，体质强弱。一般说来，外湿多从外界感受而来，内湿多从脾胃运化失调而生。但嗜酒者，大多湿邪内蕴，一旦再感受外湿，则内外相互结合，酝酿成湿热病。脾为湿土之脏，胃为水谷之海，故湿邪为病，多以脾胃为中心，但又随着本身体质的不同而有两种不同的病机转化。素来阳旺之体，尤其以胃阳偏亢者，湿多从体质之阳而化热，形成热重于湿，热为矛盾的主要方面，随着病程的延长，热邪逐渐煎化湿邪，湿化为燥，而变成温热病。有时在煎化的过程中，常出现一个痰热的过程。阴盛的体质，湿从体质之阴而化，其发展大致有两端：一是化为湿重于热；一是化为寒湿病，这时湿是矛盾的主要方面。湿重于热者，进一步发展，可表现为湿邪蕴郁成热，热越来越张，而出现湿热并重的现象，最后也可湿邪化燥而成温热病。因此，叶氏指出“然其化热则一”，就是说，不论湿重于热也好，热重于湿也好，或湿热并重也好，最后都可转化为温热病。

从治疗的角度看，湿重者，重在祛湿，用宣气、温化、通利等法，药如杏仁、蔻仁、薏仁，厚朴、半夏等；热重于湿者，重在清热，用苦寒燥湿法，药如黄芩、黄连、黄柏、龙胆草等；湿热并重者，两者兼顾。但治湿要慎用大寒药，避免伤脾胃之阳，否则脾胃一伤，运化失权，湿邪再生，病就缠绵不解了。

第四段“热病救阴犹易，……则有不同也”，是说明温热病、湿热病在运用滋阴、通阳上的特点。在温热病过程中，由于阳邪独亢，津液受伤，在治疗上，总以清热保津为基本原则，滋阴之法用的较多，而用通阳之法是很少的。相反，在湿热病过程中，滋阴之法是极少用的，而通阳之法则是常用的。叶氏指出，在温热病中滋阴是容易的，在湿热病中通阳是最难的。这是因为，滋阴法用于治温热病，“热者寒之”，“燥者濡之”，阴生则热退，热退则阴自复，用甘寒之品去无形之热邪是容易的。而在湿热病中，湿邪属阴，粘腻而难解，尤其是与热相结合，如油入面，难解难分；另一方面，湿热两邪，性质不同，湿为阴邪，热为阳邪，一应温药以化之，一应寒药以清之，用药实属棘手，用温药有助于热，用寒药又碍于湿，因而要根据具体情况，宣阳、苦温、甘淡适当配用，切不可求速，所以叶氏说“通阳最难”。

叶氏又指出，滋阴不在于养血补血，而是要生津和敛汗，就是用甘寒的药物以生津，酸甘的药物以敛汗，津一生，汗一止，则阴液恢复。否则，大汗出则津液大伤，燥热会再起，温热病会加重，所以敛汗是保津的一法。湿热病的通阳不在于温补，而是要利小便，这是因为湿邪内停，气机不宣，则三焦气道不通，小便不利，利小便是祛湿的重要方法，湿祛则气道通，气道通则阳气复。古人说“治湿不利小便，非其治也”，和叶氏的“通阳不在温，而在利小便”的精神是一致的。

我们认为，叶氏所指的“利小便”，不是单纯用利尿药来通小便，而是通太阳以利三焦，宣肺气以畅水道。一句话，就是使全身气机通达，三焦得畅，小便通利，则湿邪自然而去。

由以上可以看出，温热病的滋阴，湿热病的通阳，和内科杂证中的滋阴以养血、通阳用湿热药是完全不同的，所以叶氏的结论是："然较之杂证，则有不同也。"

十、【原文】 再论三焦不得从外解，必致成里结。里结于何？在阳明胃与肠也。亦须用下法，不可以气血之分，就不可下也。但伤寒邪热在里，劫烁津液，下之宜猛；此多湿邪内搏，下之宜轻。伤寒大便溏为邪已尽，不可再下；湿温病大便溏为邪未尽，必大便硬，慎不可再攻也，以粪燥为无湿矣。

【按语】 本条论述伤寒与湿邪内搏在运用下法上的不同。

"三焦者，决渎之官，水道出焉"，说明三焦是水液代谢的通路，在水的吸收、运化、敷布、排泄上都起着很重要的作用。一旦三焦水道不通，气机受阻，湿邪内停，蕴郁生热，就造成了湿热病。那么，治疗就要通利三焦，也就是：开上焦以宣汗祛湿（宣气使小汗出，决不可大汗出，忌麻、桂猛剂，防止湿浊上蒙清窍）；健中焦以燥化祛湿（所谓脾健则湿自去）；利下焦以淡渗祛湿（所谓"治湿不利小便，非其治也"）。开上是宣肺降气，健中是健脾，利下是分消走泄。否则，湿热不能从汗、尿而去，逗留于三焦不解，三焦不能通畅，气机不降，大肠传导不通，也可以出现"里结"，形成阳明腑实证。本证虽属三焦不畅而来，与伤寒表邪入里之腑实证不同，但治疗亦当予攻下。

伤寒与湿温的里结情况不同。伤寒里结是阳明燥热与积滞相结，津液受劫，而形成阳明腑实证，故下之宜猛，如三承气汤之类；湿温系湿热郁滞，气机不降，湿与热相互搏结，虽然也形成便秘，或是大便不爽，但并非燥屎，所以下之宜轻、宜缓。否则，下之太猛，损伤脾阳，运化失职，可致湿邪再生，或洞泄不止。当然，湿邪化燥，与肠垢互结，舌呈老黄糙垢，脉象沉实有力，矢气恶臭，又当因病制宜，不可拘于轻剂缓下。

此外，由于伤寒内结属于燥热所致，下后便溏，说明燥结已去，而不可再下，否则损伤胃气。湿温则不同，下后便溏，说明湿邪未尽，所谓“湿胜则濡泄”，还需一下再下，直到大便干，才说明湿邪已尽，即所谓“粪燥为无湿矣”，方不可再攻。

临床上治湿热内阻，气机不降而大便不通者，应以宣通气机，清热导滞之法，如宣清导浊汤、枳实导滞汤等，而不是单纯用硝、黄，若用之，则徒伤胃气而湿浊不去。

十一、【原文】 再人之体，脘在腹上，其地位处于中，按之痛，或自痛，或痞胀，当用苦泄，以其入腹近也。必验之于舌，或黄或浊，可与小陷胸汤或泻心汤，随证治之。或白不燥，或黄白相兼，或灰白不渴，慎不可乱投苦泄。其中有外邪未解，里先结者，或邪郁未伸，或素属中冷者，虽有脘中痞闷，宜从开泄，宣通气滞，以达归于肺，如近俗之杏、蔻、橘、桔等，是轻苦微辛，具流动之品可耳。

【按语】 本条主要论述湿热或温热挟痰成痞的证治，以及从舌诊辨痞证。

湿热证或温热挟痰之证，其邪每可结于胸脘而成痞证，证见胸脘痞胀，自觉疼痛而按之亦痛，舌苔黄浊，此乃湿热痰浊内阻，气机郁滞所致。因其邪在中、上二焦之间，单纯发散不能去中焦之邪，单纯苦降不能去上焦之邪，故当用辛开苦降之法，以宣上通下，如小陷胸汤、泻心汤之类。

辛开苦降一法，是治疗痞证的重要方法，是根据脾胃的生理特点而制定的。脾主运、主升，胃主和、主降，辛可醒脾而升，苦可和胃而降，故脾胃失和，脾气不升，胃气失降，气结于心下而成痞证，即可辛苦同用，使脾气得升，胃气得降，气机得畅，则痞证自愈。

辨痞证当验之于舌，凡舌苔黄浊者是痰热成痞，施治应苦寒泄降；舌苔白而不燥，纯痰浊成痞，施治应辛苦通降；凡舌苔黄白相兼，则为表未解而痞已成，施治应予辛微苦，宣通气滞；凡舌苔灰白而不渴，则为阳气不化，阴邪壅滞，施治应以温通为主，慎不可苦寒通降。如杏仁、蔻仁、橘皮、桔梗等，全是开泄气机的要药，若表未解时可少佐解表，痰湿重时少佐化痰，气分郁闭时当以开郁宣闭为主。

十二、【原文】 再前云舌黄或浊，须要有地之黄，若光滑者，乃无形湿热中有虚象，大忌前法。其脐以上为大腹，或满或胀或痛，此必邪已入里矣，表证必无，或十只存一。亦要验之于舌，或黄甚，或如沉香色，或如灰黄色，或老黄色，或中有断纹，皆当下之，如小承气汤，用槟榔、青皮、枳实、元明粉、生首乌等。若未见此等舌，不宜用此等法，恐其中有湿聚太阴为满，或寒湿错杂为痛，或气壅为胀，又当以别法治之。

【按语】 本条是从舌诊辨腑实能否攻下。

1. 黄浊垢苔，必须是有根之黄，刮之不去，这才是湿热痰浊结滞的明证，施治才可予苦寒之品。如黄而光滑呈浮垢状，刮之即去，是为黄而无根，这是湿热内阻而中气已虚，治疗只可予清利湿热，而忌投苦寒，以免伤其中气。

2. 阳明腑实之证，由于实邪内阻，腑气失于通降，故脐上大腹部位有胀满疼痛的感觉，这说明邪已入里，而表证已解，或十分只存一分。在临床上确诊也必需验之于舌，凡舌苔呈现黄甚，或如沉香色，或如灰黄色，或老黄色，或中有断裂，方为里结成实的征象，治疗可用攻下，如小承气汤或槟榔、青皮、枳实、元明粉、生首乌等皆可。若单纯腹胀满，未见其舌苔，不宜用此等方法。

腹满证，形成的原因很多，一定要结合兼证，检查舌、脉，仔细分析，才能得出比较正确的结论。如有因湿邪停聚，太阴失运者，平胃散加减；有因肺气失宣，气机壅塞者，三仁汤加减；有因寒湿阻遏，阳气不通者，附子理中汤加减；有因脾气虚弱而虚满者，四君子汤加减；有因肝气郁结，横伐脾土者，柴胡疏肝散加减。皆应随证而治之，切不可见腹胀就予攻下。

十三、【原文】 再黄苔不甚厚而滑者，热未伤津，犹可清热透表；若虽薄而干者，邪虽去而津受伤也，苦重之药当禁，宜甘寒轻剂可也。

【按语】 本条继续论述黄苔，从舌苔辨伤津的程度及其治法。

在温热病中，凡由表入里，由卫入气，舌苔必由白转黄。从黄苔的出现，说明病邪已入气分，入气是否伤津，要看黄苔的润燥，凡黄苔不甚厚而润者，说明热邪初传里而津未伤，治当清热透邪，冀其从表而解。苔薄而干燥者，说明热虽渐解而胃津伤也，不可用过苦化燥伤津之品，用甘寒轻剂以生津润燥。

十四、【原文】 再论其热传营，舌色必绛，绛，深红色也。初传，绛色中兼黄白色，此气分之邪未尽也，泄卫透营，两和可也。纯绛鲜色者，包络受病也，宜犀角、鲜生地、连翘、郁金、石菖蒲等。延之数日，或平素心虚有痰，外热一陷，里络就闭，非菖蒲、郁金等所能开，须用牛黄丸、至宝丹之类以开其闭，恐其昏厥为痉也。

【按语】 本条继续论述舌诊在诊断中的意义。

从舌诊辨卫气营血的基本原则是：舌苔一般反映卫气的病变；舌质一般反映营血的病变。如只有舌苔的变化，病邪必然是在卫分或气分；如只有舌质的变化，没有舌苔，病邪必然是在营分或血分。如既有舌苔的变化，又有舌质的变化，多为卫营交炽或气血两燔。叶氏说，温热邪气传入于营，舌质必然见红绛。因此说，红绛舌没有苔是营分的特点。若病初入营而见黄白苔，红绛舌，此为气分之邪未罢，营分之热已起，气营同病，治疗当以清营解毒之中，佐以清气透泄之品，如银花、连翘、竹叶之类。若舌苔薄白而舌质红绛，是卫分之邪未解，而初传入营分，属卫营合邪，治疗要辛凉清解，佐以清营，如银翘散加生地、丹皮、赤芍、大青叶之类。若舌质红绛鲜泽，苔黄燥，则是温热之邪灼液成痰，或邪热与宿痰相合，逆陷心包之故，治疗就要清心豁痰开窍，如清宫汤送服安宫牛黄丸、至宝丹、紫雪丹，以防其出现痉厥的险证。

舌诊是诊断的重要依据，但不是唯一的方法，一般说来，单纯营热者，除舌绛外，必有身热夜甚，夜寐不安，脉细数。气营两燔，除苔黄舌绛外，必见壮热有汗。卫营合邪，除苔薄白舌绛外，还常有皮疹隐现，咳嗽等。

十五、【原文】 再色绛而舌中心干者，乃心胃火燔，劫烁津液，即黄连、石膏亦可加入。若烦渴烦热，舌心干，四边色红，中心或黄或白者，此非血分也，乃上焦气热烁津，急用凉膈散散其无形之热，再看其后转变可也，慎勿用血药以滋腻难散。至舌绛望之若干，手扪之原有津液，此津亏湿热熏蒸，将成浊痰蒙蔽心包也。

【按语】 本条继续论述舌诊与治疗的关系。

舌色红绛，病已入营，但兼见舌中心干燥的，则不仅心营热盛，而且胃火燔炽，津液受伤，在临床治疗上，在清营透热之中加入清胃泄火之品，如黄连、石膏与犀角、生地同用。若舌中心干，四边红，上布有白或黄苔者，是病在上焦气分，胸膈之中，非邪入营血，乃上焦气分热盛，消烁津液的结果，当予凉膈散以散上焦无形之热。凉膈散是专治胸膈热之方，但临床上用凉膈散除舌诊外，还应注意有无上焦火热证，如口疮，大便秘结，心烦等，单从舌诊上看，有一定的片面性。

叶氏提醒不要看舌四边红就用血分药，因为血分药多为甘寒、咸寒滋腻之品，最易恋邪，造成病邪不解，或引邪深入。

若舌绛，望之干，扪之湿，此津液已亏，但湿热未去，津伤火盛，蒸湿为痰，有可能发展为痰浊蒙蔽心包的病变，如遇上述情况，就要清化湿热，涤痰开窍，如菖蒲郁金汤加至宝丹之类。

十六、【原文】 再有热传营血，其人素有瘀伤宿血在胸膈中，挟热而搏，其舌色必紫而暗，扪之湿，当加入散血之品，如琥珀、丹参、桃仁、丹皮等。不尔，瘀血与热为伍，阻遏正气，遂变如狂、发狂之证。若紫而肿大者，乃酒毒冲心。若紫而干晦者，肾肝色泛也，难治。

【按语】 本条是论述温热入营，素有宿血的证治。

紫舌较绛舌更深入一层，多为营、血分热毒极盛所致。除此而外，临床还可见两种紫舌，一种是阳气大衰，心阳将脱；一种是瘀血。本节是讲素有瘀血，又患温热，在舌诊上的特点及其治疗。

舌紫且暗，扪之潮湿，是温热之邪挟瘀血在胸中。温热入于营血，热与血搏，瘀阻不通，故舌紫绛而暗，素有瘀血，故扪之潮润。此与温热入血伤津，而见舌紫绛干燥起芒刺者截然不同，其鉴别的要点在于一润、一燥。

在临床上见到舌紫绛而润者，就要在治温热的基础上加入散血化瘀之品，如琥珀、丹参、桃仁、丹皮之类。如热邪与瘀血互结，瘀热阻遏清窍，扰乱神明，而出现如狂、发狂等证，当以犀地清络饮一类方剂治疗。

犀地清络饮是治疗温热内陷心包，又兼血络瘀滞而引起的发热夜甚，神昏谵语，如狂发狂，但欲嗽口不欲咽，舌绛紫晦，望之若干，扪之尚湿，脉象细数而涩等症，和单纯热陷心包不同，其鉴别的要点就在瘀血见证上。

舌紫绛而肿大，是酒毒冲心的结果，急以葛花解醒汤治之。再有温病后期，热邪深入下焦，肝肾之阴大伤，这时也可见紫绛舌，多为紫而晦暗，是肝肾的真脏色外露的表现，预后多为不良。

从现在的观点看，很多病可以见紫舌，如心力衰竭、末梢循环障碍、缺氧等。因此，在诊断时先要搞清紫舌的时间长短？是否伴有发热？舌之津液多少？从而分出阴阳虚实寒热，不能一见紫舌就活血化瘀。阳虚寒凝者要温阳散寒；气虚不运者要益气通络，不可拘于一点，要“辨证求因”，“审因论治”。

十七、【原文】 舌色绛而上有粘腻似苔非苔者，中挟秽浊之气，急加芳香逐之。舌绛欲伸出口，而抵齿难骤伸者，痰阻舌根，有内风也。舌绛而光亮，胃阴亡也，急用甘凉濡润之品。若舌绛而干燥者，火邪劫营，凉血清火为要。舌绛而有碎点，白黄者，当生疳也；大红点者，热毒乘心也，用黄连、金汁。其有虽绛而不鲜，干枯而痿者，肾阴涸也，急以阿胶、鸡子黄、地黄、天冬等救之，缓则恐涸极而无救也。

【按语】 本条再论绛舌的辨治。

1. 舌绛有粘腻苔，是营分热盛，挟有湿浊，气分不畅之象。治疗必须清营之中加入芳香之品，如清营汤中加鲜藿香、鲜佩兰、鲜荷叶、鲜薄荷等。

2. 舌绛不能伸出，是因舌短、舌硬而致，乃痰热内阻，引动肝风之兆，治当涤痰息风，如羚羊角、钩藤、川贝、竹沥等。

3. 舌绛而光亮无苔，如猪肾者，是胃阴大伤，急用甘寒濡润之品，救其已亏之胃阴，药如麦冬、玉竹、花粉之类。

4. 舌绛而干燥者，是气营两燔，营热炽甚，耗灼营阴，治应凉血清热，可用生地、生石膏之类。

5. 舌绛兼有舌面白黄碎点者，当生口疳，是热毒攻心之象；若大红点者，是热毒之重证，治疗急用苦寒泄热方法，如黄连、金汁之类，或用泄火解毒之剂，如导赤散、凉膈散及导赤承气汤之类。

6. 舌绛而干枯痿缩，是肾阴将竭，虚多邪少，病已危笃，应大剂滋补肾阴，如阿胶、鸡子黄、生地黄、天冬，甚则可用龟甲、鳖甲之类。否则精气涸竭，危局便难挽回。

十八、【原文】 其有舌独中心绛干者，此胃热心营受灼也，当于清胃方中，加入清心之品，否则延及于尖，为津干火盛也。舌尖绛独干；此心火上炎，用导赤散泻其腑。

【按语】 本条论述绛舌的另两种见证。

本条与十五条色绛而舌中心干者不同。十五条论舌绛是舌通体皆绛，中心独干；本条是通体不绛，唯独中心绛干。十五条是病邪已入营，为气营两燔之候，故宜犀角、生地、黄连、石膏两清心胃，此则胃热灼津，邪热在胃，重在清胃热，使心营不受胃热燔灼，所以在清胃方中加入清心之品，可用白虎汤加生地、黄连、竹叶等。如津亏火旺时，可酌用沙参、花粉、石斛。舌尖干绛，是心火炽盛上炎，用导赤散泻小肠之火，以导心火外出。

十九、【原文】 再舌苔白厚而干燥者，此胃燥气伤也，滋润药中加甘草，令甘守津还之意。舌白而薄者，外感风寒也，当疏散之。若白干薄者，肺津伤也，加麦冬、花露、芦根汁等轻清之品，为上者上之也。若白苔绛底者，湿遏热伏也，当先泄湿透热，防其就干也，勿忧之，再从里透于外，则变润矣。初病舌就干，神不昏者，急加养正透邪之药；若神已昏，此内匮矣，不可救药。

【按语】 本条是论述白苔的类型及其治法。

白苔类型甚多，病机各异，临床必须仔细观察，结合脉症全面分析，才能辨证论治，才能推敲用药，提高疗效。

舌的变化，不是单纯的看苔色，如白、黄、灰、黑。更重要的是观察其情况如何：苔是薄白？白腻？白厚？有无津液？干燥的程度如何？白苔之上罩有其他颜色否？（如浮罩略黄、略灰、略黑等）。苔的情况是腻润？是粗糙？是垢厚？舌形如何：是瘦？是胖？是斜？是颤？尖部怎样？中部怎样？根部怎样？舌的纹理是糙老？是嫩润？舌质如何：是红？是绛？是紫？有无瘀点？等等情况，必须细致观察，再做结论，分析标本，给予治疗。

1. 舌苔白而薄者，外感风寒，其舌必润，舌质无变化，口中津液多而不渴，再参以恶寒体痛，咳嗽脉浮紧，即为风寒外束之象，治以辛温解表之品，以除风寒，如轻者九味羌活汤，重者麻黄汤。

2. 舌苔薄白而边尖红者，外感风热之邪，其舌必稍干，咽部多红，口中津液较少而渴，再参以发热较重，恶寒较轻，干咳，脉浮数等，即为风热伤卫，治以辛凉清解，如银翘散之类。若略有表气不宣，无汗体痛，酌加疏散之品，如防风、大豆黄卷少许。切不可用辛温发汗，防其耗阴动血而助热。

3. 舌苔薄白而干者，肺卫之邪未解，而肺津已伤，治以辛凉清解之中加入清润之品，如麦冬、花露、芦根等。不可过度滋腻，否则恋邪，影响解表，延长病期，所谓“上者上之”，就是指病在上，用轻清宣上之品治之。

4. 白苔厚而干燥，是胃燥气伤的结果。白厚是湿浊不化，干燥是胃津受伤，故治宜甘寒之品，先润其燥，如麦冬、花露、芦根。继用化湿之品，并加入甘草。因甘草有益气守津之功．扶脾之力，又能缓冲化湿之品的辛燥，故杏、蔻、橘、桔之中加甘草是有特殊意义的。

见这种舌苔时，用几分之润，几分之燥，是关键的一环。过润则有助湿之弊，过燥则有伤津之害，酌情用药，先后循法，方不致出现流弊。

5. 白苔绛底，是湿遏热伏，治以辛开苦降。此种舌之病机，多为营分有热，脾胃有湿。治宜先去脾胃之湿浊，用辛开苦降之法，使脾胃健，湿浊开，营热就可外透，这也是一种透热转气的方法。但去湿之药，多为辛温香窜，最易耗津伤血，故用去湿之品之时，要适可而止，不可过度。也可酌情配苦寒燥湿之品，如半夏与黄连同用，这样就可以达到“防其就干”的目的。湿若得泄，则热易外透，热邪透达，则津液自布，营热自除，这样就可使干燥之苔转为湿润之苔。

湿浊已去，营热显露，舌绛无苔者，多是湿热化燥的结果，可按营热治之。

6. 初病湿热，舌即干燥，是素体津亏，又患湿热的结果。此时若神志清晰，则要在补正气之中透湿浊之邪，补正是指补津气而言，如西洋参、北沙参之类。但补药常易恋邪，若因湿郁而致舌干者，则不可用补药，正如王孟英指出的：“有初起舌干而脉滑脘闷者，乃痰阻于中而液不上潮，未可率投补益也。”除王氏指出的痰阻于中见舌白而干外，血、气、痰、饮、热等郁阻，也可见之，需一一辨明。若见神昏，是正气内匮，为难治。

二十、【原文】 又不拘何色，舌上生芒刺者，皆是上焦热极也，当用青布拭冷薄荷水揩之，即去者轻，旋即生者险矣。

【按语】 本节论述舌生芒刺的辨证。

舌生芒刺是邪热极盛，不拘何色，均是重证。一般生芒刺者，苔必黄或黑而焦、老，质必绛，若属上焦火热者，凉膈散治之；若属气分热结，阳明腑实的，大承气汤治之；若属气营两燔，神昏便秘的，牛黄承气汤治之；若属气分热极，津亏便秘的，增液承气汤治之。但总的说来，这种芒刺能用薄荷水揩去的为轻，很快又生芒刺者为重。

二十一、【原文】 舌苔不燥，自觉闷极者，属脾湿盛也。或有伤痕血迹者，必问曾经搔挖否，不可以有血而便谓枯证，仍从湿治可也。再有神情清爽，舌胀大不能出口者，此脾湿胃热，郁极化风，而毒延口也，用大黄磨入当用剂内，则舌胀自消矣。

【按语】 本条是论述白苔及胀舌的辨证。

白苔有薄厚之分，干润之别。苔白而薄者，外感风寒；苔白而厚腻，乃湿邪内盛，若兼中脘痞闷，更说明脾湿盛，治疗宜芳香化湿，苦温燥湿，不可误投苦寒。因苦寒伤脾，反致湿不能运，故应慎之。另外，舌胀大不能伸出口者，为脾湿胃热，热郁化风，治宜清化湿热之中，加入大黄以泄胃热。

二十二、【原文】 再舌上白苔粘腻，吐出浊厚涎沫，口必甜味也，为脾瘅病，乃温热气聚与谷气相搏，土有余也，盈满则上泛，当用省头草芳香辛散以逐之则退。若舌上苔如碱者，胃中宿滞挟浊秽郁伏，当急急开泄，否则闭结中焦，不能从膜原达出矣。

【按语】 本条是论述脾瘅病。

脾瘅病，即是嗜睡症一类疾病。古人曾说："脾瘅喜睡"。就是说，由于湿热蕴蒸，脾土不运，湿热与谷气相搏，浊邪过重而上泛，迷阻清阳，可导致嗜睡。湿热外窜经络，阳气不得通达四肢，则乏力。舌上白苔粘腻，吐出浊厚涎沫，口中有甜味，全是脾热的征象，当用芳香醒脾药物治之。《内经》说："治之以兰，除陈气也。"用省头草（即佩兰）芳香化浊，且能清利，故曰"芳香辛散以逐之"，临床中也可配入藿香、豆豉之类。

若舌上苔如碱者，是胃中宿滞挟秽浊郁伏，当急予开泄，用辛开苦降，宣透膜原，如达原饮。否则，浊邪就不能从膜原透发，而造成中焦闭结。

二十三、【原文】 若舌无苔而有如烟煤隐隐者，不渴肢寒，知挟阴病。如口渴烦热，平时胃燥舌也，不可攻之。若燥者，甘寒益胃；若润者，甘温扶中。此何故？外露而里无也。

【按语】 本条论述舌如烟煤的辨证。

舌如烟煤隐隐之色，其性质有虚实寒热之别，临床必须根据舌之润燥，结合证候辨之。凡黄白之苔，因食酸味，其色即黑，是属染苔，当询问清楚。苔如烟煤，润而不燥，不渴肢寒，是中阳不足，阴邪内盛，治以甘温益气，以补中阳，如四君子汤之类，正如王孟英所说："虚寒证虽见黑苔，其舌色必润而不紫赤，识此最为秘诀。"如舌苔呈现烟煤隐隐之色，质地干燥，再兼口渴烦热者，则非挟阴之象，而系患者中阳素旺，津亏胃燥所致，治疗不可攻下，只宜甘寒之剂，濡养胃津，如益胃汤之类。

王孟英说："更有阴虚而黑者，苔不甚燥，口不甚渴，其舌甚赤，或舌心虽黑，无甚苔垢，舌本枯而不甚赤，证虽烦渴便秘，腹无满痛，神不甚昏，俱宜壮水滋阴，不可以为阳虚也。若黑苔望之虽燥而生刺，但渴不多饮，或不渴，其边或有白苔，其舌本淡而润者，亦属假热，治宜温补。"对叶氏的原文做了很好的补充。若其舌心并无黑苔，而舌根有黑苔而燥，质糙老且赤，脉象右关、尺滑实，为热在肠腑也，宜通导攻下。若舌无苔，尖部黑燥，为心火之象，可用甘润之法。

二十四、【原文】 若舌黑而滑者，水来克火，为阴证，当温之。若见短缩，此肾气竭也，为难治，欲救之，加人参、五味子勉希万一。舌黑而干者，津枯火炽，急急泻南补北。若燥而中心厚者，土燥水竭，急以咸苦下之。

【按语】 本条论述黑苔的辨证。

黑苔水滑为肾阳不足，水来克火，是阴寒之证，必兼有四肢厥冷，脉象微细，下利溲清等，宜温补肾阳，如四逆汤。若在上述基础上又见到舌短缩，则为肾气已竭，证情极为险恶，治疗应在四逆汤的基础上加人参、五味子、葱白等药，急挽其阳气。若黑苔而干者，是火旺而津枯也，乃肾水大亏而心火独亢，常见于温热病中、后期，治疗当泻南补北，泻心火，补肾水，如黄连阿胶汤。若黑苔干燥，中心又厚，此为阳明腑实，是胃肠燥热过甚，肾水已被耗竭，治应急以咸苦下之，如大承气汤之急下存阴，或增液承气汤之增水行舟，临床中须根据正气的盛衰来选择。

二十五、【原文】 舌淡红无色者，或干而色不荣者，当是胃津伤而气无化液也，当用炙甘草汤，不可用寒凉药。

【按语】 本条论述舌淡红无色的辨治。

舌淡红是气血两虚的表现，这种舌常干燥无津，色泽不荣，这是由于气伤不能化液所致，不可见干燥就认为是热甚伤津。前者舌质是淡红而干，后者舌质是红绛而干；前者用甘温补中，后者用甘寒养阴，病机不同，治法迥异。叶氏明确提出用炙甘草汤，不可用凉药，确是经验之谈。

另外，淡红舌一般多见于温病后期，因其气血两伤，故治疗应着重补益。炙甘草汤中之姜、桂性属辛温，本证仍用之，是取其通阳化气，使津液得以输布。

二十六、【原文】 若舌白如粉而滑，四边色紫绛者，温疫病初入膜原，未归胃府，急急透解，莫待传陷而入，为险恶之病，且见此舌者，病必见凶，须要小心。

【按语】 本条论述积粉苔的辨治。

积粉苔多见于温疫病，而温疫病又分为两大类：一类为暑燥疫，一类为湿热疫。此节是湿热疫的舌诊。湿热疫的舌苔为苔白如积粉而水滑，但舌质是红绛的，说明湿热秽浊之邪郁于膜原。苔白如积粉是湿遏，舌质红绛是热伏，病变部位是膜原，属半表半里。治疗应开泄透解，如达原饮。这种疫证，病情险恶，变化多端，不及时治疗，往往内传阳明而成腑实。

以上从第十条到第二十六条都是论述舌诊，小结如下：

1. 舌主五脏　心开窍于舌，舌为心之苗；肝脉络于舌；脾脉连舌本散舌下；肾脉挟舌本。一般说来，舌尖部候上焦，舌中部候中焦，舌根部候下焦。

2. 察舌时要舌质与苔分开来看，合起来分析。舌质是察正气的盛衰，舌苔是察病势的深浅。舌形有胖、瘦、歪、卷、颤、弄之别；舌苔有色、厚、薄、干、润、滑之异。舌面是否有津？舌苔是否有根？舌质老嫩如何？舌苔腻垢怎样？均必须全面了解，仔细观察，综合分析。

3. 舌面上的一层苔状物叫舌苔，如白苔、黄苔、灰苔、黑苔。苔上的一层浮着物叫浮苔，如浮白苔、浮黄苔。再上面的一层叫罩苔，如薄白罩黄苔。舌质有淡、红、绛、紫的不同。一般说来，舌苔反映卫、气的病变，脏器功能发生障碍，多反映在舌苔的变化上；舌质反映营、血的病变，脏器实质发生病变，多反映在舌质的变化上。干、润反映津液伤失的程度；老、嫩反映正邪盛衰的情况。浮罩者非苔，纯属气蕴之象。

4. 舌面之干润　阴液足则舌润，阴不足则舌干；气分虚则舌面多润，气分热则舌面干；湿邪盛则舌面多滑润，火热盛则舌面多干燥。

5. 舌之胖瘦与厚度　胖大边有齿痕，是中气不足的征象。舌肿大而红，是火热之象。舌瘦是肝肾阴虚火旺之象。舌瘦焦枯，是阴分过伤，多预后较差。舌肿胀而痛者，是热毒极盛，用紫雪散外敷效果较好。

6. 舌之老嫩　从舌的纹理来看，实热内盛，舌多糙老，甚则有粗点。阳气不足，舌多嫩润，甚则嫩细欲裂。阴虚则往往舌光绛而质嫩润，似有势将破裂之感，是说明阴虚血少的基础上，又有元阳不足的一面。

7. 舌之花剥与中剥　舌面薄苔全部剥光或部分剥光，象新剥皮的鸭肉，多属脾胃受伤，或为过服攻泄之药。又有素质较差，营养不良者，有时也见花剥苔。

8. 舌苔及舌质的分类

总之，察舌要看四点：①脏腑功能的盛衰。②病邪深浅的程度。③阴精津液的情况。④病因、病机及发展阶段。

白苔
- 薄——外感风寒，当疏散
- 薄而干——肺津已伤
- 厚而燥——胃燥气伤
- 厚而润——湿邪内阻。寒湿白滑；痰湿厚腻；湿热白腻糙垢质红
- 如碱——胃中宿滞挟秽浊郁伏，急当开泄
- 白润而质淡——涎沫不粘，是中阳不足，脾失健运，水湿泛滥，应温阳化饮
- 白如积粉，四边色绛——温疫初入，热伏浊闭，当急急透达，恐其内陷
- 白而舌胖，滑润液多，质红——暑热内伏，湿遏中阳
- 砂苔——舌上白苔，干硬如砂皮，是瘟疫初起，内热津伤之象
- 白霉苔——满舌白，生糜点，碎小如饭粒，弥漫全舌，急者多热；缓者胃气困败

黄苔
- 黄白相兼——邪在卫、气，表邪未尽，气分郁热，宜辛凉开泄，宣透气分
- 薄润——光滑无根者，湿热内阻，中有虚象
- 浮罩略黄——湿热不重，邪在卫、气
- 干——邪气入里，津液已伤
- 厚——湿热蕴郁，痰热互阻。偏干者，热重而津又伤；偏浊垢者，乃湿热痰浊阻于肺胃，或有停食积滞
- 老黄根厚且干——阳明腑实，积滞化热
- 焦黄起刺如沉香色——阳明实热内结
- 老黄龟裂——阳明积滞，阴津大伤

灰苔
- 白灰——由表逐渐入里。偏干为热；偏润为湿
- 黄灰干——由无形热盛而逐渐转成腑实证
- 灰苔——偏干，邪已化热入里，阴液已伤，腑实之证
- 灰粘腻——胸满痞闷，口吐涎沫，湿痰蕴热内阻
- 灰苔滑润——底层偏白，舌嫩偏胖，阳虚有寒，用温化方法
- 灰滑根厚——寒湿挟有积滞

黑苔
- 水滑——肾阳不足，阴盛寒凝；若黑滑苔根厚腻，是虚人消化欠佳
- 干燥——肾阴大亏，心火独亢
- 舌短缩——肾阴已竭，舌卷囊缩；或肝阴虚，肝阳亢，厥逆（热厥）之象
- 芒刺——阳明腑实较重，津液已伤，急救真阴
- 中心干厚——阳明热甚，积滞内蕴，当凉膈通腑
- 黑苔舌淡——湿温后期，湿从燥化，邪毒深入血分，灼伤阴络，大量下血
- 苔黑而润——或黑中带灰，滑润有水，虚寒之象
- 两侧黑灰苔，其余都是白苔——此乃中阳虚，或湿热停滞不运润者中虚湿停，可消补同用；干者热重可攻
- 霉酱苔——红棕黑黄混合而成，像果子酱，此为胃肠积滞，热郁于内，又感寒湿，热郁结滞与寒湿互阻中焦，治当疏通肠胃
- 白润黑刺苔——是白苔滑润略糙，上有黑色芒刺，这种芒刺，并不尖肥，是平坦黑点，并不明显直立，此非燥热化火，是一种体虚假热，而兼湿阻血瘀，必补益活血，兼化湿热

绛舌
- 深红绛舌——营分、血分热甚
- 无苔略胖——营分有热，气分不足
- 白黄苔——气分之邪未尽，营分之热已起
- 黄腻厚苔——痰热蕴郁气机，将有内闭心包之势
- 苔黄而干，扪之有津液——湿热熏蒸，将成痰浊蒙蔽心窍
- 尖绛苔老黄——外感化火，心、肺、胃、肠皆热，熏灼上焦
- 舌焦糙老，中裂——外邪化热入里，津液损耗，燥热实火有增无减，胃肠实滞不通，邪已入营，当及时攻邪存阴
- 苔黄黑干裂，甚则芒刺——阴分大伤，肠胃燥结，病已深入血分，防其痉厥昏迷
- 边红苔白，浮黑滑润——暑热蕴郁，过食生冷，寒湿中阻，阴邪遏阳，热邪深伏。先治寒湿，俟阳通则诸证易去

紫舌：
- 紫舌有瘀斑——热伏血分，血络瘀滞
- 紫暗时轻时重——多为心阳虚，或心气虚（多见于先天性心脏病，缺氧）
- 紫暗而重，时间较长——血分瘀滞（肝硬变及血液病多见）
- 紫暗干焦甚则龟裂——素体阴液不足，或肝肾皆亏，在温热病中，热极化火，深入血分，将成痉厥
- 青紫舌白厚苔——气血皆寒，阳气不充，寒滞气血失畅，当用温药
- 青紫舌黑苔——舌白中青紫，浮罩色黑，是寒极的表现
- 舌青紫无光泽，卷缩——阳气将竭，病情极重，预后不良

二十七、【原文】 凡斑疹初见，须用纸拈照看胸背两胁，点大而在皮肤之上者为斑，或云头隐隐，或琐碎小粒者为疹，又宜见而不宜见多。按方书谓斑色红者属胃热，紫者热极，黑者胃烂，然亦必看外证所合，方可断之。

【按语】 本条是论述斑和疹的鉴别及斑的病机。

斑是点大成片，平摊于皮肤之上，拂之不碍手。疹是点小细碎，高出皮肤，拂之碍手。斑疹的出现标志着邪气有外达之势，一般属于好的现象。但是斑疹宜见而不宜多见，斑疹过多、稠密，说明热毒盛，这是从形态上来看。从斑疹的色泽上，也能反映病情的轻重，如方书上所说的："色红者属胃热，紫者极热，黑者胃烂。"这是根据斑发阳明立论的，因温病发斑乃阳明热盛，内迫于血所致，所以斑的红、紫、黑可以反映阳明热邪的轻重，也反映血分热毒的深浅。当然要全面综合分析，方能作出诊断，所以叶氏指出："然亦必看外证所合，方可断之。"

二十八、【原文】 然而春夏之间，湿病俱发疹为甚，且其色要辨。如淡红色，四肢清，口不甚渴，脉不洪数，非虚斑即阴斑。或胸微见数点，面赤足冷，或下利清谷，此阴盛格阳于上而见，当温之。

【按语】 本条论述阴斑的辨治。

斑之成因有寒热虚实之分，故在临床上有阳斑、阴斑之别。凡阴斑阴疹，一般多呈淡红色，数量不多，只在胸腹部见数点，四肢发凉，口不渴，脉不洪数。阳斑阳疹，一般呈鲜红色，数量较多，身热，面色赤，口渴，脉洪数。阴盛格阳于上，也可见阴斑，多于胸腹部见数点，面赤而足冷，舌胖而滑润，舌质淡嫩，脉虚数或沉弱无力，或下利清谷，不要认为面赤而误诊为阳斑，要从脉、舌等多方面综合起来分析，治疗必须用温药。

原文“湿病俱发疹为甚”的“湿病”，可能有误，当是“温病俱发疹为甚”。

二十九、【原文】 若斑色紫，小点者，心包热也；点大而紫，胃中热也。黑斑而光亮者，热胜毒盛，虽属不治，若其人气血充者，或依法治之，尚可救；若黑而晦者，必死；若黑而隐隐，四旁赤色，火郁内伏，大用清凉透发，间有转红成可救者。若夹斑带疹，皆是邪之不一，各随其部而泄。然斑属血者恒多，疹属气者不少。斑疹皆是邪气外露之象，发出宜神情清爽，为外解里和之意；如斑疹出而昏者，正不胜邪，内陷为患，或胃津内涸之故。

【按语】 本条继续论述阳斑的诊断、治疗及斑疹的顺逆，其内容可归纳如下表：

- 斑
  - 色紫小点——心包热盛
  - 色紫大点——阳明热盛
  - 色黑而光亮——热毒更甚
    - 素体气血充者可治
    - 素体气血两亏者难治
  - 色黑而晦暗——难治（邪热充斥营血，正气已败）
  - 色黑四边红赤——火毒内伏不达（治以大剂凉血解毒）
  - 斑疹相兼
    - 疹：外感风热，首先犯肺，内迫于营，外发皮肤
    - 斑：外感温热，传至阳明，内迫于血，外发肌肉

一般说来，斑疹相兼，由于病邪不一，故治疗各异。疹多

于斑，重在治疹，宣透凉营为要。斑多于疹，重在治斑，清气凉血解毒。临床见斑疹相兼，一般以治斑为主。所以叶氏说“皆是邪之不一，各随其部而泄”。

“斑属血者恒多，疹属气者不少”，此处的气、血是广义之词，不是单纯指的气和血，应理解为：斑是气血同病者多；疹是卫营合邪者多。因为有人把温病的卫气营血合成为两个阶段，即气分和血分，因而叶氏就提出斑多属血，疹多属气的说法，以示其有轻、重之别。

斑疹小结：

病因
- 疹：外感风热，首先犯肺，内迫于营，外发皮肤所致，属卫营合邪
- 斑：外感温热，传至阳明，内迫于血，外发肌肉所致，属气血同病

形态
- 疹：先见耳后、发际、头面，继之胸腹四肢，手足心见为出齐。形如粟米，高出皮肤，拂之碍手，压之退色（也有压之不退色的出血性皮疹）
- 斑：多起于胸腹，继之四肢，点大成片，压之不退色，平摊皮肤之上，拂之不碍手

颜色
- 淡红色：病情轻，热毒轻。或主正气不足
- 深红色：热毒重，病情重
- 紫黑色：病情危笃，热毒最重

光泽
- 紫黑色枯而败（灰暗）：正气衰竭，为危象
- 色鲜而荣：正气尚足，为吉兆

顺逆
- 顺证：顺序出齐，不稠不密，红活荣润，出齐后热退身凉，脉静神清，均为顺证，是正胜邪退的现象
- 逆证：乍出乍没，稠密紧束，紫黑晦暗，高热不退，脉躁神昏，或腹泄不止，或体温骤降，大汗淋漓，四肢厥冷，脉散大或沉伏，均为逆证，是邪胜正衰的现象，预后不良

斑疹出透，理当热退身凉，脉静情怡，神志清楚。若斑疹

出后，神志不清，热势退而不净，或高热再起，虚烦不能卧，甚则脉象躁疾，是邪仍未退，病情发展，或可能有其他转变，预后不良，有内陷或津枯的可能。

三十、【原文】 再有一种白痦小粒，如水晶色者，此湿热伤肺，邪虽出而气液枯也，必得甘药补之。或未至久延，伤及气液，乃湿郁卫分，汗出不彻之故，当理气分之邪。或白如枯骨者多凶，为气液竭也。

【按语】 本条是论述白痦的辨治。

白痦多见于湿热病一周以后，其形状呈白色小颗粒，内有浆液，状如水晶，多见于胸腹，有时延及背部，四肢很少出现，一般数量不多，几个或几十个，偶有大片出现。痦溃后有浆液渗出，愈后如常，不留斑痕与色素沉着，常常出一次汗，发一次白痦，所以很象汗疹。

白痦的病机，是中焦湿热从肺卫外达于皮表，因汗出不彻，以致湿热郁蒸而成，故治疗宜因势利导，清泄中焦湿热，如薏苡竹叶散之类。但须注意：如白痦反复出现，邪气虽得以外解，但人之气液也随之外泄，故当白痦出过几次，而邪已透解后，治疗当以甘平清养之剂，以增补气液，否则气液耗竭，休质已差，白痦不能正常而出（不晶亮），反呈现枯骨之色，平塌且陷，内无浆液，称之为“枯痦”，是气阴两竭的现象，病多危险。

三十一、【原文】 再温热病，看舌之后，亦须验齿。齿为肾之余，龈为胃之络，热邪不燥胃津，必耗肾液，且二经之血，皆走其地，病深动血，结瓣于上。阳血者，色必紫，紫如干漆；阴血者，色必黄，黄如酱瓣。阳血若见，安胃为主；阴血若见，救肾为要。然豆瓣色者多险，若证还不逆者尚可治，否则难治矣。何以故耶？盖阴下竭，阳上厥也。

【按语】 验齿是温病独特的诊断方法，因为齿为骨之余，肾主骨，故齿的病变，可反映出先天肾的盛衰。齿龈是足阳明经所络，故齿龈的病变，可反映后天胃的盛衰。在温病过程中，热邪每劫灼胃津和肾液，因此，观察牙齿和齿龈，有助于了解热邪的浅深轻重，正气的盛衰与液津伤失的程度。热邪深入，血络受伤，必然动血，齿龈干涩，齿龈之间每结有瓣状之物，在临床上要看瓣的色泽，以断其虚实。凡瓣色紫黑或如干漆，多属阳明热甚动血，属实，称为阳血，治当安胃，即大剂清胃凉血，白虎汤合犀角地黄汤之类。

凡瓣色黄，如黄豆酱瓣，则为热灼肾阴，属虚，称为阴血，治当救肾，即用大剂滋补肾阴，如生地、阿胶之类。一般认为属阴血者证多险恶，这是因为温热深入下焦，真阴大耗，虚热上浮，造成阴下竭，阳上厥的危笃证候。因此，一定要结合脉、舌、症、色等全身情况，仔细分析，以判定预后。

三十二、【原文】 齿若光燥如石者，胃热甚也。若无汗恶寒，卫偏胜也，辛凉泄卫，透汗为要。若如枯骨色者，肾液枯也，为难治。若上半截润，水不上承，心火上炎也，急急清心救水，俟枯处转润为妥。

【按语】 本条继续论述验齿。

齿光亮干燥如石者，多属胃热较甚，灼伤胃津。若见无汗恶寒的，是卫分邪气偏胜。由于卫气不畅，则无汗，热郁卫气，卫外功能失常则恶寒。要泄卫之有余，故曰“泄卫”，用辛以宣透，凉以泄热的药物。这里用辛凉不是想发汗，而是用辛凉之品，使卫热得泄，表气疏通，邪气外散，营卫通和，则汗出皮表之外，从而达到透汗的目的。

若齿如枯骨，灰白不泽，为肾水枯竭，预后多属不良，故叶氏称“难治”。此时可选用加减复脉汤治之，以救欲枯之阴。

还有一种情况，是牙齿的上半截润，下半截燥，是肾水不能上润其根，而心火燔灼所致，治疗当滋水清心同时并举，以使肾水复，心火降，牙齿干燥部分就能转润了。此时可选用黄连阿胶汤泻南补北，滋水清心。

三十三、【原文】 若咬牙啮齿者，湿热化风，痉病；但咬牙者，胃热气走其络也。若咬牙而脉证皆衰者，胃虚无谷以内荣，亦咬牙也，何以故耶？虚则喜实也。舌本不缩而硬，而牙关咬定难开者，此非风痰阻络，即欲作痉证，用酸物擦之即开，木来泄土故也。

【按语】 本条论述咬牙和舌硬的辨治。

咬牙啮齿有两种不同表现，又有虚实之分。凡咬牙啮齿同时并见，脉、舌皆属有余，是湿热动风，将成痉病。咬牙而不啮齿，多属胃热，气窜经络之故。如咬牙而见虚衰脉、症，则又非胃热所致，乃胃气不足，筋脉失养之故。如牙关咬定难开，而兼舌硬，多属实证，或为风痰阻络；或为热盛动风。咬牙的局部处理，通常用乌梅擦牙，往往得开。

三十四、【原文】 若齿垢如灰糕样者，胃气无权，津亡湿浊用事，多死。而初病齿缝流清血，痛者，胃火冲激也；不痛者，龙火内燔也。齿焦无垢者，死；齿焦有垢者，肾热劫胃也，当微下之，或玉女煎清胃救肾可也。

【按语】 本条是论述齿垢和齿缝流血的病机。

牙齿有垢如灰糕样，是胃气已竭，津液已枯，而湿浊不化的结果，预后多属不良。齿龈出血者，要辨痛与不痛，痛者属实，为胃火过盛；不痛属虚，为肾阴不足，虚热迫血的结果。实者病浅而易治，虚者病深而难愈。如齿焦黑而有垢者，是胃热为标，阴虚为本，肾水虽被灼，气液尚未枯竭，预后尚好，治当微下，以泄热救阴；或用玉女煎，方中生地、石膏同用，以滋肾水，清胃热。如果齿焦而无垢，是胃、肾气阴两竭，多为险证，预后不良。

三十五、【原文】 再妇人病温与男子同，但多胎前产后以及经水适来适断。大凡胎前病，古人皆以四物加减用之，谓护胎为要，恐来害妊。如热极用井底泥，蓝布浸冷，覆盖腹上等，皆是保护之意，但亦要看其邪之可解处。用血腻之药不灵，又当省察，不可认板法。然须步步保护胎元，恐损正邪陷也。

【按语】 本条是论述妇女妊娠时患温病的治疗原则。

妇女患温病与男子患温病相同。但在妊娠期间患温病时，治疗要注意保护胎元，古人常以四物汤加减用之。叶氏指出，“但亦要看邪之可解处”，如邪在肺卫，仍当辛凉清解；邪入于气，仍当清泄；邪入营、血，仍当清营透热，凉血解毒，只不过注意胎元而已，切不可为护胎而不治温病，否则温热之邪嚣张，内迫于胎，想护胎也护不住。只有治好了温病，才能更好地、间接地起到护胎的作用，只不过用药时稍加注意而已。如果一心想护胎，单纯用补虚护胎药，不顾温病的发展，表面上似想护胎，实质是有助温病，胎反不能护住，这是治温病与护胎的辨证关系。

至于热极用井底泥覆盖腹上护胎，是科学的，和现在的冷敷物理降温是一致的，当然必要时还需要给药，单纯冷敷不能治疗疾病的根本。

三十六、【原文】 如经水适来适断，邪将陷血室，少阳伤寒言之详悉，不必多赘，但数动与正伤寒不同。仲景立小柴胡汤，提出所陷热邪，参、枣扶胃气，以冲脉隶属阳明也，此与虚者为合治。若热邪陷入，与血相结者，当从陶氏小柴胡汤去参、枣，加生地、桃仁、楂肉、丹皮或犀角等。若本经血结自甚，必少腹满痛，轻者刺期门，重者小柴胡汤去甘药，加延胡、归尾、桃仁，挟寒加肉桂心，气滞者加香附、陈皮、枳壳等。然热陷血室之证，多有谵语如狂之象，防是阳明胃实，当辨之。血结者身体必重，非若阳明之轻旋便捷者。何以故耶？阴主重浊，络脉被阻，侧旁气痹，连胸背皆拘束不遂，故祛邪通络，正合其病。往往延久，上逆心包，胸中痛，即陶氏所谓血结胸也。王海藏出一桂枝红花汤加海蛤、桃仁，原是表里上下一齐尽解之理，看此方大有巧手，故录出以备学者之用。

【按语】 本条论述热入血室的证治。

“热入血室”，在《伤寒论》中有明确的记载，主要是论述了伤寒七、八日而经水适来，病情加重，提出了刺期门和小柴胡汤一法。叶氏认为《伤寒论》所述不全面，是属经验之谈。据我们临床所见，热入血室之证，证情颇为复杂，类型甚多，治疗亦当根据病情分别对待。王世雄按语中所述三种情况，颇切实际，兹结合我们的临床体会介绍如下：

1. 经水适来，又感温热邪气，热与血结，经水即闭，治疗宜照顾其血结，用小柴胡汤去参、枣，加生地、桃仁、楂肉、丹皮或犀角等药。

2. 经水适来，又感温热，迫血妄行，血潮如注者，治当考虑凉血清热，药如广角、生地、丹皮、赤芍、地榆等。

3. 经水已断，又感温热，温热之邪乘虚而入，治疗当考虑养阴清热，药如生地、元参、丹参、赤白芍等。

另外，热入血室，每见如狂，谵语等证，这是由于热入血分，上扰神明所致，与阳明腑实证见昏谵者，其病机截然不同，文中指出身重与身轻，仅是鉴别的一点，临床中还要全面观察。

三十七、【原文】 至于产后之法，按方书谓慎用苦寒，恐伤其已亡之阴也。然亦要辨其邪能从上中解者，稍从证用之，亦无妨也，不过勿犯下焦，且属虚体，当如虚怯人病邪而治。总之无犯实实虚虚之禁，况产后当气血沸腾之候，最多空窦，邪势必乘虚内陷，虚处受邪，为难治也。

【按语】 本条论述产后温病的治法。

分娩以后，阴血已伤，正气不足，要慎用苦寒药，因为苦易化燥伤阴，寒能遏伤阳气，影响人体正气的恢复。这是符合古人“胎前宜凉，产后宜温”之说法的。但是，产后患了温病，还是要重在治温。如邪在上、中二焦时，苦寒之药也可考虑，但用量要轻，适当配伍，只泄其有余的十分之六、七而已，不可过度，以免伤正。

产后体虚，在治疗温热时，不可损其下焦肝肾。照顾下元，是治疗虚人病温的原则。

总之，要注意虚虚实实之禁，何况产后体弱，气血陡然大虚，邪气易于乘虚而入，更要特别注意。

《陈平伯外感温病篇》

一、【原文】 风温为病，春月与冬季居多，或恶风，或不恶风，必身热咳嗽烦渴，此风温证之提纲也。

自注："春月风邪用事，冬初气暖多风，故风温之病，多见于此。但风邪属阳，阳邪从阳，必伤卫气。人身之中，肺主卫，又胃为卫之本，是以风温外薄，肺胃内应，风温内袭，肺胃受病，其温邪之内外有异形，而肺胃之专司无二致，故恶风为或有之证，而热渴咳嗽为必有之证也。三复仲景书，言温病者再，一则曰：太阳病，发热而渴，不恶寒者，为温病。此不过以不恶寒而渴之证，辨伤寒与温病之异，而非专为风温叙证也。再则曰：发汗已，身灼热者，名曰风温。夫灼热因于发汗，其误用辛热发汗可知。仲景复申之曰：风温为病，脉阴阳俱浮，自汗出，身重，多眠睡，鼻息必鼾，语言难出。凡此皆误汗劫液后变见之证，非温病固有之证也。续云：若被下者，直视失溲；若被火者，发黄色，剧则如惊痫状，时瘈疭；若火熏之，一逆尚引日，再逆促命期。亦止详用下用火之变证，而未言风温之本来见证也。然从此细参，则知风温为燥热之邪，燥令从金化，燥热归阳明，故肺胃为温邪必犯之地；且可悟风温为燥热之病，燥则伤阴，热则伤津，泄热和阴，又为风温病一定之治法也，反此即为逆矣。用是不辞僭越，而于仲景之无文处求文，无治处索治，叙证施治，列为条例，知我罪我，其在斯乎。"

【按语】 本条为风温病的提纲。

风温之病，多发于冬、春两季，这是由于冬季气候反常，过于温暖，或因春季多风，风热相搏，形成了风温病的外部因素。春季厥阴风木当令，主升发、疏泄，人体之阳气也向上、向外发泄，若人体素来阴分不足，内热偏盛，给风热邪气侵犯提供了内部因素，内外相引，相互结合，就形成了风温病。

风温病的临床特点是：发热，咳嗽，心烦，口渴。发热是风热侵犯于表，正气与之抗衡，正邪交争的结果。咳嗽是风热邪气由口鼻而入，首先犯肺，肺气不得宣降的表现。素有内热，又感温邪，两阳相遇，上扰神明则心烦，灼伤津液则口渴。恶风一症，不是必有症，而是或有症。《伤寒论》中也未提恶风一症，如："太阳病，发热而渴，不恶寒者，为温病。"又如："若发汗已，身灼热者，名曰风温。"两条均未提恶风一症，可见恶风不是风温的必有症状。

这里需要说明的是，风温病名首见于《伤寒论》的第六条，后世王叔和、张石顽等人也是根据《伤寒论》进行讨论的。在伤寒论中的风温病，是误治以后的变证，与陈氏所说的风温，名同而实异。

风温病初期，首先侵犯肺卫，其发展变化大致有两端：一是顺传于胃，见壮热不退，口渴甚，自汗出，脉洪大，舌苔老黄。一是逆传心包，见身灼热，夜寐不安，神昏谵语，脉细滑数，舌红绛苔黄燥。

虽然春季多发生风温病，但不是说春季没有伤寒。若初春余寒未尽，气候寒冷，同样可得伤寒。因此，可以说，春季虽是风气当令，但可以随寒热而转化，正如章虚谷所说："风为百病之长，而无定体，如天时寒凉，则风从寒化而为伤寒，温暖则风从热化而为温病。"由此可知，风温的形成与否，与外界气候的冷热有一定关系。总的来说，风温是感受外界风热邪气而引起，属新感温病。

二、【原文】 风温证，身热畏风，头痛咳嗽，口渴，脉浮数，舌苔白者，邪在表也，当用薄荷、前胡、杏仁、桔梗、桑叶、川贝之属，凉解表邪。

自注："风属阳邪，不挟寒者为风温。阳邪必伤阳络，是以头痛畏风，邪郁肌表，肺胃内应，故咳嗽口渴苔白，邪留于表，故脉浮数。表未解者，当先解表，但不同于伤寒之用麻、桂耳。”

【按语】 本条论述风温证的肺卫证治。

风热邪气初袭肺卫，正邪相争则发热。风主疏泄，因而有汗，汗出卫伤则恶风。肺失宣降则咳嗽，热伤津液则口渴。脉浮主表，数主有热。苔薄白主病邪轻浅，故治宜辛凉清解。以薄荷、桑叶辛凉疏解，散风于外。杏仁、桔梗宣肺止咳，清降于内。前胡除内外之痰湿，川贝涤肺中之痰热。共奏辛凉清解，化痰止咳之效。

此法是根据《内经》“风淫于内，治以辛凉，佐以苦甘”的理论而来的。辛凉清解法，是治疗风温初起，邪在肺卫的大法，若热重者加银花、连翘，若无汗者加荆芥、豆豉，若咽痛者加锦灯笼、山豆根。

风温初期不但要和春温作鉴别，而且要和伤寒初期作鉴别，列表比较如下：

病名	症　状	脉　舌
风温	发热恶风，自汗，咳嗽口渴	脉浮数，舌尖边红苔薄白
伤寒	发热恶寒，无汗，口不渴，咳喘头痛体痛	脉浮紧，苔薄白质不红
春温	发热，不恶寒，烦渴	脉数，舌质红苔黄或白

风温病初期，若用辛凉清解而病情不愈，主要是由于病重药轻的结果。此时病情的发展，大致出现三种情况：一是肺热咳喘，一是肺热便秘，一是肺热下利。

肺热咳喘：风温之邪在卫分未解，传至气分，肺热壅盛。此时的肺热属气分，不是卫分，这是因为肺为五脏之一，属阴在里，故肺热属气分病变。只有肺与卫同时发生病变，出现表证时，才能把肺放在卫分中。肺热咳喘是气分病变，临床上是以发热，咳喘，痰多而稠粘，汗出，口不甚渴，苔黄，脉滑数为主要特点。治宜清热宣肺，化痰定喘，如麻杏石甘汤加黄芩、前胡、桔梗、浙贝。

肺热便秘：是风温病的另一种传变形式，是由于肺热下移大肠，大肠津液被灼的结果。临床上以发热，咳喘，痰多，便秘为主要特点。治宜宣肺通下，使肺气一宣，则大便得通，大便一通，则肺气得降，咳喘便秘皆平，如宣白承气汤加莱菔子、枳实。

肺热下利：是风温病的又一种传变形式，是由于肺热下迫大肠而形成的一种下利证。临床上以发热，口渴，下利，便下恶臭，肛门灼热为主要特点。治宜清热止利，如葛根芩连汤加银花、生甘草、桔梗、车前子。

三、【原文】 风温证，身热咳嗽，自汗口渴，烦闷脉数，舌苔微黄者，热在肺胃也，当用川贝、牛蒡、桑皮、连翘、橘皮、竹叶之属，凉泄里热。

自注："此温邪之内袭者，肺热则咳嗽汗泄，胃热则口渴烦闷，苔白转黄，风从火化，故以清泄肺胃为主。"

【按语】 本条是论述风温入肺胃气分的证治。

上条已论述风温入里，大致有三种转归，肺热咳喘，肺热便秘，肺热下利，病情都比较重。本条是卫分之邪刚入肺胃气分，比上述三型病情要轻。身热不恶风而有烦闷感，说明表邪已解，身热，口渴，咳嗽，苔微黄均属肺胃之热象。本证和上证相较，自汗，烦闷，脉数，苔黄等肺胃热证是有别于上证的。

病在肺胃，治当清泄里热，用牛蒡、桑皮、连翘、竹叶以清宣肺胃之热，川贝、橘皮以化痰湿。若苔黄干燥，口渴自汗，津液已伤，橘皮温而助燥，自不相宜。王孟英认为加瓜蒌、黄芩比较合适。

四、【原文】 风温证，身灼热，口大渴，咳嗽烦闷，谵语如梦语，脉弦数，干呕者，此热灼肺胃，风火内旋，当用羚羊角、川贝、连翘、麦冬、石斛、青蒿、知母、花粉之属，以泄热和阴。

自注：“此温邪袭入肺胃之络，灼烁阴津，引动木火，故有烦渴呕逆等证，急宜泄去络中之热，庶无风火相煽，走窜包络之虞。”

【按语】 本条是论述肺热壅盛，内窜心包，引动肝风之证治。

风温证身灼热，是一种干烫，是由于津液大伤，无以作汗的结果。口大渴，是津伤过甚的表现。咳嗽烦闷，是肺热未除的征象。干呕脉弦，是肝风欲动的先兆。神昏谵语，是热窜心包的特征。这种神昏谵语是时清时寐，昼清夜昏，与热邪逆传心包有所不同。本证的舌苔应是黄而干燥，舌质红绛。从所用药物推断，本证应是干咳而不嗽，若黄稠痰多，不致于口大渴，也无须用很多甘寒生津药。陈氏所以用麦冬、石斛、花粉，说明肺津大伤，应是干咳才合本证。临床上如见咳而痰多，神识昏蒙，口不甚渴，苔黄腻，是湿热酿痰，上蒙心包，非此类药物所宜，应选菖蒲郁金汤加减。

至于肝风内动，本证还没有明显表现出来，仅从干呕，脉弦不足以说明。从药物来看，用羚羊角平肝息风，说明应有肝风内动之象，如时而角弓反张，两目上窜等。若无风动之征，则羚羊角未必使用，可改为开窍之品，如少用紫雪丹或安宫牛黄丸之类。

五、【原文】 风温证，身热咳嗽，口渴下利，苔黄谵语，胸痞，脉数，此温邪由肺胃下注大肠，当用黄芩、桔梗、煨葛、豆卷、甘草、橘皮之属，以升泄温邪。

自注：“大肠与胃相连属，与肺相表里。温邪内逼，下注大肠，则下利。治之者，宜清泄温邪，不必专于治利。按《伤寒论》下利谵语者，有燥矢也，宜大承气汤，是实热内结，逼液下趋，必有舌燥苔黄刺及腹满痛证兼见，故可下以逐热。若温邪下利，是风热内迫，虽有谵语一证，仍是无形之热蕴蓄于中，而非实满之邪盘结于内，故用葛根之升提，不任硝、黄之下逐也。”

【按语】 本条是论述风温证咳嗽下利的证治。

风温证由卫传肺，下迫大肠，而见下利证，临床确实不少，本证就是肺热咳嗽未罢，肠热下利已起而出现的表里同病。这种咳嗽必痰黄粘稠难咳，这种下利必色黄而恶臭，肛门灼热，再兼口渴，苔黄，谵语，脉数更说明内热过甚。陈氏用桔梗、黄芩宣泄肺热以止咳。葛根、黄芩、甘草清泄肠热以止利。豆卷、橘皮以化湿浊之邪。

自注中言及《伤寒论》用大承气汤治下利一证，以及本证用葛根之道理。细观全证，大承气汤是治热结旁流，确有燥屎，而非下利；本证是内无燥屎而确实下利。所以承气汤要以硝、黄下夺；而本证却用葛根、黄芩以清泄肠热。王孟英认为应加黄连、银花、桑叶，确为经验之谈，不过王氏认为葛根不可用，却值得商榷。李东垣说：“葛根其气轻清，鼓舞胃气上行，以生津液，又解肌热，为治脾胃虚热泄泻之圣药。”说明葛根治利是鼓午胃气上行，这和升麻、柴胡升提下陷之气不同，尤其和芩、连相伍，治利更是相得益彰。

麻疹经常出现腹泻一症，从现代医学观点看，是由于肠粘膜水肿充血出疹的结果，同时麻疹也经常合并肺炎，出现咳喘，因此临床上见到咳嗽，喘憋，腹泻属实热者，可用以上方药加黄连治之，效果比较满意。

六、【原文】 风温证，热久不愈，咳嗽唇肿口渴，胸闷不知饥，身发白疹如寒粟状，自汗，脉数者，此风邪挟太阴脾湿，发为风疹，用牛蒡、荆芥、防风、连翘、橘皮、甘草之属凉解之。

自注："风温本留肺胃，若太阴旧有伏湿者，风热之邪与湿热相合，流连不解，日数虽多，仍留气分，由肌肉而外达皮毛，发为白疹。盖风邪与阳明营热相并则发斑，与太阴湿邪相合则发疹也。又有病久中虚，气分大亏而发白疹者，必脉微弱而气倦怯，多成死候，不可不知。"

【按语】 本条是论述风温证发白痦的证治。

本证是素有太阴脾湿，又感时令风热。风热郁肺，则咳嗽，口渴，脉数。脾湿内困，气机不畅，则胸闷不饥而唇肿。湿热相搏，蕴郁不解，故发热缠绵，外发白痦。证属湿热互阻为患，治宜清化湿热，清气透痦，如薏苡竹叶散之类。陈氏把白痦认为是风疹，这是不正确的，治用辛温发汗之荆、防就更错误了，其他药也非完全对证。应以连翘、竹叶清热，蔻仁、苡仁、滑石、通草燥湿、利湿，湿去热清则病除。若热逼血络，胸腹外露红疹，治宜薏苡竹叶散加银花、丹皮凉血解毒。如果痦见枯瘪，俗称"干枯痦"，乃津气两伤，清化湿热必不可投，应以益气生津为治，但不考虑温补，防其死灰复燃。

七、【原文】 风温证，身热咳嗽，口渴胸痞，头目胀大，面发泡疮者，风毒上壅阳络，当用荆芥、薄荷、连翘、玄参、牛蒡、马勃、青黛、银花之属，以清热散邪。

自注："此即世俗所谓大头病也，古人用三黄汤主治，然风热壅遏，致络气不宣，头肿如斗，终不若仿普济消毒饮之宣络涤热为佳。"

【按语】 本条是论述大头瘟的证治。

身热咳嗽，口渴胸痞，是风温热壅于肺。头目胀大，面发泡疮，是热毒上攻。所以本证是风温挟热毒而形成的大头瘟证。治宜清热散邪，用荆芥、薄荷透邪泄热。牛蒡清热宣肺。银花、连翘、马勃、青黛、玄参清热解毒。从药物来看，是普济消毒饮加减。去升麻、柴胡之升散，若用之，易致昏迷喘哮。去黄芩、黄连之苦泄，若用之，则不利于宣透。此法适应于大头瘟初起，若风温化火，上攻头面，病情重者，芩、连仍宜加入。

八、【原文】 风温证，身大热，口大渴，目赤唇肿，气粗烦躁，舌绛，齿板，痰咳，甚至神昏谵语，下利黄水者，风温热毒，深入阳明营分，最为危候，用犀角、连翘、葛根、玄参、赤芍、丹皮、麦冬、紫草、川贝、人中黄，解毒提斑，间有生者。

自注："此风温热毒，内壅肺胃，侵入营分，上下内外，充斥肆逆，若其毒不甚重，或气体壮实者，犹可挽回，否则必坏。"

【按语】 本条是论述气营两燔的证治。

风温之邪内传于气分，肺胃热盛，正邪交争于阳明，故大热不退。热甚津伤则大渴不止。阳明经脉环唇，可致唇肿。火毒上炎则目赤。肺热壅盛则气粗痰咳。津液大伤则前板齿燥。内迫于营，血热燔灼则舌绛，神明失守则昏谵。所以本证是肺胃之热未清，而营分之热已炽，属气营两燔证。方中用犀角清心热凉血为君。丹皮、赤芍、紫草、人中黄凉血散血为臣。连翘、葛根、川贝透热转气为佐。以玄参、麦冬生津养液。

从证情来看，本证较重，非石膏不能清透阳明壮热，非生地不能凉血清营，故上方应有此二味。若气粗痰多者，麦冬非宜，防其敛邪之弊。

本条提到"解毒提斑"四字，从症状上未言及斑，从药物上看却有治斑之意，故见斑者可用，不见斑而属气营两燔者亦可用之。

我们认为，葛根用量宜轻，尤其本证昏谵者，更应慎之。

九、【原文】 风温毒邪，始得之，便身热口渴，目赤咽痛，卧起不安，手足厥冷，泄泻，脉伏者，热毒内壅，络气阻遏，当用升麻、黄芩、犀角、银花、甘草、豆卷之属，升散热毒。

自注："此风温毒之壅于阳明气分者，即仲景所云阳毒病是也，五日可治，七日不可治。乘其邪犯气分，未入营阴，故可升散而愈。"

【按语】 本条论述温毒的证治。

从全文来看，本证不是风温初起挟有温毒，而是初起则见内热的温毒证。身热口渴，目赤咽痛，是内热上攻之象。卧起不安即烦躁之意，乃由热扰神明所致。手足厥冷，泄泻，脉伏，一般认为是真热假寒。在临床上，真寒假热也可以见上述各症，但身热一定不甚，或喜衣被，口虽渴而不喜饮，或喜热饮，泄泻必清冷无臭，病的初起多见阳虚，继之则格阳于外，而见假热。相反，真热假寒则多灼热如焚，大渴饮冷，咽痛多红肿梗阻，泄泻多色黄恶臭。尤其舌诊能比较正确地反映真假：真寒假热，其舌多淡白而润，或紫晦水滑；真热假寒，其舌多红绛而干，或紫黑而干。本证即是真热假寒，故用凉药。观陈氏所用之药，尚有欠妥之处：病既为温毒，又在气营之间，无石膏不足以清气分之热，无生地不足以清营分之热。至于升麻，还是不用为宜，防其升提助火之弊。

十、【原文】 风温证，身热自汗，面赤神迷，身重难转侧，多眠睡，鼻鼾，语难出，脉数者，温邪内逼阳明，精液劫夺，神机不运，用石膏、知母、麦冬、半夏、竹叶、甘草之属，泄热救津。

自注："鼻鼾面赤，胃热极盛，人之阴气，依胃为养，热邪内灼，胃液干枯，阴气复有何资而能渗诸阳灌诸络，是以筋骨懈怠，机关失运，急用甘凉之品，以清热濡津，或有济也。"

【按语】 本条论述风温入阳明的证治。

其身热必为壮热，自汗必为多汗，面赤必正赤而鲜，神迷必时清时寐，脉数也应是洪数而重按乏力，这些均为阳明热盛之象。正邪交争剧烈，故壮热。热邪迫津则汗多。阳明之脉行于面，阳明热盛则面赤。因足阳明之脉起于鼻，交頞中，阳明热盛而致鼻鼾。热扰神明则神迷，语难出。热伤气液则身重难转侧。另外，本证应见口大渴和背微恶寒二症。津液大伤，口必大渴；汗出气伤，则背微恶寒，所以王孟英主张在用石膏、知母清气之中，应再加西洋参，是仿白虎加人参汤之意。王氏还主张再加百合、竹沥，也有独到之处，昏迷的病人，多有痰热，用竹沥清热涤痰，可防痰热闭窍之患。

十一、【原文】 风温证，身热痰咳，口渴神迷，手足瘛疭，状若惊痫，脉弦数者，此热劫津液，金囚木旺，当用羚羊、川贝、青蒿、连翘、知母、麦冬、钩藤之属，以息风清热。

自注："肺属金而畏火，赖胃津之濡养，以肃降令而溉百脉者也。热邪内盛，胃津被劫，肺失所资，木为火之母，子能令母实。火旺金囚，木无所畏，反侮所不胜，是以筋脉失养，风火内旋，瘛疭惊痫，在所不免，即俗云发痉是也，故以息风清热为主治。"

【按语】 本条论述风温动风的证治。

此证为肺金被痰热所闭而金囚，肝木反侮其金。身热痰咳，口渴神迷，是痰热的症状；瘛疭惊痫，脉动弦数是动风的征象，故属于肺肝同病，木火刑金。用羚羊角、钩藤以清肝息风。川贝以涤痰宣窍，连翘以清热解毒。青蒿、知母以清透阴分之热。麦冬甘寒以生津。诸药合用，共奏清热涤痰，平肝息风之功。

本条与第四条"风温证，身灼热，口大渴，咳嗽烦闷，谵语如梦语，脉弦数，干呕者"比较：本条为风已动，而第四条为风未动，仅有先兆之征，这是其一；本证津伤不甚，口虽渴而不大渴，第四条是津伤甚口大渴，这是其二；本证有痰热内闭，第四条无痰内闭，这是其三。因此，治疗也略有不同，本条有钩藤以增平肝息风之力，第四条有花粉以增清热生津之功。

本条因痰热动风，故用药应加强去痰之品，如菖蒲、竹沥等。

十二、【原文】 风温证，热渴烦闷，昏愦不知人，不语如尸厥，脉数者，此热邪内蕴，走窜心包络，当用犀角、连翘、焦远志、鲜石菖蒲、麦冬、川贝、牛黄、至宝之属，泄热通络。

自注："热邪极盛，与三焦相火相煽，最易内窜心包，逼乱神明，闭塞络脉，以致昏迷不语，其状如尸，俗谓发厥是也。闭者宜开，故以香开辛散为务。"

【按语】 本条论述了痰热蒙蔽心窍的证治。

风温之邪，传于气分，炼津为痰，痰热上蒙心窍，故神志不清，昏愦不知人，不语如尸厥。这种昏迷除上述症状外，应喉中痰鸣，舌苔黄腻，脉动滑数。痰热昏迷应与阳明气热昏迷和逆陷心包昏迷作鉴别。阳明气热昏迷，多见大渴引饮，舌苔黄燥，大便数日不下，全身汗出而热不退，脉多沉实而数；逆陷心包昏迷，多见脉细滑数，舌质红绛而苔黄燥，昏迷程度深，多呈昏愦不语，舌謇肢厥，以热盛为主，并且病程短，突然陷入昏迷状态；本证却不然，口不大渴，舌虽绛而苔黄腻，脉滑数，属痰热俱盛，三者表现不同，应详细鉴别。方用犀角、连翘清心泄热，川贝、远志清化痰热，麦冬甘寒入心以护阴，菖蒲芳香以化痰开窍，更加牛黄、至宝丹以清心豁痰开窍，共奏清营涤痰开窍之功。

《薛生白湿热病篇》

一、【原文】 湿热证，始恶寒，后但热不寒，汗出胸痞舌白，口渴不引饮。

【按语】 本条是湿热病的提纲。湿热病多发于夏、秋季节，由于夏令地气已热，再加以天气之暑湿，湿热熏蒸，每易侵袭人体而发为湿热证。

湿热病侵犯阳明、太阴二经者居多，凡中气偏实，则病在阳明；中气偏虚，则病在太阴。凡外邪伤人，必随人身之气而转化。如风寒在太阳则恶寒，传阳明即变为里热而不恶寒。暑湿之邪在人体，亦随阳气而转移，人身阳气旺，即随热化而归阳明，多表现为热重于湿；阳气虚，即随湿化而归太阴，多表现为湿重于热。

始恶寒者，是阳气为湿邪所遏而致，决非寒伤于表之恶寒且体痛而脉象浮紧。湿邪外袭，虽亦恶寒，但与伤寒之恶寒体痛，脉阴阳俱紧不能相比。伤寒是纯阴之寒邪，故恶寒甚而体痛。湿热病则是阳气因湿阻，宣通不利，故恶寒而又周身沉重，且湿为阴邪，遏其阳气，阳气不得宣通，脉多缓、濡，甚则沉迟。脉、舌、症皆异也。

后但热不寒，是湿邪郁而化热，故反恶热矣。此时之脉，必已转为滑数或濡数。

热盛阳明则汗出，但多偏在头面较多。湿蔽清阳，肺气不宣，故胸痞不畅。湿邪内盛，浊气上蒸，故舌白且腻。本证口渴不引饮，是因湿邪内停，气化不利所致。与阳明热盛，热邪耗津之口渴饮冷者不同。

湿热之邪，从表伤者十之一、二，由口鼻而入者十之八、九，暑热熏蒸之气，多由口鼻而入。当然，在发病过程中，内因是主要方面。

关于湿热病脉象的问题，一般说脉无定体。湿属阴邪，脉多见沉、濡、缓等。根据郁热的多少，而脉象又有细数、滑数、弦数等。如再挟其他的病因，就难定出一个专脉了。很多方书谓其或洪或缓，或伏或细，各随证见，不拘一格。

二、【原文】 湿热证，恶寒无汗，身重头痛，湿在表分，宜藿香、香薷、羌活、苍术皮、薄荷、牛蒡子等味。头不痛者，去羌活。

【按语】 湿遏卫阳之表，表气不能宣通，故恶寒无汗，说明卫阳之气不得通畅也。湿性重浊，郁阻气机，三焦不利，营卫不调，故身重而疲乏无力。头为诸阳之会，湿阻阳气不能宣通，故头痛且沉重。

湿阻卫阳之气不利，故恶寒。若湿重而热不甚者，则恶寒而不发热，治之必当用温以祛湿的方法。一般治湿必须随其湿之部位、轻重、体质等而转移，绝不是简单的用利湿法、燥湿法所能成。

本条是湿热证，而湿在表分，所以用芳香醒湿的药物，如香薷、藿香、牛蒡、薄荷、苍术皮等。用羌活的原因，是以其疏通气机，且上走而治湿气，又有风能胜湿的含意。

三、【原文】 湿热证，恶寒发热，身重关节疼痛，湿在肌肉，不为汗解，宜滑石、大豆黄卷、茯苓皮、苍术皮、藿香叶、鲜荷叶、白通草、桔梗等味。不恶寒者，去苍术皮。

【按语】 此为湿邪伤表之候，故见恶寒身重，关节疼痛等症状。前证为湿未化热，故无发热；本证则湿已化热，故有发热。

恶寒属湿郁于表，不为汗解，它与太阳伤寒当鉴别清楚。风寒外束，太阳表邪闭塞而见恶寒，头痛，体痛，发热，呕逆，脉阴阳俱紧，当发汗为主。因为是风寒外闭，太阳经受侵，所以当辛温解其表邪。

本条是湿在肌肉，热郁于内，所以也有发热与恶寒，这是湿热困阻，非寒邪闭表也。湿为阴邪，周身阳气受湿的阻遏，所以身重酸楚。湿留关节，故关节疼痛。凡寒为主者是以疼为主，湿之疼痛是以沉重为主，热之疼痛以胀为主，各有区别。当然仍需检查脉、舌及其他症状，再详细辨证。

外感风寒，必须用汗法，以解除在外之风邪与寒邪。治疗湿热，最忌辛温发汗，吴鞠通说："汗之则神昏耳聋。"意思是说，如用汗法，有助于热，并不能祛湿。薛氏认为：可用大豆黄卷、藿香叶、苍术皮等香药以化其湿，用茯苓皮、通草以利其湿。如热重时，当去苍术皮加黄芩。热在下焦可用六一散等。

四、【原文】 湿热证，三四日即口噤，四肢牵引拘急，甚则角弓反张，此湿热侵入经络脉隧中，宜鲜地龙、秦艽、威灵仙、滑石、苍耳子、丝瓜藤、海风藤、酒炒黄连等味。

【按语】 本条为湿热蕴蓄阳明，湿热在中焦而动风。阳明之脉，夹口环唇，故阳明热盛则口噤。脾为诸阳之本，而主四肢，故湿热蕴蓄中焦，气血不达四肢，则四肢牵引拘急，风动加重则角弓反张。若温热入血，高热动风，脉必弦数，而本证是湿热侵入经络脉隧中，故脉象濡滑，治疗必须祛湿热，息风动，调肝缓急兼和脉络。若表气不畅，可用疏解表邪为主；湿热蕴蓄，当以疏化湿热；肝经郁热，可加羚羊角以凉肝；风动可用地龙、蜈蚣等息风药物；脉络不和，可用藤药以通达脉络。总之，必须先除其本病，则脉络自调也。

五、【原文】 湿热证，壮热口渴，舌黄或焦红，发痉，神昏谵语，或笑，邪灼心包，营血已耗，宜犀角、羚羊角、连翘、生地、玄参、钩藤、银花露、鲜菖蒲、至宝丹等味。

【按语】 湿热证，留恋日久，从气分化燥伤津而入营分，此为气营交炽。气分之热未罢，故壮热口渴苔黄，甚则苔焦干、质红，营分之热已起，故神昏谵语，此已非属湿热证，而是温热病了。邪灼心包，营血已耗，津液大伤，不能按湿热治疗，必须用清心开窍，救液凉营，如生地、元参以救液；菖蒲、至宝以开窍；用犀、羚以清血中之热。

本条是湿热证由于热炽阴伤，日久化燥，内陷入营而成温热病。若湿邪仍在，绝不能用生地、元参等育阴增液之品。

六、【原文】 湿热证，发痉，神昏笑妄，脉洪数有力，开泄不效者，湿热蕴结胸膈，宜仿凉膈散；若大便数日不通者，热邪闭结肠胃，宜仿承气微下之例。

【按语】 发痉，神昏，笑妄，似属邪入心包，一般应见脉细滑数，舌红绛苔黄燥。今脉洪数有力，未言舌绛，非属邪入心包，所以使用开泄的方法。如不效，必须仔细考虑原因。

阴分不足，肝经热盛，多致发痉，脉必弦细数，今脉洪数有力，显系阳明邪热亢盛之象。阳明热盛，腑气不通，当见舌苔黄厚而干，必当釜底抽薪，用凉膈散或承气汤。

阳明实热应下，苔必老黄，是辨证关键。若黄而垢腻，即为热邪挟湿，非属阳明实热，不可妄行攻下。若苔腻、滑润液多质淡，即湿邪偏重，而又气分虚弱之象，更不可苦寒攻下。

七、【原文】 湿热证，壮热烦渴，舌焦红或缩，斑疹，胸痞，自利，神昏痉厥，热邪充斥表里三焦，宜大剂犀角、羚羊角、生地、玄参、银花露、紫草、方诸水、金汁、鲜菖蒲等味。

【按语】 本条论湿热证，由于热盛而化燥成温之证治。阳明气分热甚，则壮热烦渴。热盛津伤，深入营分，则舌瘦焦红，甚则短缩而言语不利。毒火外透，则发为斑疹，凡疹发于太阴，斑发阳明，全是毒热外发之意。里热过甚，下迫阳明，故下利味恶。

从整体看来，是湿热证已转成热多湿少，内陷入里，热邪充斥表里三焦，阴津早伤，治疗必须大剂凉血解毒，清热生津，开窍息风。用犀、羚、鲜菖蒲等以清热凉血兼以开郁。用生地、玄参、紫草以育阴增液散血。金汁、石膏等凉胃清气，还可再加三宝开窍息风，兼清营分之热。

八、【原文】 湿热证，寒热如疟，湿热阻遏膜原，宜柴胡、厚朴、槟榔、草果、藿香、苍术、半夏、干菖蒲、六一散等味。

【按语】 寒热如疟，非疟疾也，只是症状似疟。发生寒热交作的原因很多，如营卫不调，气机失畅，邪入少阳，热入血室等，均能发生寒热交作的症状。

膜原者，又称募原，外通肌肉，内近胃腑，三焦之门户，实一身之半表半里。考《素问·举痛论》说："寒气客于肠胃之间，膜原之下。"王冰注："膜，谓膈间之膜。原，谓膈肓之原。"这是指胸膜与膈肌之间的部位。吴又可《温疫论》指出："邪自口鼻而入，则其所客，内不在脏腑，外不在经络，舍于伏膂之内，去表不远，附近于胃，乃表里之分界，是为半表半里。凡邪在经为表，在胃为里，今邪在募原者，正当经胃交关之所，故为半表半里。"因为病在表之里，脏腑之外，近似卫、气之交，故有寒热往来，形似疟状，其治疗，根据具体情况，调达卫、气即可。

本条是湿热郁阻膜原而发寒热，故吴又可达原饮用之有效。

九、【原文】 湿热证，数日后，脘中微闷，知饥不食，湿邪蒙绕三焦，宜藿香叶、薄荷叶、鲜荷叶、枇杷叶、佩兰叶、芦尖、冬瓜仁等味。

【按语】 本条是讨论湿多热减，体质偏差之证治。"湿热证，数日后"，一为热已减，一为正气略衰。湿邪未清，肺气不宣，故胸脘微闷。湿热内阻，脾胃运化失职，故知饥不食。胃为湿阻而不醒，故胃中也觉微闷而欲太息。热不重则脉不数，湿不重故舌不腻。治宜轻清芳化方法，以清利湿热之余邪。

十、【原文】 湿热证，初起发热汗出，胸痞口渴舌白，湿伏中焦，宜藿梗、蔻仁、杏仁、枳壳、桔梗、郁金、苍术、厚朴、草果、半夏、干菖蒲、佩兰叶、六一散等味。

【按语】 此湿热在里之象，故初起即发热汗出。湿热郁于中焦气分，故胸中痞满，且脉多濡滑，如热重者，应先清气分之热。但本证舌苔白，且口渴而不欲饮水，说明湿邪盛，乃湿重于热，若过用凉药，则湿邪不化，故用藿梗、蔻仁、苍术、厚朴、草果、半夏、干菖蒲、佩兰叶等味辛香芳化，用杏仁、桔梗、枳壳、六一散等清利下焦湿热，兼宣肺气，以通利三焦。但不可用药过多，只选用二三种，能清化湿热即可。

十一、【原文】 湿热证，数日后，自利，溺赤，口渴，湿流下焦，宜滑石、猪苓、茯苓、泽泻、萆薢、通草等味。

【按语】 治疗湿热之邪，必须分利三焦，否则热得湿郁而愈盛，湿得热蒸而愈结，两邪相合，为病最多。治疗必当开泄以分利其湿热，若误作虚而用补法，则闭塞气道，病无愈期。

湿热阻于下焦，小肠不能分清泌浊，则小便涩而大便溏泄。湿净则便自不溏，热除则口渴亦解。

辨湿热自利，必须分清三焦。属于肺气不宣，气机不畅者，当以宣肺气为主；湿热郁于中焦，脾阳升力不及，当以风药升和之；湿热蕴于下焦则可淡渗，并根据热之多少，选用苦泄之味，以折其热而坚其阴。

若湿热蕴蓄，表气不宣而下利者，属肺与大肠表里为患。表闭则大便自利，治疗必用疏表宣肺之品，如苏叶、荆穗炭、大豆黄卷之类。若湿热蕴于太阴，升力不及，可用葛根、芩、连之属。如木郁克脾，腹痛阵泄，当以芍药、防风、黄连之品疏调木土以缓其急。如湿未化净，热邪已轻，体质稍差，可加茯苓皮、冬瓜皮、炒薏米等。

十二、【原文】 湿热证，舌遍体白，口渴，湿滞阳明，宜用辛开，如厚朴、草果、半夏、干菖蒲等味。

【按语】 舌遍体白，是舌苔满布白腻之意，湿郁上、中二焦，气机不宣之象也。因舌不绛，脉不数，只是口渴，确属湿滞阳明，乃湿重于热。

若湿郁化热，口渴心烦，必当以清热为主。今口渴而舌白，脉象沉濡，或沉弱力差，乃属湿阻于中，津液不能上升，非有热象。因湿滞阳明，尚未化热，故用辛开，使上焦得通，津液得行也。

十三、【原文】 湿热证，舌根白，舌尖红，湿渐化热，余湿犹滞，宜辛泄佐清热，如蔻仁、半夏、干菖蒲、大豆黄卷、连翘、绿豆衣、六一散等味。

【按语】 上条是舌苔白口渴，为湿在上、中二焦；本条是湿热在中、下二焦，突出是热重。

本条重点述舌根白、舌尖红，此乃湿邪已经化热，为湿热参半之证，治疗当两顾之。

舌为心之外窍，尖部乃心肺所居，苔根白者，余湿犹滞，蓄于下焦，尖部红者，心热上灼，所以用辛泄佐清热，两法合用。以蔻、半、菖等辛宣通阳之品以化湿，并加绿豆衣、六一散以清利下焦之湿热。若有食滞，仍需辅以消导。

十四、【原文】 湿热证，初起即胸闷不知人，瞀乱大叫痛，湿热阻闭中上二焦，宜草果、槟榔、鲜菖蒲、芫荽、六一散各重用，或加皂角，地浆水煎。

【按语】 湿热阻闭中、上二焦，初起即胸闷不知人，瞀乱大叫痛，注家多谓痧证，所以用辛通开闭为急务。痧证乃霍乱、中暑类急性病之古称，在本世纪二十年代以前，也有将麻疹俗称“痧子”者。

我们认为，时值暑季，湿热秽浊闭塞气机，热郁于内，闷堵难伸，甚则神志不清，瞀乱叫痛，必须急用辛开芳化，以利气机，如佩兰、藿香、香薷、郁金之类，并可酌用半夏、苍术、厚朴、杏仁之品。如热郁于内，兼见舌绛心烦，脉细小数，病似内陷心包时，可配用至宝丹少许，或牛黄丸半丸，用其芳香开窍，但不可过凉，防其有碍于湿。

十五、【原文】 湿热证，四五日，口大渴，胸闷欲绝，干呕不止，脉细数，舌光如镜，胃液受劫，胆火上冲，宜西瓜汁、金汁、鲜生地汁、甘蔗汁，磨服郁金、木香、香附、乌药等味。

【按语】 湿热证，四五日，口大渴，此属热郁于内，阴分又伤。因为肝胆气逆，木郁克土，故干呕不止，胸闷欲绝。胃液亏虚故大渴，气阴两伤故舌光如镜，细数之脉是阴伤而虚热内炽之象。治疗必当滋养胃液，疏调肝胆之气滞。

气阴不足可用沙参、麦冬、生地黄。泄肝胆之郁热可用左金丸、金铃子散、旋覆花、郁金、杏仁、半夏、竹茹等。

胸闷欲绝与干呕，脉细数，口大渴共见，多是肝胆经热郁横逆之象征，非纯属湿也。胸闷欲绝，亦可由暴饮冷水，阳气为寒饮所遏，胸阳不得开畅而致，郁闭较重，非辛以开之不能解除。

十六、【原文】 湿热证，呕吐清水或痰多，湿热内留，木火上逆，宜温胆汤加栝蒌、碧玉散等味。

【按语】 木火上逆之呕吐清水或痰多，是属肝胆郁热，脉必弦数，舌苔多白腻浮黄而质红。痰多必粘，小溲必黄，口必苦，所以称为“木火上逆”，与中阳不足，水饮上逆不同。本证之治疗，宜温胆汤降逆，以苦味为主；中阳不足，寒饮不化，水饮上逆，当以温阳化饮方法，如苓桂术甘汤或五苓散。

从用碧玉散（六一散加青黛）就可以得知，其证是肝胆湿热。使肝胆热解，下焦湿热得利，而呕吐清水痰多之证必皆愈矣。

十七、【原文】 湿热证，呕恶不止，昼夜不差，欲死者，肺胃不和，胃热移肺，肺不受邪也。宜用川连三、四分，苏叶二、三分，两味煎汤，呷下即止。

【按语】 本条讲由湿热而成呕恶不止，以致昼夜不减，其势难忍，大有欲死之状，此胃火上逆也。诸逆冲上皆是火证，所以用黄连苦以泄心热，寒以降胃逆。苏叶辛温走气分，定呕吐，调郁结，能和胃降逆。

我们认为，黄连、苏叶同用，对胎前恶阻，用之确效。在妊娠恶阻，呕吐较重时，用疏和安中法，以定呕吐（此二味为主药），但必须冷服，少少予之，不可一次一碗，反使增重。加入灶心黄土二两更好，如无灶心土，用净黄土二～三两（煎汤代水再煎药）亦良。

绍琴每治郁热化火时，用黄连以苦降其热，苏叶、梗以和胃定呕，效果显著。呕恶较重时当忌糖及甜味食物，以甘能增恶也。

十八、【原文】 湿热证，咳嗽昼夜不安，甚至喘不得眠者，暑邪入于肺络，宜葶苈、批杷叶、六一散等味。

【按语】 湿热蕴蓄于肺，入于肺络，肺气不得宣降，上逆而为咳嗽气喘，甚则咳喘昼夜不安，必须化湿浊，泄肺热。用六一散清利湿热，以葶苈泄肺定喘，加枇杷叶宣肺肃降，则咳喘皆愈。

风寒咳喘，脉必浮紧；痰热作喘，脉必滑实；水饮咳喘，脉多沉弦，舌必滑润，甚则浮滑液多，有时面部发亮；下元不足，多属久喘，劳则即发，两尺力弱，甚则不鼓指；暑湿咳喘，脉必濡软滑数，面色多垢，苔多腻厚液多，质红，甚则心烦，若化燥，则舌渐糙干矣。多方分析，即可分清各种咳喘之病因、病机。

十九、【原文】 湿热证，十余日，大势已退，惟口渴汗出，骨节痛，余邪留滞经络，宜元米（即糯米）汤泡於术，隔一宿，去术煎饮。

【按语】 本条讲湿热留滞经络，形成骨节痛，口渴，汗出之证治。重点的一句话是“大势已退”，因为湿热证骨节痛是说明湿热留于经络，不论湿多、热多，在气分或在血分，全要以疏风活络，化湿祛热为主。而本条从治法上看，用糯米汤泡於术，这就说明热势已去，湿邪尚存，确属大势已退，余邪留滞经脉之中。

湿热余邪不净，留滞经络，阴分已伤，故口渴，骨节痛。汗出为湿热上蒸，气分又虚。用白术扶脾化湿，益气止汗，又恐留热于内，故采用汤泡而不用煎，取其气而不用其味，轻可祛实，且防补以助热之弊。

糯米甘平益气，扶脾和胃。所以用糯米汤泡，也是因为湿热基本已除，余热不多，以正虚为主，取术泡汤用其气香以开郁化湿。

湿热蕴郁与气虚的关系，也是互为因果的。正气不足，则湿邪易于阻络；湿阻则气机不行，有碍正气的升降，也能导致正虚。在临床治疗时，必须参考其他的证据，早期以祛邪为主，晚期要以补正为主。

二十、【原文】 湿热证，数日后，汗出热不除，或痉，忽头痛不止者，营液大亏，厥阴风火上升，宜羚羊角，蔓荆子、钩藤、玄参、生地、女贞子等味。

【按语】 本条是湿热化燥伤阴，厥阴风火内动。要注意观察有无项强及呕吐等症出现。

湿热证，数日后，湿热当减，今反不减，何以知之？从“汗出”看出湿热上蒸，从“忽头痛不止”，发痉，知道是营液大亏，厥阴风火上升。

本属湿热证，由于营液大亏，肝风上逆，横窜经络，血不荣筋而作痉。风热夹湿上升巅顶则头痛，风阳上冒清空，则头痛不止。治疗必须息风为标，养阴折热为本。

二十一、【原文】 湿热证，胸痞发热，肌肉微疼，始终无汗者，腠理暑邪内闭，宜六一散一两，薄荷叶三、四分，泡汤调下，即汗解。

【按语】 胸痞发热，肌肉微疼，始终无汗者，此湿热之邪郁于肌表。表闭，故无汗。湿蕴肌肉，故肌肉胀痛。湿郁中宫，故胸痞而满闷。热郁不解，则发热乃作。所以薛氏说："腠理暑邪内闭。"

湿热病禁辛温大发汗，但不是一点汗药不可用，湿病宜微微小汗，湿去热亦轻矣。

所谓禁汗，是反对不考虑客观病情，而主观用辛温大发其汗。温病所谓之"汗"，是使卫气通调，三焦升降，气机流畅，表气疏和，皮肤似有小汗。若用发汗药专求其汗，必导致津伤液耗，于病不利。

禁汗，是指禁用辛温发汗药，如麻、桂、羌、防之流。切忌只求其汗，不顾其热，只想发表，不管里热。若只求解表，必致误汗亡阳，正气大伤。治湿热证，化湿必须宣阳，但宣阳不可发汗，所求者气机通畅耳。

六一散加薄荷名鸡苏散。用六一散清暑祛热，利湿通阳，则小便自畅；加薄荷之辛凉，非为发汗，乃辛凉宣透以清热耳。

二十二、【原文】 湿热证，按法治之，数日后，或吐下一时并至者，中气亏损，升降悖逆，宜生谷芽、莲心、扁豆、米仁、半夏、甘草、茯苓等味，甚者用理中法。

【按语】 吐泄并至，中焦脾胃为病。脾主升而胃主降，升降悖逆，故吐泄作焉。胃热而逆者清胃为主；胃虚而吐者，温养为宜；胃中寒而吐逆不止，当以理中温之。脾阳不足，升力不够，温阳升和防其垂陷；脾虚久泄宜补；脾寒则宜温；脾热则宜清；脾阴不足，须和脾阴为治；如暑湿蕴热，则以芳香逐秽为法，俟湿热祛，中阳和则愈也。这是说明湿热阻于中焦，脾胃升降失调，胃气不降则吐，脾气不升则泄的机理及治疗法则。

本条所述，乃中焦虚寒之证，故以温中法为治。

二十三、【原文】 湿热证，十余日后，左关弦数，腹时痛，时圊血，肛门热痛，血液内燥，热邪传入厥阴之证，宜仿白头翁法。

【按语】 患湿热证，已经十多天后，热邪下迫而至大肠，故见肛门灼热作痛。从左关弦数分析，是肝经郁热，阴分不足，血液内燥，此热邪传入厥阴肝经，并灼伤血络之证，故腹部时痛，大便带血。治疗当以清肝热，凉血分，宗白头翁汤。以芩、连苦寒坚阴化湿，用白头翁、秦皮凉血止红。

二十四、【原文】 湿热证，十余日后，尺脉数，下利或咽痛，口渴心烦，下泉不足，热邪直犯少阴之阴，宜仿猪肤汤凉润法。

【按语】 湿热化燥，劫灼肾阴而水亏火浮，故出现咽痛，下利。第二十三条下利是热邪传入厥阴，本条是病在少阴。

患湿热证，十多天后，正气已衰。尺脉数，就说明了热灼真阴。少阴之脉上走于咽，故咽部干痛。肾司二便，所以大便下利。口渴心烦，是下焦源泉不足之过。所以用猪肤汤滋水凉润，以补下焦之不足。

治疗下利之法，一般说来，热利下重用白头翁汤，以苦寒坚阴而止泄；脾虚中阳不足，近似虚脱，用温摄；如老人下焦肾阳太虚，可用益气固摄，佐以固涩防脱。

二十五、【原文】 湿热证，身冷脉细，汗泄胸痞，口渴舌白，湿中少阴之阳，宜人参、白术、附子、茯苓、益智等味。

【按语】 本条之湿热证，可能因素体阳虚，湿邪又重，故湿邪从阴化寒。由汗泄，身冷，口渴舌白，可知已转成气分不足，目前已是阳虚寒湿之证，所以用益气温养之品。

从湿热证转变成寒湿证，必有一个过程，在临床时我们常常看到：

1. 本来是湿热证，由于久病不愈，病人体质逐渐虚弱，由湿热转为寒湿。

2. 治疗时只看到热的一面，忘掉了湿的另一面，用药一派寒凉，热虽祛而湿尚存，久则正气渐衰，成为寒湿之证。

3. 假若湿热病人用药过于苦寒，或甘寒滋腻，阳气为寒腻药阻遏，不能正常流通，三焦不利，日久湿邪转寒，也能成为寒湿。

治疗寒湿必须温化，俟湿祛寒温，病自愈矣。如尚有热伏于内，必须观察热郁如何？仍当再议其伏热。当然此时之热，非比当初之热，用药一定细致，切不可鲁莽。

二十六、【原文】 暑月病初起，但恶寒，面黄口不渴，神倦四肢懒，脉沉弱，腹痛下利，湿困太阴之阳，宜仿缩脾饮，甚则大顺散、来复丹等法。

【按语】 暑月因热贪凉，最易受寒。暑月表寒的症状，可见头痛，恶寒，身热，体痛，胸闷，乏力，苔白腻，脉浮紧，或濡滑而按之略紧，宜用芳香宣化方法，如香薷饮加黄连。以香薷代麻黄，用于暑月受寒之证，颇有效验。

因热恣食冷饮而致里寒，其证必胸闷气痞，甚则喘哮，腹痛胀坠，面色淡白，脘闷不饥，舌质淡、苔白滑润液多，脉象沉迟，甚则闭涩不畅，必须用温寒拈痛方法，如大顺散（甘草、干姜、杏仁、肉桂），来复丹（硝石、硫黄、太阴玄精石、五灵脂、青皮、陈皮），缩脾饮（缩砂仁、乌梅、草果、甘草、干葛、白扁豆）。

二十七、【原文】 湿热证，按法治之，诸证皆退，惟目瞑则惊悸梦惕，余邪内留，胆气未舒，宜酒浸郁李仁、姜汁炒枣仁、猪胆皮等味。

【按语】 胆热内扰，木火上灼，热胜阴伤，心阴不足，心火上炎，故惊悸，夜寐多梦而惕惕然。此属余热不净，胆气未舒，用猪胆皮以泄胆热。郁李仁辛苦甘平，主润燥养心。用枣仁以酸收敛阴，折其虚热而宁胆。

二十八、【原文】 湿热证，曾开泄下夺，恶候皆平，独神思不清，倦语不思食，溺数，唇齿干，胃气不输，肺气不布，元神大亏，宜人参、麦冬、石斛、木瓜、生甘草、生谷芽、鲜莲子等味。

【按语】 开泄下夺，虽恶候皆平，然脾阳伤损。神志思维不清，疲倦，不欲言，不思食等，全是脾阳运化能力不及。溺数，唇齿干，全是阴分不足。这些情况，都是脾胃输化能力不够，元气大亏，肺气大能布津，三焦不利所致，应当气阴两补，健运中焦。

二十九、【原文】 湿热证，四五日，忽大汗出，手足冷，脉细如丝或绝，口渴，茎痛，而起坐自如，神清语亮，乃汗出过多，卫外之阳暂亡，湿热之邪仍结，一时表里不通，脉故伏，非真阳外脱也，宜五苓散去术，加滑石、酒炒川连、生地、芪皮等味。

【按语】 虽大汗出而起坐自如，神清语亮，是正胜湿解，阳通湿化之佳象，不可误认汗出为亡阳，切慎，切慎。绍琴青年时（1936 年）为近亲表嫂看湿温证，原病势沉重，俟其四候汗出而愈。家人误认汗出是亡阳，而为备好棺木，但经三日后，却恢复如常，此案可供临床参考。

从大汗出，手足冷，脉细如丝或绝来看，有病解、正虚两个方面，所以用芪皮、桂、苓等固表益气，和营扶脾。若虚脱之大汗出，必手足冷，脉细欲绝，神败，面㿠，汗出如油。如血压下降时，必急予抢救，用参附汤，俟汗止正复，再行辨证治疗。

湿热由小肠下迫，故茎中痛，根据湿与热的程度，考虑清化湿热方法，用四苓加滑石，以导湿热下行。用生地以育阴折虚热。借川连苦寒泄心火，心与小肠互为表里故也。为什么用黄芪皮补正？这是因为，虽本是湿热证，但大汗之后，正气亏损，故用芪以补其所损之正气，用皮以固其表虚而止汗，诸药相配，虚实兼顾，比较完美。

三十、【原文】 湿热证，发痉神昏，独足冷阴缩，下体外受客寒，仍宜从湿热治，只用辛温之品煎汤熏洗。

【按语】 此证纯属热深厥深之类。本为湿热之证，热郁日久，阴分早伤，阴伤则阳亢，热灼则神明受扰，故神昏发痉。热郁于内，下迫足厥阴，厥阴之脉络阴器，肝肾真阴不足，再加热郁下迫，故阴缩而筋急，甚则作抽。热郁络脉不和，阳气不能通畅，故独足冷，这全是肝经郁热，筋脉失其濡养所致。

本条所论“独足冷”，非阳虚气衰，乃肝阴不足，火郁且闭。何以知之？脉必弦细急数，舌必干绛无液，尖部起刺，舌形偏瘦，神必烦而面色必黑浊且干。绍琴每用四逆散少佐柔肝之品甚效。

薛氏谓“独足冷阴缩”为“下体外受客寒”，其说颇值怀疑。至于用辛温之品煎汤熏洗，乃隔靴搔痒，与病无益。

三十一、【原文】 湿热证，初起壮热口渴，脘闷懊侬，眼欲闭，时谵语，浊邪蒙闭上焦，宜涌泄，用枳壳、桔梗、淡豆豉、生山栀，无汗者加葛根。

【按语】 本条是浊邪蒙闭上焦，所以眼欲闭，时谵语。

温热病入营昏迷谵语的证型有二：一是温热邪气逆传，内陷心包，出现昏愦不语或谵语，舌謇，肢厥；一是由卫及气，由气入营而昏迷谵妄，身热夜甚。二者治疗不同，前者是清宫汤送服安宫牛黄丸，后者是清营汤。

本条之湿热浊邪蒙闭上焦，是湿热之气上蒸清阳，清窍为湿热浊邪一时蒙蔽，虽时有谵语，但无热入营分，阴液大伤之危象。所以在治疗上，应采用芳香开窍，兼清湿热，少佐淡渗。

壮热口渴，懊侬脘闷，是浊邪蒙蔽上焦，热郁于内而在膈上，所以采用涌越的方法。用栀子豉汤以涌泄高位之邪，这符合《素问·阴阳应象大论》“其高者，因而越之”之理。

我们认为，薛氏所说“涌泄”，是要宣阳，这与芳香宣透，芳香开窍，宣郁化湿，宣阳展气等，其理一也。如把“涌泄”讲成吐法，那就难以解释。

三十二、【原文】 湿热证，经水适来，壮热口渴，谵语神昏，胸腹痛，或舌无苔，脉滑数，邪陷营分，宜大剂犀角、紫草、茜根、贯众、连翘、鲜菖蒲、银花露等味。

【按语】 妇人伤寒发热，经水适来，昼则明了，暮则谵语，如有所见，此为热入血室。今湿热证经水适来，热郁于内，故壮热口渴。热入血分，神明受扰，故神昏谵语，不分昼夜。热毒内陷，血行凝滞，则胸腹痛。从脉象滑数，舌无苔，可知湿已化燥，邪陷营分，故用清热解毒，凉血化瘀，并佐清气之药。

三十三、【原文】（湿）热证，上下失血或汗血，毒邪深入营分，走窜欲泄，宜大剂犀角、生地、赤芍、丹皮、连翘、紫草、茜根、银花等味。

【按语】 本条是讨论湿热证化燥深入血分。邪热内迫，逼血妄行，上则吐血、衄血，下则便血、溺血，热窜阳明肌肤，故汗血。这全说明邪热蕴郁太甚，逼血走窜而成失血之证。出血之证，古人每分阳络伤与阴络伤，但治疗仍需分清出血原因，热则清之，血不归经而成瘀，则化之，考虑用犀角地黄汤加减。

三十四、【原文】 湿热证，七八日，口不渴，声不出，与饮食亦不却，默默不语，神志昏迷，进辛香凉泄，芳香逐秽，俱不效，此邪入厥阴，主客浑受，宜仿吴又可三甲散，醉地鳖虫、醋炒鳖甲、土炒川山甲、生僵蚕、柴胡、桃仁泥等味。

【按语】 从症状上看，口不渴，声不出，与饮食亦不却，默默不语，神志昏迷，这全是心情抑郁之象，也就是足厥阴肝经郁滞之证。因为不是湿热郁阻，故用辛香凉泄无效；因为不是暑湿蕴郁中、上焦，所以用芳香解暑，芳香逐秽之品也不效。文中说，“主客浑受”，“主”指的是肝经郁结，“客”指的是暑热夹湿之证。既然本证以内因肝郁为主，所以采用三甲散加减，以柴胡、桃仁泥、生僵蚕调肝郁，活血瘀。以僵蚕升清降浊，用三甲碱寒破结，化瘀通络，冀其络脉通而邪得解矣。

三十五、【原文】 湿热证，口渴苔黄起刺，脉弦缓，囊缩舌硬，谵语，昏不知人，两手搐搦，津枯邪滞，宜鲜生地、芦根、生首乌、鲜稻根等味。若脉有力，大便不通，大黄亦可加入。

【按语】 本是湿热证，由于热势重，而湿邪相对减少。由口渴，苔黄起刺，能看出是阳明腑实，津液大伤。心阴为热所扰，故神昏谵语而不知人。少阴之脉络舌本，故舌本强硬而言语不利。厥阴之脉下络阴器，故囊缩。血虚阴伤，肝失所养，故肝热而动风，两手搐搦。总的看来，本证是阳明腑实，津液大伤，心阴为热所扰，肝经热盛动风，热邪深入少阴、厥阴，治疗急当泄热救阴，凉肝息风，俟其阴复热解而愈。

三十六、【原文】 湿热证，发痉撮空，神昏笑妄，舌苔干黄起刺或转黑色，大便不通者，热邪闭结胃腑，宜用承气汤下之。

【按语】 本条论述湿热证已化燥成温，而成阳明腑实的见证。此时湿邪已少，热邪加重，阴液又伤，遂成阳明腑实而引动肝风。症状是：发痉，撮空，神昏笑妄，舌苔干黄起刺或转黑色，由于热邪闭结胃腑，而见大便不通。这均是腑实郁热，津液大伤，肝风内动之象，必须釜底抽薪，用承气汤，并可加用育阴息风之品。

在临床时，一定根据具体情况而加减化裁。阴不足为主时，当以育阴为主；舌苔老黄糙垢且厚时，以通下为主；若属湿热蒙蔽于气分时，用芳香宣透即可；如病已入下焦血分，阴伤已极，必须用复脉汤、大定风珠等方，以潜阳息风，甘寒育阴为妥。

撮空之证，所见甚多，属实、火、热之新病者，每用泄、清、通等法，皆能治愈。若久病阴分大伤，病近危笃之时，须防不测。

三十七、【原文】 湿热证，壮热口渴，自汗身重，胸痞，脉洪大而长者，此太阴之湿与阳明之热相合，宜白虎加苍术汤。

【按语】 壮热，口渴，自汗，脉洪大，是典型的阳明气分热盛之证，宜白虎汤主治。本条的脉象还有一长脉，这更说明属正盛热实，用白虎汤甚为恰当。另外还见身重，胸痞，为湿阻肺气不畅，有碍络脉通调。虽然本条没有说明舌象与面色，从目前我们已知的症、脉，可以肯定本证是热多湿少，所以用白虎汤清热为主，再加上苍术。苍术味辛，它重点为开郁化湿。

三十八、【原文】 湿热证，湿热伤气，四肢困倦，精神减少，身热气高，心烦溺黄，口渴自汗，脉虚者，用东垣清暑益气汤主治。

【按语】 本条是讲用东垣清暑益气汤来治疗湿热病。暑热挟湿，故身热气高，心烦溺黄，自汗口渴。汗出气液皆耗，故四肢困倦，精神减少。早期以暑热为主，脉见洪濡，后期气津皆伤，正气大衰，脉必虚弱力差，这时切不可用芳香耗气之药再损正气，必须急用益气和阴，以救气阴两亏。本条主张用东垣清暑益气汤，但东垣清暑益气汤有清暑之名，而无清暑之实，还以王孟英清暑益气汤为佳。

如阴津过耗，舌瘦干红时，必当加入酸甘敛液之味，如五味子、金樱子、沙参、麦冬等。如虚阳外越时，可加牡蛎、龙齿等，以潜其虚阳，并助止汗。若阳气大亏，汗出过多，有亡阳之势，必急用参附汤回阳为务。

三十九、【原文】 暑月热伤元气，气短倦怠，口渴多汗，肺虚而咳者，宜人参、麦冬、五味子等味。

【按语】 暑热之证，早期以热为主，证见身热多汗，口渴。热则耗气伤阴，汗出津又伤，故后期必以气阴两虚为主。早期脉象洪大，后必虚濡，再则虚弱矣。

若素质不充，或老年阳虚，或慢性病患者及产妇等，如感受暑邪，更应当早些考虑气阴不足的一面。

由于热伤元气，肺虚失肃而喘，所以选用生脉散，以两补气阴。

在一个证发展过程中，往往前后出现郁、热、虚、衰四个阶段。譬如白虎汤证，在早期由卫而来，表气郁闭，郁久化热，热入阳明，故身热汗出而口渴；由于热势重，迫汗过多，由津伤而逐渐正气又虚，脉渐虚濡，气短喘促，神气疲乏，就要用白虎加人参汤；若益气不及时，逐渐走入虚衰之途，又当以益气固正为主，方用生脉散。先实而后虚衰之四个阶段，就是这样演变的。

四十、【原文】 暑月乘凉饮冷，阳气为阴寒所遏，皮肤蒸热，凛凛畏寒，头痛头重，自汗烦渴，或腹痛吐泻者，宜香薷、厚朴、扁豆等味。

【按语】 中阳为寒饮所遏，这种病夏季最多，医生每每忽之。可是病人痛苦异常，甚则诱发喘哮，终年不愈。

暑月因热贪凉，多饮为快，但不知热郁于内，气血沸腾，外界寒饮骤至，寒热相激，脏腑刺激过重，故胸痛堵满，甚则叹气不欲食。寒邪骤至，脾阳受克，运化功能受遏，则中脘堵满，叹气则舒。热伏于内，故皮肤蒸热。清阳不升，故畏寒头沉。虽心烦口渴，但不欲多饮，饮水则脘腹胀势更甚。热在阳明，故自汗而头面较多。这皆说明热郁于内，湿阻于中，寒遏中阳，气机不能畅通。

在正常情况下，一般饮些寒凉，不致为患。但在内热较重之时，或运动之后，血液沸腾，口干欲饮，既寒凉又饮过多，中阳骤然为寒凉所遏，气机不能正常运行，热伏于内，寒热互阻，影响升降，故呕吐腹泄发作，治疗必须调和升降，温寒拈痛。

在诊断方面，必须细诊舌、脉，掌握寒热多少，孰重孰轻。凡热多者，脉必滑数有力；寒多者，脉必沉涩迟缓；湿盛脉必濡；疼重脉多紧；正不足者，脉定无力；寒邪阻遏较重者，脉多沉伏。从舌象看，寒多则舌苔白，滑润而液多，质淡嫩而舌体偏胖；热多则舌质红，苔厚干裂；阴分伤必舌瘦干无液；阳气不足则舌胖嫩滑润。总之，要根据寒热之多少，与正气之充否，来推敲用药。

用药方面，凡暑邪未解者，当以芳香祛暑为主，药如香薷、藿香、佩兰之属；阳气阻遏，升力不够时，当升其阳明、太阴，药如葛根、升麻、苏叶等；寒阻不化，气机不能伸展，可用干姜、炮姜、官桂之流；热盛时可用苦寒泄热之品，药如黄芩、黄连、黄柏等；如气机不调时，根据寒、热及其部位，可以酌情加木香、檀香、沉香、香附、乌药、川楝子、青陈皮、香橼、柠檬等；气冲且逆时，加半夏以降浊，旋覆花以转输气机。

在治此证时，绍琴每用草蔻三～五分、厚朴一～二钱、杏仁三钱、半夏、苏梗各三钱等加减取效。然必须结合辨证，切不可专用一方。

四十一、【原文】 湿热内滞太阴，郁久而为滞下，其证胸痞腹痛，下坠窘迫，脓血稠粘，里结后重，脉软数者，宜厚朴、黄芩、神曲、广皮、木香、槟榔、柴胡、煨葛根、银花炭、荆芥炭等味。

【按语】 湿热证，内蕴积滞，外受暑邪，暑热积滞互阻不化，蕴于肠间，发为痢疾，而致便有脓血，胸痞，腹痛，下坠窘迫。入血分则便血较重；在气分则便脓白较多，治疗必以清化湿热为主。如舌苔黄厚者，以积滞内停为主，当先消导积滞；湿重者，以祛湿为主；热盛时，必当苦泄清热。俟其热清、湿化、积滞消，则病自愈矣。

四十二、【原文】 痢久伤阳，脉虚滑脱者，真人养脏汤加甘草、当归、白芍。

（真人养脏汤：人参、白术、肉桂、诃子肉、木香、肉豆蔻、罂粟壳）

王士雄按："余历证40余年，治痢惟以疏理推荡清火而愈者，不计其数，观其服热药而死者甚多。"

聂久吾云："痢疾投补太早，锢塞邪热在内，久而正气已虚，邪气犹盛，欲补而治之则助邪，欲清而攻之则愈滑，多致不救。"

【按语】 我们认为，痢无补法，古有名训，唯有正气太虚，不补无以恢复正气时，方可议补法。但仍须几补几化结合，如三补一化，或五补一化，补是补其不足，化是化其积滞，后期仍须调养。

四十三、【原文】 痢久伤阴，虚坐努责者，宜用熟地炭、炒当归、炒白芍、炙甘草、广皮之属。

【按语】 痢疾的病因及治疗，古人提法很多，如"无积不化痢"，"痢无补法"等。对于里急后重，便脓血的治疗，古人又说："活血则便脓自愈，行气则后重自除。"今谨将绍琴个人在临床上的体会提出讨论，以备参考。

1. 逆流挽舟法

苏叶二钱　葛根二钱　白芷二钱　藿香三钱　厚朴二钱　半夏三钱　黄连一钱

痢疾不外暑湿积滞互阻肠胃，初则以暑热为主。暑热不解，卫气不开，热邪蕴郁，发则以身热，憎寒，畏风，周身酸痛为主，并见头晕恶心，脘腹阵痛，大便欲解不畅，带有少量脓血，苔白腻厚，脉多濡滑且数。此时一派暑热外受，湿热内蓄，积滞不清见证，切不可以清热化滞方法，必须及时解除暑热外迫之邪，令其卫气通畅，三焦升降顺利，表解汗出，暑热外散，内热湿滞分化，表里两解，故名逆流挽舟法。一般一剂则急转，再行调理湿热积滞，很快痊愈。

2. 升降分化法

葛根二钱　黄芩三钱　黄连一钱（或马尾连三钱）　苏叶一钱　厚朴一钱　半夏三钱　木香一钱　槟榔三钱　焦三仙各三钱

痢疾最初形成之后，身热，腹痛，下坠，便脓血，舌苔黄腻根厚，脉象滑数，此暑热湿滞互阻肠道之证。此时当外疏表邪，以祛暑湿，内化积滞，缓其便痢，用表里两解，使升降平衡，上下分化，令其暑热之邪由外而解，湿热积滞从内而消，服药得当，上、下、表、里皆得缓和，如能调理适宜，不难痊愈。

3. 温寒化滞拈痛法

桂枝一钱　干姜一钱　炒官桂一钱　木香一钱　半夏三钱　吴萸三分　黄连二钱　焦麦芽五钱

因热贪凉，恣食生冷，寒湿与积滞互阻于肠间，阳气为寒凉所遏，气道不通，腹痛较重，舌淡苔白腻，甚则滑润，两脉沉涩或迟，大便清稀带有白冻粘液，可用温寒化滞拈痛法。用干姜、肉桂以温寒，用桂枝以活血通络而止其痛，用黄连苦坚其阴，兼折其热，加麦芽以助消导。俟寒解气通，病自减矣。

4. 分理寒热法

苏叶　葛根各二钱　炒干姜　炒官桂各一钱　木香一钱　青陈皮各一钱半　炒白芍四钱　槟榔三钱　黄连一钱

痢疾已成，寒热亦退，湿热积滞内蓄，过食生冷不消，寒则自寒，热则自热，积滞、蕴热与寒湿交阻不化，腹痛里急后重，数如厕而不能便，苔白滑润，质红，脉象弦紧，精神不振，可采用分理寒热法，以缓其急而理其痛。

5. 芳化湿滞法

苏藿梗各二钱　白芷　葛根各一钱半　半夏　黄芩各三钱　厚朴　黄连各一钱半　焦三仙各三钱

湿热成痢，暑湿夹滞未清，身热口渴，苔黄根厚，大便滞下，腹痛后重，脓血挟杂，一般采用外祛暑湿，内化积滞，用芳化湿滞法。

6. 理气拈痛法

木香一钱　苏叶梗各一钱半　青陈皮各二钱　半夏　莱菔子各三钱　焦三仙各三钱　川楝子　乌药各一钱半

湿郁较重，阻碍气机特甚，虽外受暑热，然明显气坠后重，脘腹堵满，腹中隐痛阵作，既非寒凝之象，又非热郁之形，此湿郁气阻之故也，可用理气拈痛法，既疏表邪以通肌腠，又化湿滞而清肠胃，重点在于调理气机。

7. 凉血清化法

白头翁　黄芩　赤芍各三钱　黄柏　黄连各二钱　香附　葛根　秦皮各二钱半

积滞蕴热较重，暑热邪气未除，湿热迫于下焦血分，属热痢下重之证。下痢赤多白少，次数甚多，脉象滑数，身热而重，口干渴，小便黄，当以凉血清化法。若湿郁气坠时，加荆穗炭三钱、防风二钱、木香一钱，若舌苔根厚且黄时，加焦三仙各三钱、莱菔子、槟榔各三钱。

8. 和血止红，理气导滞法

当归尾　木香各二钱　炒地榆　炒槐米　白头翁　荆穗炭　黄芩　槟榔各三钱　焦三仙各三钱

患痢日数较多，气血积滞化而未净，便中仍带脓血，腹中微痛，仍有气坠后重之感，脉虽不数，按之仍有弦滑，舌净而质红，此湿热渐化，气血与积滞尚未调理正常，宜用本法。

9. 调养气血法

当归　鸡内金　黄芩各三钱　荆穗炭　防风各二钱　炒桂枝　檀香　降香各一钱　赤白芍各三钱

患痢较久，体质又差，气血皆虚，湿热积滞化而未净，便中时带脓血不多，腹痛缓而后坠未除，脉虽力差，沉取仍带小数，舌苔薄白，质略红，病属本虚而邪热尚未退净，可议调养气血法。早期尚有积滞时，酌加焦三仙、保和丸之类，以消导积滞；后期脾胃不调时，可酌情配伍枳术丸或香砂枳术丸等。

10. 善后调养法

醋升麻　防风　醋柴胡　木香各一钱半　黄芩　焦麦芽各三钱　赤白芍各三钱　生山药　炒薏米　冬瓜皮　灶心土各一两

痢疾治疗以后，病势已去，自觉乏力，脉象虚弱，有时腹中不适，或腹痛隐隐阵作，大便有时带有脓血，或镜检有少量脓血，或无脓血，只是粘液便等，或老年体弱之病人，可以考虑用善后调理法。

患痢病人，饮食宜注意禁忌，生，冷、油、滑，粘腻，甜味饮食皆忌，尤不准吃糖，在未愈以前，一定忌荤，否则增加胃肠消化负担，恢复更慢。

四十四、【原文】 暑湿内袭，腹痛吐利，胸痞脉缓者，湿浊内阻太阴，宜缩脾饮。

【按语】 本条是论述暑湿之邪中人之后，由于体质阳虚，脾阳运化欠灵，暑湿从阴化寒之证。寒湿内阻，故见脉缓。湿阻气机，故胸部闷满而痞塞不畅。脾阳不振，又受湿浊内侵，太阴运化失灵，升降失常，故吐泄发作。阳虚失煦，筋脉拘急，则腹痛发作。本病属寒湿克于太阴，治疗必当温太阴而扶中土，故选方用缩脾饮。以草果仁温脾之寒，干葛、白扁豆以升阳扶土，乌梅，甘草酸甘化阴，加缩砂仁以快气缓痛。

四十五、【原文】 暑月饮冷过多，寒湿内留，水谷不分，上吐下泄，肢冷脉伏者，宜大顺散。

【按语】 暑月热邪外迫，逼人汗出，汗为心液，过汗则阳气必虚，故古人每云暑伤元气。治暑早期可用清暑、芳化，而中、后期必当注意到元气不足方面。若暑月阳气不足之时，因热贪凉而饮冷过多，中阳更衰，脾阳不能运化，则寒湿内留，脾胃升降功能失常，乃至水谷不分，上吐下泄。阳气虚故四肢厥冷，以四肢为诸阳之末耳。吐泄之后，津液阳气亏耗。故两脉沉伏。大顺散方中用甘草、干姜、肉桂温寒缓急，和血止痛。以杏仁下行走气分。俟寒温，湿化，气机调和，则诸证即愈。

四十六、【原文】 肠痛下利，胸痞烦躁口渴，脉数大，按之豁然空者，宜冷香饮子。

【按语】 阴寒冷湿之气，客于太，少二阴，故肠痛下利。脉数大按之豁然而空，说明中阳不足，气虚正衰。由于虚热上扰，故有烦躁口渴。此种口渴烦躁，全非热盛之真口渴，真烦躁，却是阳虚的假热象，故治疗用冷香饮子一类方药，以附子大温之品温寒回阳。草果、生姜温中燥湿，和胃缓痛。用甘草以缓急，用陈皮以调胃。俟寒温、阳回，则肠痛下利可愈。

附篇 赵绍琴温病论文选

“在卫汗之可也”并非应用“汗法”

一般温病初起，邪在肺卫，若不别温病、伤寒，动辄则用汗法解表，可致伤阴助热，变证蜂起。叶天士虽有“在卫汗之可也”之明教，但其所谓“汗之”并非应用汗法之意。

一、对“在卫”的认识

温邪初感，自口鼻而入，即叶天士所谓“温邪上受，首先犯肺”，而“肺主气属卫”，所以温邪郁于肺卫均称为在卫，亦即卫分温病。吴鞠通在《温病条辨》中论述卫分证时说：“太阴之为病，脉不缓不紧而动数，或两寸独大，尺肤热，头痛，微恶风寒，身热自汗，口渴，或不渴而咳，午后热甚者，名曰温病。”从脉象上来看，卫分证脉不缓不紧而动数，其既不同于太阳中风亦不同于太阳伤寒。其实卫分证的一般证候是：发热微恶风寒，无汗或少汗，咳嗽、咽红或痛、口微渴，舌边尖红，苔薄白，脉浮数。如何理解卫分证的“发热”与“恶寒”呢？吴又可说：“阳气通行，温养百骸，阳气壅滞，郁而为热。”温病卫分证之发热，为热邪郁阻于肺卫。因卫气被郁，卫阳之气宣发受阻而恶寒。如吴鞠通所说：“肺病先恶风寒者，肺主气，又主皮毛，肺病则气贲郁不得捍卫皮毛也。”但温为阳邪，温邪犯肺（卫），不是风寒外束之表闭，所以其虽有恶寒但发热重而恶寒轻，常称之为“微恶风寒”，即指恶寒轻，或恶寒时间短暂，常不为病者所重视。温邪郁于肺卫，肺气失宣，阳气郁闭，所以卫分证常可见无汗。但若郁热较重，郁热蒸迫，可逼津外泄，有时也可见少汗或头面汗出，这是热迫津出之邪汗，并非正常之汗出。所谓正常之汗，当是营卫通、三焦畅、气机调、津液至而自然小汗出。吴鞠通在《温病条辨》分注说：“咳嗽为火克金也。”热邪迫肺，肺失肃降，轻则咳嗽，甚则作喘。咽喉乃肺胃之门户，热郁于肺，则咽喉被灼，轻则红痛，重则咽肿，甚则白腐。温为阳邪，热变最速，易于伤阴劫液，故温病初起，虽在卫分阶段即可见口微渴。郁热鼓动故脉浮而数。

总之，温病卫分证为温邪郁于肺卫，病虽轻浅，已有轻度津伤。

二、对“汗之”的认识

伤寒为外感寒邪，风寒束表，表闭阳气受伤，须以辛温走窜之品（如麻，桂之类）以运阳气，令发汗逼邪外出，故以汗法兼助热粥，促其汗出，使邪随汗解。而温为阳邪，如前所述温病卫分证，为温邪郁于肺卫，以郁热为主。病虽轻浅，已有轻度津伤，绝不能用辛温发汗之法，再度伤阴。如叶氏所说其治法与伤寒“大异也”。吴鞠通在银翘散方论中说：“按温病忌汗，汗之不惟不解，反生他患。”又说：“病自口鼻吸受而生，徒发其表亦无益也。”可见“汗之”绝非用发汗之法。《素问·六元正纪大论》说：“火郁发之。”王冰曰：“发、谓汗之，令其疏散也。”柳宝诒论述说：“暴感风温，其邪专在于肺，以辛凉轻散为主，热重者兼用甘寒清化。”温邪郁于肺卫，属“火郁发之”之例，亦即“汗之令其疏散也”，当用辛凉清解之法。

辛能宣郁，凉可清热，轻清举上，清解肺卫热邪，邪去热清卫疏三焦通畅，营卫调和，津液得布，自然微微汗出而愈。因表清里和，自然邪透汗泄，不用汗法而达到了汗出的目的，此即“在卫汗之可也”的意义所在。

三、“汗之”的运用方法

对于卫分证的治疗，叶天士说：“初用辛凉轻剂。挟风则加入薄荷，牛蒡之属，挟湿加芦根、滑石之流，或透风于热外，或渗湿于热下，不与热相搏，势必孤矣。”又说：“黄苔不甚厚而滑者，热未伤津，犹可清热透表。”说明卫分证初起要用辛凉轻剂，以辛散开其郁，凉以清泄其热，轻清宣透，宣郁清热。但在临床运用时，又必须根据郁的轻重，热的多少及挟风挟湿的程度全面考虑，决定辛散与清凉药物的配伍、比重及加减，以体现辨证论治的原则。一般说来，郁重热轻，以辛散为主，佐以清凉，热重郁轻者，以清热为主，佐以辛散。如脉浮重于数，身热不甚，恶寒明显，虽咽痛而不甚红，口干而舌润，苔白腻而质淡，说明以郁为主，卫气郁闭，风多而热轻，当以辛散开其郁闭为主，清化之品为辅。若脉数重于浮，甚或滑数或近乎洪数，咽红肿痛，身热重而恶寒轻，口干心烦，渴思凉饮，舌质偏红而苔白，咳嗽气呛，此热重而火郁不宣，当以清热为主佐以辛散。此辛散，意在开郁，并非解表，更忌辛温发汗，误汗则伤阴助热，甚则昏厥。所以说开郁药物，用之宜恰如其分，郁开则已，不可过重，更不可连服多剂，反而成害。

温邪内郁在卫分时，亦常挟风，挟湿。治虽宜辛凉开郁泄热，但挟风者必加散风之品，使风热外透。温热火郁，亦可加用散风之味，以助辛散之品解除火郁。挟湿者，应加淡渗之味，使热随湿下渗，此多系湿在下焦。至于表湿，当取微汗之法。但不论挟风挟湿，或透之于外，或渗之于下，总之宜早，切不可待其与郁热搏结。特别是湿与热合，湿热裹结，湿在热中，热在湿内，如油入面，难解难分，病多缠绵，经久不愈。至于薄荷、牛蒡子，芦根、滑石之类，举例而已，意思是说挟风者，辛散凉泄，不用发汗，如薄荷，牛蒡子之类就够了。虽挟湿，但必竟以热为主，芦根，滑石并用，清热利湿且保津液，不可过用淡渗，以防伤阴。在临床时，大体可按下述方法分类。

（一）温热在卫

直接感受温热邪气或素体阴虚复感受温热邪气，临床以发热，微恶风寒，舌边尖红，脉浮数为主要特征，但也常伴有头痛，口干微渴，咳嗽咽红肿痛等。宜辛凉清解，方如银翘散。方中在大量清凉药物中配以少量荆芥穗，淡豆豉辛温之品，取其辛散、宣阳以开其郁。若风热之邪侵袭肺卫，证见发热、头痛、微恶风寒，无汗或少汗，或汗出齐颈而还，咳嗽咽红或痛，口微渴，舌边尖红，苔薄白且干，脉浮数或动数，以银翘散加减，宣肺退热，方为：

银花 9 克　连翘 9 克　薄荷 1.5 克（后下）　前胡 6 克　淡豆豉 10 克　牛蒡子 3 克　芦根 20 克　竹叶 3 克

加减法：身热头痛较重，舌苔薄白略腻，二便如常，咽不红痛者，加苏叶 6 克　或用芥穗 3 克　咽红痛甚者，加盐青果 6 克　苦梗 6 克　生甘草 6 克

热郁重，脉滑数，口干渴者，加桑叶 10 克　菊花 10 克　白蒺藜 10 克

口渴重，阵阵汗出，脉滑数有力加生石膏 12 克（先煎）

咳嗽重，痰不多者，加杏仁 10 克　浙贝母 10 克　苏子 10 克

体弱之人感受温热之邪，若时至春末夏初，除具有一般卫分证外，并兼见脉微濡软，舌苔薄白腻而根厚，头沉、食欲较差，可用轻扬宣化法，药如大豆卷、山栀、前胡、杏仁、浙贝

母等。不可过用寒凉，恐伤气分而助湿阻，不可不知。

(二) 湿热在卫

本病多见于夏秋之交，阴雨连绵，天暑地湿，热蒸湿动，湿热弥漫空间，加之饮食不节，脾胃受损，湿自内生，或心情抑郁，脾胃失调，阻遏不化，蕴久化热，加之湿热外袭，则内外相引，遂致发病。

临床上以身热不扬，午后热甚。恶寒身重肢倦，少汗或头额汗出，胸脘痞满，不饥不渴，大便溏等。舌苔白腻，甚则滑润，面色淡黄，脉象以濡缓软弱为主要特征。本病因湿热裹结，阻滞气机，过伤阳气。徒清热则湿不去，徒祛湿则伤阴助热。治疗必须宣化上焦，苦泄其热，通利下焦，以畅水道，即辛开苦降，方如三仁汤，藿香正气散之类。若同时见热郁中州，湿阻不化，头晕且胀，胸闷而周身酸楚，漾漾泛呕，舌苔白滑腻润，大便通而不畅，小溲赤黄，应用辛开其郁，以利三焦，苦降其热而燥湿邪，少佐淡渗分消走泄，方如：

白蒺藜 10 克　佩兰叶 6 克（后下）　白芷 3 克（后下）
半夏 10 克　杏仁 10 克　厚朴 6 克　黄连面 3 克（冲）
炒薏米 12 克　白叩仁 2 克　赤苓 12 克　滑石 12 克

(三) 暑湿在卫

外感暑湿之邪，复为寒凉郁闭，证见身热头晕，恶寒无汗，恶心欲呕，胸脘满闷，舌白腻而水滑，脉濡滑且按之软弱，若因热而恣食冷饮，则胸痞太息，甚则喘逆，治之宜辛香宣透方法，方如新加香薷饮加减。

陈香薷 5 克（后下）　藿香叶 10 克（后下）　大豆卷 10 克
厚朴 6 克　草豆蔻 5 克　半夏 10 克　黄连粉 2 克（冲）
鲜芦根 20 克　鲜荷叶半张　益元散 10 克（布包）　杏仁 10 克

(四) 燥热在卫

多见初秋，天气偏热，或久晴无雨，秋阳曝晒，天气温燥，感之而病，证以发热为主，且微有恶寒，头痛少汗，干咳少痰或痰粘成块，咽干鼻燥，甚则鼻衄唇裂，口渴喜饮，舌质红而苔白且干，右脉洪数或弦细数，可用润燥疏化方法，方如清燥救肺汤加减。

北沙参 10 克　川贝母 6 克　桑叶 10 克　杏仁 10 克　淡豆豉 10 克　栀皮 6 克　鲜梨一个（连皮去核切片）入煎。

上述皆属宣郁疏卫清解方法，必须邪祛则营卫调、三焦畅、皆能皮肤微有小汗出，达到“在卫汗之可也”的目的。

另有在卫分阶段，而治疗失误，或体弱正气虚弱，或因挟湿、或为湿热、或属暑湿蕴热，由于饮冷，贪凉，或因热而恣食冷饮，或过服寒凉而成湿阻、凉遏、寒凝，冰伏者，此四类都是因湿阻而寒邪遏阻中阳，重轻等级不同，必见胸满闷而痞堵特甚，或气短而欲太息，或痞堵腹痛，甚则四肢微冷或厥逆，皆属湿阻而正气受寒凉所遏制，阳气不通，卫失宣畅，舌必白滑润腻，面色多淡黄、苍白，脉象以沉涩沉迟、沉细或弱为主，可用辛微温、或辛温、或辛香，以宣阳透邪为主。药如香薷、藿香，苏叶，生姜等。若素体阳虚，气分又衰，邪为寒凉遏阻，甚致寒凝、冰伏，卫分证未罢兼见胸闷、痞堵、面苍白，四肢冷，舌白胖滑润腻，急用辛温通阳，以开寒闭。宜用桂枝、干姜、苏叶、草蔻，生姜等。但用量宜当，俟闭开邪透即可。

四、“汗之”的禁忌

卫分证是温病的初期阶段，病属轻浅，用药宜辛凉轻清，切不可辛温发汗，否则伤阴助热，发为昏厥之变；亦不可早用甘寒、苦寒，防止引邪入内，若用升阳发散，则迫血致衄或外发斑疹；若用大下，则克伤脾胃，而成洞泄，若早用滋腻，则阻滞气机，邪不得透，病无愈期。

1. 临床病例四则

温毒　孙某 7 岁 1976 年 3 月

身热微有恶寒，两侧耳下腮肿作痛，舌红苔白根厚，大便略干，小便短黄，口渴心烦，脉象浮滑且数，按之滑数有力。此温邪毒热内蕴，痄腮初起，当以轻宣清解，火郁当发也，宜外用热敷法。忌荤腥油腻，宜静卧休息。

薄荷 2 克（后下） 杏仁 10 克 蝉衣 6 克 僵蚕 10 克 前胡 6 克 片姜黄 6 克 浙贝 12 克 茅芦根各 24 克 焦山楂 12 克 二付

连服两剂，药后得小汗而身热已退，大便已通，腮肿亦退，原方加元参 24 克 赤芍 10 克 又三付而愈。

2. 阴虚感温 邵某 女 57 岁 1980 年 5 月 3 日

形体削瘦，面色黑浊，素质阴亏，津液不足，近感温热之邪，身热不重，微有恶寒，干咳无痰，头部微痛，心烦口干，咽部疼痛，舌干瘦而鲜红，脉来弦细小数。此阴虚感温，津亏液少，当用滋阴清宣方法。

肥玉竹 10 克 嫩白薇 6 克 炒栀皮 6 克 淡豆豉 10 克 苦桔梗 6 克 前胡 6 克 沙参 10 克 杏仁 6 克 茅芦根各 10 克 三付

三剂之后，寒热已解，仍干咳无痰，再以原方去豆豉、桔梗、加麦冬 10 克 天冬 10 克 又三付而逐渐痊愈。

3. 暑湿 王某 女 41 岁 1965 年 8 月 10 日

身热四五日，头晕且沉，微有憎寒，胸闷泛呕，呕吐恶心，舌白苔腻根厚，两脉濡滑而数，大便溏薄，小便短赤，暑热挟湿互阻不化，拟以芳香疏化方法，防其连热增重，饮食寒暖诸宜小心。

鲜佩兰 10 克（后下） 鲜藿香 10 克（后下） 大豆卷 10 克 前胡 3 克 半夏 10 克 厚朴 5 克 竹茹 10 克 陈皮 6 克 马尾连 10 克 芦根 30 克 六一散 10 克（布包） 鲜荷叶一角 白蔻仁末 1 克（冲）二付

药后身热憎寒皆解，呕吐止而胸闷亦轻，胃纳渐开，小溲如常，暑湿难解而苔腻根厚，大便未行，再以前方增损之。

原方加鸡内金 10 克　焦麦芽 10 克　又二付而告痊愈。

4. 温燥初起　王某　男　56 岁　1979 年 10 月

外感温燥之邪，肺经受灼，口干且渴，发热微恶风寒，头痛咽红，鼻干且燥，呛咳少痰，小溲色黄，大便略干，舌尖边红，苔薄白且干，脉浮数而右侧略大，沉取弦细数。此温邪燥热，阴分受伤，用清润宣降方法，以肃肺止咳。辛辣油重厚味皆忌。

北沙参 10 克　炒栀皮 6 克　前胡 6 克　玉竹 6 克　茅芦根各 15 克　鲜梨一个（连皮去核切片入煎）　三付

连服三剂之后，寒热已退，咽干鼻燥皆减，干咳已轻，大便已畅，脉象数势已差，原方又服五付而痊愈。

论“入营犹可透热转气”

叶天士《外感温热篇》，可谓温病学发展史上一划时代的重要著作。这是他继承了前人的研究成果，总结了自己多年丰富的临床经验的基础上提出来的。用叶氏关于“卫气营血”的理论，可以辨别病位、区分病程、推断病理、概括证型，决定治则，说明传变。叶氏“卫气营血”理论的出现，使温病学逐渐形成了一个比较完整的独立的理论体系。

如叶氏说：“大凡看法，卫之后方言气；营之后方言血。”这不仅指出了卫气营血的深浅层次，而且有卫属气、营属血的含义。因卫气同为功能，营血皆是物质，二者有本质区别。正如吴又可所说：“气属阳而轻清，血属阴而重浊，是以邪在气分则易疏透，邪在血分恒多胶滞。”说明温病卫气分证与营血分证，其治法也有本质的不同。所以叶氏指出：“在卫汗之可也，到气才可清气；入营犹可透热转气……入血就恐耗血动血，直须凉血散血……”成为后世温病学家从事温病临床和理论研究都必须遵循的原则。现就“入营犹可透热转气”，谈谈自己的体会，并和同志们讨论。

一、什么是入营

“入营”，是指温热之邪侵入人体，深入阴分耗伤人体营养物质的轻浅阶段。所以叶天士说：“营分受热，则血液受劫。”这里的“血液受劫”，是指热邪耗伤了“营阴”，即血中之“津液”，并非指肝血肾精。若热邪已耗伤了肝血肾精，或热迫血行，则称为血分证。血分证是营分证的进一步发展，是营分证的深重阶段。所以叶氏说：“营之后，方言血。”

营热是全身性的，但心主血，心包为心之外围，所以营分证其病变部位主要在心和心包。

如上所述，营分证的基本特点是：热邪入营，劫伤营阴。但临床所见到邪已“入营”，其情况复杂多变，除具有上述基本特点外，常兼有痰热、湿阻、瘀血、食滞、腑气不通等，入营的原因亦除邪盛体虚外，尚多因误治、失治所致。

二、什么是“透热转气”

“透热转气”，是叶天士首先提出的治疗营分证的方法。一般认为就是把已入营之热邪仍然透出气分而解，就是“透热转气”。但究竟如何使已入营之热透出气分？入营之热为什么能够外透？而营热已经透转的标准是什么？现就这几个问题进行初步探讨。为此，我们首先搞清“透”、“转”的含意。

透，跳也，过也，通也。通，达也，谓由此达彼，中无阻碍也。透，即通之意，排除中之阻碍也。转，《说文》注：运也。

热邪入营，营热之所以不能顺利透转到气分来，是因营与气之间有阻碍。在清营热养营阴的基础上若再能排除营热外达的障碍，那么已入营之热就可以迅速运转出气分而解。这种排除障碍使已入营之热外透的方法即所谓“透热转气”。

“透热转气”，初见于《吴医汇讲》，原为：“乍入营分，犹可透热，仍转气分而解……”后经辗转传抄，所传文字略有出入，王孟英将其收入《温热经纬》时改为：“入营犹可透热转气……”

后世多认为初入营分，才能透热转气。而“入营犹可透热转气”，其意为只要入营（即只要邪在营分），就还能透热转气。笔者认为后者较为符合临床实际，下面将进一步论述之。

现在刊行的叶氏《温热论》的各种版本，都是“入营犹可透热转气，如犀角，玄参，羚羊角等物”，这里显然有一明显的错误，因犀角，玄参、羚羊角都不是透热转气之品。按《素问·至真要大论》曰：“热淫于内，治以咸寒，佐以甘苦。”热邪入营，热炽于营中，犀角、玄参、羚羊角均为咸寒之品，可直清营中热毒，玄参又能养阴。三者仅是清营养阴之用，并无透热转气之能。后来，吴鞠通著《温病条辨》，其所创清营汤为治疗热邪入营，劫伤营阴的代表方剂后世加减变化，广为应用。因方中银花、连翘、竹叶三药均有透热转气作用，不少方剂学的专门著作也都认为此三味药为透热转气之专药。所以产生了认为只有邪初入营，才能透热转气，而且透热转气就只是指用银花、连翘、竹叶而言，从而把透热转气局限在营分证的初期阶段和清营汤中用银花、连翘、竹叶三味药的范围内，而忽视了其在营分证治中的普遍意义。

其实，吴氏《温病条辨》并未沦及“透热转气”，其在清营汤方后自注云，“故以清营汤清宫中之热而保离中之虚也”，明确讲的是清营，养阴。“清宫中之热”，宫，心包，膻中也，此处泛指营中之热，离中之虚，指心中之阴虚也。热伤心营，内劫心阴，清热养阴，是治疗营分证的根本方法，并未论及透热转气。

叶氏虽未明确指出什么是“透热转气”，但其含意可以从他对营分证的治疗中去体会，叶氏治疗营分证，始终强调运用“透热转气”的方法，而且指出透热转气之品，必须“参入凉血清热方中”与清营热、养营阴之品共同组成治疗营分证的方剂。他还根据自己多年的临床经验，总结出了各种不同情况下透热转气的用药规律。如：“从风热”入营者，用“犀角、竹叶之属”；“从湿热”入营者，用“犀角、花露之品”。这里所用的犀角，仍然是为了祛邪凉营，而竹叶、花露则是为了透热转气。这是因为从风热入营者为风热之邪阻滞了气机，使营热不能外透，故用竹叶清风热而宣郁，以畅气机；而从湿热入营者，为湿热之邪阻滞气机，故用花露芳香化湿清热以开郁，疏通气机，使营热外达。“若加烦躁大便不通者”，则加“金汁”，对“老年或平素有寒者”，则以“人中黄”代替“金汁”，清泄热毒，宣畅气机，开营热外达之路，导营热外透。

“斑出热不解者”，为气血两燔，热邪灼伤胃阴，应以石膏、知母等急撤气热，开通道路，导营热外达。

“舌绛而鲜泽者”，为邪入心包之轻证，治以“犀角、鲜生地、连翘、郁金、石菖蒲等”。其中郁金，辛苦而凉，《本草汇言》谓之能“清气化痰”。菖蒲，辛微温，《本草逢源》说它“善通心脾痰湿”，《重庆堂笔记》谓“清解药用之，赖之祛痰秽之浊而卫宫城”，其能开窍豁痰。菖蒲郁金清心豁痰开窍通闭；连翘轻清透泄，宣畅气分，合以除障碍而畅气机，导营热外达而透热转气。“若平素心虚有痰者”，热陷心包，痰热互结，阻塞心窍，则“非菖蒲、郁金所能开”，必须用“牛黄、至宝丹之类以开其闭”，始能使营热外透。

“舌绛而中心干者”，为心胃火燔，应以“黄连、石膏”等清气分热以透热转气。

若“素有瘀伤宿血在胸膈中”，瘀血阻滞气机而热邪入营者，则应以“散血之品，如琥珀，桃仁，丹皮等”，活血散瘀通络，排除阻碍，宣通气机，导营热外达。

热邪入营而“挟秽浊之气”者，则应以芳香逐之。

其中透热转气的用药，随造成气机不畅的原因而异，但其目的都是为了排除障碍。对此，叶氏以后的温病学家，也认为“透热转气”是排除造成气机不畅营热不能外达的原因，而且他们从不同的角度对此作了进一步的论述：

章虚谷在注解“透热转气”时说：“故虽入营，犹可开达，转出气分而解……”提出了用开达的方法排除障碍而宣畅气机，使营热转出气分而解。

吴锡璜说：“治温病，虽宜用凉解，然虑其有寒凝，宣透法仍不可少。”则是从营分证治的角度提出问题，因为清营药多寒凉，寒则气机涩而不行；养阴药多腻，寒凉腻滞，易于闭塞气机，所以主张在清营、养阴的同时还要用“宣透法”，保持气机通畅，使营热能顺利转出气分而解。

陈光淞在注解“急急透斑为要”时说：“按营分受热……透斑之法，不外凉血清热，甚者下之所谓炀灶减薪，去其壅塞，则光焰自透。若金汁、人中黄所不能下者，大黄、元明粉亦宜加入。”已明确地提出了去其壅滞排除障碍而宣展气机以透热转气的问题。

柳宝诒《温热逢源》在论述热陷心包的证治时说：“凡遇此等重证，第一先为热邪寻出路，如在经者，从斑汗解，在腑者，从二便出是也。”此为热邪寻出路，即“透热转气”，他也明确指出了根据邪阻气机的不同情况，选用不同的方药以使邪有出路，透出气分而解。

由叶氏以来诸温病学家之论，可看出营分证除具有邪热入营，劫伤营阴外，还兼有气机不畅。因气机不畅，邪无出路而遏于营中。所以在治疗时应于清营养阴之中，根据具体情况加入适当具有开达、宣透作用的药物，以祛其壅塞，排除障碍而宣畅气机，使邪有去路，则入营之热邪即可外透，转出气分而解。这样可以扭转病机，缩短病程，提高疗效，此即“透热转气”。

已入营之热为什么还能透出气分而解呢？这是由营分证的性质和特点决定的。

营分证，热邪虽已入营，但只伤及营阴，尚未伤及肝血肾精，正气抗邪，仍有驱邪外出之势，营中之热深于气分，但可由深出浅，有自然外散之势；营分证中，因气机不畅，气血运行受到阻碍，体内多余的热量不能外散，致使营热壅遏。所以治疗时应注意宣畅气机。叶氏“入营犹可透热转气”，即有提醒人们治疗营分证，除清营养阴外，不要忘记“透热转气”。

而研究“透热转气”，就必须进一步研究营分证中造成气机不畅的原因。

营分证的基本类型是热陷心包和热伤营阴，而以热陷心包为多见。下面分述二者的特点及其透热转气方法。

1. 热陷心包　热陷心包之“陷”，是深入之意，与内科杂病之中气下陷含意不同，是热邪由卫或气分深入于心包，又称为“逆传心包”。

热陷心包除具有营分证营热阴伤的基本特点外，而且有痰，痰热相结，蒙蔽心包，堵塞心窍。对此清代以来的温病学家，有明确的论述。如：

叶天士说：“舌绛而鲜泽者，包络受病也。”王孟英注之曰：“绛而泽者，虽为营热之征，实因有痰，若竟无痰，必不甚泽。”叶氏进一步指出：“平素心虚有痰，外热一陷，里络就闭。”

吴鞠通《温病条辨》中认为，热陷心包之证是“水不足，火有余，又有秽浊也。”秽浊，即痰浊。

雷少逸《时病论》中说：“凡邪入心包者，非特一火，且有痰随火升，蒙其清窍。”也明确地指出了痰蒙心窍的问题。

蒙蔽心包之痰是怎样形成的呢？其一：因起病急骤，热邪猖獗，热势深重，突然打乱了人体正常的气机升降运动，津液不得正常敷布，为热邪蒸腾，煎熬成痰。因火性炎上，痰随火势而上，致成痰热胶结，蒙蔽心包，堵塞心窍。即叶天士所谓：“温邪逆传膻中，热痰闭阻空窍，痰乃热蒸津液所化。”王孟英也说：“热邪漫无出路，必灼液成痰。”其二：即叶氏所谓：“平素心虚有痰，外热一陷，里络就闭。”其三：感受湿热邪气，从阳化热，热多湿少，气机闭塞，热不得宣发，则蒸炼湿浊而成痰。

热陷心包之证，因内窍郁闭，郁热熏蒸包络，内扰神明，热蒸痰蒙，神明内乱，故其神昏、谵语，狂躁明显。正如叶天士所说："膻中微闭，神明为蒙，自属昏乱。""昏躁皆里窍之欲闭。"

热陷心包之证，营热阴伤，痰蒙热闭，热邪后退之路闭而不通。热因郁而愈炽，痰因热炽更加胶结难开。治之若徒清热，因内窍闭塞热无出路，则清之不去；若徒养阴，因气机闭塞，热邪炽盛，津不能敷布，皆为热炼而成痰，且郁结更甚。应以清营养阴兼以涤痰开窍。窍开，气机宣畅，营热外达之路疏通，心包之热始能外达。

热陷心包之轻症，所谓"膻中微闭"，舌绛而鲜泽者，以菖蒲、郁金即可开，已如前述不赘。

热陷心包之重症，即所谓"平素心虚有痰，外热一陷，里络就闭"，因热炽痰盛而胶结难开，必须用"三宝"，或清宫汤送服"三宝"，以咸寒清心、芳香之走窜，辟浊开窍。窍开，心包之热始可透转。

因此，涤痰开窍，即排除障碍，宣展气机，开营热外达之路，即为"透热转气"。

热陷心包，常因多种原因使气机闭塞，热邪外达之路不通而内陷，而热邪一旦内陷心包又将成为新的气机闭塞的原因。如热陷心包，煎灼心阴，津亏液涸，肠燥便秘，而热与糟粕相结又常为阳明腑实。上因痰闭内窍不通，郁热炽盛，下则腑气不通郁热循经上蒸心包，二者相互影响，病日深重。治之，应急开心窍，使心包之热有外达之机；速通腑气，使热有去路，不致腑热上蒸包络。此上下同治，两窍齐开，才能使气机宣畅，营热始得外达，急以牛黄承气汤法，上以牛黄丸清心开窍，驱心包之热外达；下以大黄苦寒通腑，腑气一通，肠热外泄，胃浊即降，痰浊随之而下，心包之热即可透转。

热陷心包，煎灼心阴，津亏液涸，血液浓稠，涩滞行迟，又可形成新的瘀血，而使脉络不通，气机被阻，这时在清营，养阴，涤痰开窍之中又须加活血通瘀之品，以宣畅气机，导包络之热外达。

总之，热陷心包证的治疗，除考虑内窍不通外，还应考虑排除一切可能造成气机不畅的原因，宣通气机，才能使心包之热尽快透出气分而解。

2. 热伤营阴　热伤营阴，是营分证的另一重要类型。“营分受热”，“血液受劫”，为热邪耗伤血中之津液。一般病程较长，多是由卫分之邪不解，而传入气分，邪盛阴伤，渐渐入营。或因误汗误下，津液重伤，热邪渐渐入营。因之本证除营热炽盛外，一般阴伤也较重。所以叶天士描述其症状时说：“营分受热，则血液受劫，心神不安，夜甚无寐或斑点隐隐”。《温病条辨》认为其临床特点是舌绛而干，不渴。

热伤营阴，不像热陷心包那样气机为有形之物所阻滞，但因其病延日久，气阴俱伤，初入营多兼气分证未罢，即使入营已久，因气阴俱伤，气营之间仍有邪气残存，且这时营热高于气分，其热亦必波及于气。对于此证的治疗，王孟英说：“病虽在血（营），治宜清气为先，气得展布，热象必露。”因其气分之邪甚微故仅用轻清透泄之品，如银花、连翘、竹叶之类，使气得展布即可。《成方便读》称银花、连翘、竹叶皆能“内澈于心、外通于表”，清气分之余热，畅气营间气机，导营热外达，故称之能“透热转气。”

热伤营阴，若又见小便赤痛，其既有营热阴伤，又有水热互结于膀胱。温病最易伤阴，切不可一见小便不利，动辄即用淡渗之品，复伤阴助焚使病情增重。正如吴鞠通所告诫的：“温病小便不利，淡渗不可与也，忌五苓，八正辈。”但其透热转气应于清营养阴之中加清泄膀胱通利水道之味，可少佐淡渗之品，小便通利即可，不可过用，如俞氏导赤清心汤加犀角之类。

其他，如热邪入营兼有湿阻、食滞、过用寒凉、温补、滋腻等，都可导致气机不畅，治宜清营养阴之中适当加入相应的疏通气机之品开营热外达之路，以导之外达。

一般热伤营阴常兼热陷心包，临证应细审脉舌色证，治宜二者兼顾。总之应使其气机宣畅营热尽快透出气分而解。

此外，卫营同病，气营两燔可仿此讨论，略而不述。

三、入营之热外透的标准

通过上述治疗，已入营之邪热是否已外透，应以临床脉舌色及症状的变化为依据，主要有：

神志转清，是营热外透的重要标志。心神不安，烦躁，神昏谵语的轻重，常标志着营热轻重和心窍闭郁的程度。它是营热扰心、内窍闭郁的结果。营热开始外透，营中热邪减轻，心烦躁扰即减；内窍已开，营中热邪外达，神志必转清。所以神志转清，说明营热已开始透转，没有神志证状，说明营热已基本外透。

舌质由绛变红，是营热外透的又一标志。舌绛，为营分受热，热邪劫伤营阴的结果。舌质由绛变红，表明热减津还，营阴回复之意，是营热外透的必然结果。

营分证舌绛无苔，营热外透气分则可出现舌苔。舌苔为热蒸胃浊所致。如章虚谷所说："脾胃为中土，邪入胃则生苔。"热转气分，则可出现黄燥之苔。

从脉象上来看，浮，中，按，沉四部，正好反映了卫气营血。若热邪已由营转气，脉必由按的部位转到中取部位，脉象也由细数变为滑软或洪滑。

其他方面，如有时也可出现明显的气分证，如高热，烦渴思饮索食等，其热势可能比营分证更甚，但胃阴渐复，正气抗邪有力，皆属佳象，只需按气分证辨治即可。

营热外透而解，有时也可不出现气分证，直接透出卫分而解。因邪去，营卫通畅，头及上身常微似汗出，遍体潮润。

上述症状不一定同时出现，但以神清、舌质由绛变红为最重要的依据。

据笔者近五十年来的临床实践体会，透热转气是营分证治中不可缺少的方法，有时起决定营分证机转的重要作用。透热转气的用药不在重轻，关键在于要有针对性。现举具体病例说明如下：

1. 老年温病神昏重证（热伤营阴）

王某，男，79 岁，北京市人，画家。某医院住院号 170869。

病史：持续性尿频尿急已两个月，近两周加重，于 1980 年 2 月 8 日入院。患者 1977 年 9 月忽然出现无痛性肉眼全程血尿，经膀胱镜检查诊为膀胱癌，1977 年 11 月行膀胱部分切除术。近两个月来尿频，两周前发烧 39.5℃，五天后体温才有所下降，但咳嗽加剧，痰黄粘，呼吸不畅，诊断为肺炎。同时尿频愈甚，排尿困难，以膀胱癌术后尿路感染收入院。

有高血压病史二十余年，过去血压经常在 200/100 毫米汞柱，1963 年右手麻木。

入院时：体温 37.5℃，脉搏 84 次/分，呼吸 21 次/分，血压 134/70 毫米汞柱。发育营养中等，神清合作，表浅淋巴结不肿大，肝脾未触及，前列腺两侧叶增大，中间沟消失，表面光滑。

化验：白细胞：4，500/立方毫米，中性细胞：72%，杆状核细胞 16%，单核细胞 9%，血红蛋白 11.3 克，血钠 134 毫当量/升，血钾 3.76 毫当量/升，氯化物 588 毫克%，血糖 127 毫克%，二氧化碳结合力 47 容积%，非蛋白氮 46 毫克%，尿检：蛋白（++），糖（±），白细胞 50～60 个/高倍视野，红细胞 2～3 个/高倍视野。

心电图提示：间歇性频发性房性早搏，左前半枝阻滞，弥漫性心肌改变。X 线检查：有慢性支气管炎伴感染表现。

入院诊断：泌尿系感染，前列腺增生，膀胱癌术后状态、肺炎、冠心病。

治疗经过：入院后给抗感染治疗，先后用红霉素，白霉素、万古霉素及中药清热解毒，但感染未能控制，白细胞增至9，400～11，000/立方毫米，中性细胞82%，尿检结果也未见改善，神志不清，重病容，心率130次/分，有停跳，血压不稳，忽高忽低，肺部病变亦未改善，2月17日在痰里找到酵母样菌，病情重笃，于2月17日邀余会诊。

一诊：身热不退，面色黧黑，形体消瘦，神志昏沉，咳嗽痰黄，气喘气急，脉象细小沉弦按之不稳，且有停跳。舌绛干裂中剥，唇焦齿燥，七～八日未进饮食，全靠输液输血维持。

辨证：患者年逾古稀，下元已损，热病已久、阴津大伤，痰热内迫，热邪深入营分。前所服药物全属寒凉，气机被遏，肺失宣降，郁热内迫，营阴重伤，致使昏迷谵语，舌绛唇焦咳喘痰鸣，形消脉细，诸症丛起。暂以养阴之法求其津回而脉复，用宣气机开痰郁之药以冀营热外透。

处方：生白芍15克　天麦冬各6克　沙参20克　元参15克　石斛10克　前胡6克　黄芩10克　杏仁10克　黛蛤散12克（包）　川贝粉3克（冲）　羚羊角粉0.5克（冲）二剂

二诊：1980年2月23日

服药后喘咳轻，神志苏，知饥索食，脉搏80次/分，患者欣喜万分，吃面汤两碗，蛋羹两份，西红柿加糖一碗。入晚病情突变，呕吐频作，头昏目眩，血压上升，阵阵汗出，遂陷昏迷，舌绛中裂，两脉细弦滑数。

辨证：此属食复。一诊神清知饥，营热已开始外透于气，是属佳象。然久病之躯，胃脾俱弱，饮食不慎，过食滞于中焦，阻塞气机壅遏生热。呕吐频频，复伤阴助焚，且郁热上蒸包络，与痰热相搏，上蒙清窍，内闭心包，致使病情急转，神志昏迷，舌绛中裂。再拟甘寒养阴、涤痰开窍，兼以化滞和胃，宜展气机仍希有透热转气之机。

处方：生地15克　玄参15克　麦冬10克　沙参15克　牡蛎30克　石斛10克　菖蒲6克　杏仁10克　黛蛤散10克（包）　珍珠母20克　焦谷芽20克　竹茹6克　二剂

另：安宫牛黄丸半丸，分两次服。

三诊：1980年2月25日

药后神志已清，体温正常，心率不快，血压平稳，两目有神，舌绛有津，薄苔渐布，两脉渐起，细数已减，咳喘皆平。此属内窍已开，营热开始外透，且胃津已回，痰热渐除，再以原方进退。

处方：沙参15克　玉竹10克　麦冬10克　石斛10克　五味子10克　远志10克　茯苓10克　黛蛤散10克　杏仁10克　鸡内金10克　二剂

四诊：1980年2月28日

舌绛已去，薄白苔生，神色皆好，二便如常，唯皮肤作痒，心烦难寐，此乃阴分未复，虚热扰神，拟复脉汤合黄连阿胶汤加减。

处方：白芍15克　山药10克　阿胶10克（烊化）　沙参15克　白扁豆10克　远志10克　海蛰皮10克　马尾连3克　鸡子黄2枚（搅匀冲）　三剂

药后已能下床活动，饮食及二便正常，X线检查“两肺吸收”，血化验正常，调理数日痊愈出院。年后随访一切正常，仍上班工作。

按语：本案患者年逾七旬，正气已衰，且膀胱癌手术后，气血大伤；热邪久羁，津液耗惫；近患肺炎、泌尿系感染，叠进中西药，全属寒凉，遏阻气机，肺不宣降，津液不布，遂成痰浊。

本证属热邪入营，营阴重伤，且肺失宣降，痰浊阻滞气机。所以初诊即以白芍、生地、麦冬、元参、沙参、石斛等甘寒生津，即王孟英所说，“阴气枯竭，甘寒濡润，不厌其多”，因“若留得一分津液，便有一分生机”，本案始终抓住了这一点，“刻刻顾其津液”，以保生机不绝。以羚羊角清营分之热；因痰浊阻滞肺失宣降，气机不畅，入营之热不得外达，故以前胡、杏仁、川贝、黛蛤散宣降肺气以化痰浊，黄芩清气分之余热，合以畅营热外达之路而透热转气所以服后神清知饥，均为营热外透的标志。

二诊为食复。因食滞中阻，郁热上蒸，不仅阴伤，且有痰热蒙蔽心包之势，故除甘寒养阴之外，又加安宫牛黄丸以开内窍之闭，并加化滞和胃之品，宣畅气机，导营热外达，服后舌质绛有津，薄苔渐布，神志转清，均说明营热已开始外透。

两诊虽为同一病人，但因造成气机不畅，营热不能外透的原因不同，所以作为透热转气的用药也随之而异。营热一旦透转，则按其证辨证论治。

2. 暑温挟湿入营（乙脑）

陈竹因，女，58岁，1965年8月15日入院。

初起发热恶寒，体温38℃～39℃，汗出时有恶心，二天后开始神志不清，烦躁谵语，颈部有抵抗，查脑脊液WBC23，单核9；入院即给常规抗菌素治疗。第三天开始腹泻，便培养金黄色葡萄球菌。诊为乙脑并发剥脱性肠炎，治疗无效，并产生霉菌，遂邀余会诊。

一诊：1958年8月18日

身热不退，神识昏沉，大便作泻，色黄气臭，小便黄少，舌绛龟裂，苔焦黄唇燥，脉细数。

辨证：此为暑热久蕴入营，蒙蔽心包，且积滞互阻，湿热下迫。气热复炽，营阴已伤。治宜清营养阴，开窍透热。

处方：葛根4.5克　黄芩9克　黄连4.5克　甘草3克　生石膏30克　竹茹6克　菖蒲4.5克　郁金6克　鲜石斛15克　紫雪丹3克（分服）　二付

二诊：1958 年 8 月 20 日

药后热退泻止，神志转清，溲黄舌干红，苔已渐化，脉弦滑略数。以扶正养阴，清泄余热而愈。

按语：本证为乙脑重证并发剥脱性肠炎，属中医暑热挟湿。暑热久蕴，营阴已伤。热势深重，蒸湿炼液为痰，蒙蔽心包，且气热炽盛，积滞互阻，湿热下迫。上有内窍堵闭，下有湿热阻滞于肠，气机不畅；又因气热复炽，热邪源源不断由气直涌营中。故以白虎清气热，葛根芩连清利肠热，菖蒲、郁金配紫雪丹清心涤痰开窍，甘草、滑石、竹叶通利三焦，以排除造成营热不能外达的原因，使气机通畅，开营热外达之路。服后热退，泻止神清，为营热外透。舌干红溲黄，为营阴既伤，余热未清，故以养阴清泄余热法而愈。

3. 暑温湿热逆传心包（乙脑）

吴某，男，15 岁，1953 年 9 月 6 日

发热 4～5 天，两天来加重，体温 39.7℃、头晕恶心，呕吐颈强，神昏谵语，大便已两日未通，舌绛苔黄厚，小便短少，两脉沉滑濡数此暑温湿热逆传心包，姑以芳香化湿，凉营开窍泄热方法：

佩兰 12 克（后下）　藿香 9 克（后下）　生石膏 25 克　连翘 9 克　竹叶茹各 10 克　菖蒲 6 克　郁金 10 克　黄连 6 克　银花 15 克　半夏 12 克　六一散 12 克（布包）　紫雪丹 6 克（分两次服）　二付

即刻煎服一付，随即送××医院检查，并做腰穿，诊断为乙型脑炎，当晚又服第二剂汤药。

二诊：1953 年 9 月 8 日

今晨大便畅泻两次，且色深气臭甚多，身热已退，神志转清，体温正常，想吃东西，舌微黄质红，脉濡滑。停药，9 日出院。

三诊：1953 年 9 月 10 日

身热已退，体温正常，无恶心呕吐，舌苔已化，浮而略

黄，脉濡滑且弱，再以养阴清热兼助消化方法。

北沙参 24 克　麦门冬 10 克　连翘 10 克　元参 10 克　焦三仙各 10 克　鸡内金 10 克　茅芦根各 24 克　服三付药后已愈。

按语：本案为暑温湿热逆传心包。因湿热阻滞，气机不畅，郁热日深，热蒸湿浊，遂成痰热，外阻气机，内闭心包，且大便两日未通腑气不畅，心包之热外达之路不通，欲使营热外透，急当宣畅气机，故以紫雪丹清心开窍，且通腑泻热，又以芳香之品化湿开郁宣畅气机，辛凉清气而透热外达。使内窍开而腑气通，湿化而气机畅，气得展布，心包之热便下泄外透而去，故神清热退知饥，再以养阴清热调理而安。

4. 湿温过服寒凉滋腻

王某，男，15 岁，1938 年 4 月

据其家属述病情：患者 4 月 5 日开始发烧，头晕，恶心呕吐，胸中满闷不适，曾服银翘解毒丸 8 丸，其热不退，8 日经本街某医诊为春温，即服清解方剂，药如银花、连翘、桑叶、菊花、元参、沙参、芦根、石膏，二剂后病势加重，胸闷如痞，夜不能寐，饮食不进，且已卧床不起，小便黄少，大便略稀。又请某医往诊，时 4 月 11 日。某医谓：此乃温病日久深重，方用元参，知母，石膏，生地，地骨皮，青蒿等，并加安宫牛黄丸，服二付。4 月 14 日因病势日重，身热不退，神志不清，7～8 日未能进食，胸中满闷异常，大便稀，4 月 15 日，周大夫谓病势沉重，原方改安宫牛黄为紫雪丹五分继服二付，病愈危重。

4 月 17 日上午，邀余往诊。时体温 39℃，高烧不退，神志不清，面色苍白，胸中白痞已渐退，周身干热，大便溏稀，两脉沉濡略数，舌白腻而滑，舌质边尖红绛。此湿温之证，过服滋腻，寒凉，乃湿阻不化，遂成冰伏之势，逼热邪入营。非通阳温中并宣化疏解之法不能开闭通窍。今已十二日，用辛温开闭以畅气机芳香宣解而通神明，病势甚重，诸宜小心，饮食

当慎，防其增重。

香豆豉12克　炒山栀3克　前胡3克　藿香叶10克（后下）　菖蒲10克　郁金6克　厚朴3克　半夏10克　杏仁10克　白蔻仁末1克　淡干姜末1克　二付

后二味同研装胶管，分两次随药送下。

二诊　1938年4月20日

连服辛开温化宣阳疏调之剂，身热已退，体温37.2℃，遍体小汗，下至两足，面色红润，神志已清，语言清楚，舌苔渐化，胸中白痞基本消失，小溲较畅，大便未通，两脉中取滑濡。冰伏渐解，寒湿得温渐化，气机宣通，仍以辛宣疏化方法：

香豆豉10克　炒山栀3克　杏仁10克　前胡3克　藿梗10克　厚朴10克　半夏10克　草蔻3克　三付

三诊　1938年4月24日

病情逐渐好转，病人已下地活动，饮食二便如常，舌白滑润，脉濡滑，宜调理中焦，以善其后。

香豆豉10克　旋覆花10克　生白术5克　陈皮6克　白扁豆10克　生苡米10克　茯苓10克　焦麦芽10克　三付之后诸恙皆愈，调养半月而安。

按语：湿温宜宣气化湿，最忌滋腻，滋腻之品腻滞气机，且助于湿，反使病胶着难解。湿为阴邪，非温不化。虽湿热为患，治宜分清湿之与热，孰多孰少，当用苦寒也要恰如其分。若误用苦寒，克伐阳气，不仅湿不能去，反致冰伏，气机闭塞，邪无出路，内逼入营，必成昏厥之变。其治法全在开冰伏之郁闭。脾胃位居中焦，为气机升降之枢纽，寒凉入胃，冰伏于中，中焦不通，气机不行。开之必以辛热燥烈之品，如干姜、草蔻。且以半夏，厚朴、辛开苦降，燥湿行滞宣畅中焦，前胡，杏仁，宣降肺气，以开上焦，菖蒲，郁金，涤痰开窍，又加栀子豉汤，以豆豉宣郁热而展气机，山栀畅三焦而泄火。

诸药配合使冰伏解而寒湿化，湿郁开且三焦畅，邪有去路，故入营之热则外透而解。

本证因过用寒凉遏伤阳气，湿热为寒凉冰伏于内，邪无退路，被逼入营，阴伤不甚，关键在于解冰伏开郁闭宣气机以透热。若营阴被伤热已透转，仍当兼顾营分。

湿热病的治疗体会

湿热病以夏秋之交为多见。因斯时阴雨连绵，霪雨之后，日气煦照，暑热地湿，交相蒸并，湿浊弥漫空间。人生活于气交之中，感触吸受，每易致病。若平素阳虚，脾胃运化失灵之人，或恣食生冷、膏粱厚味，或劳倦饥饿，脾胃受戕，湿浊内停，则更易感邪而致病。即薛生白谓："太阴内伤，湿饮停聚，寒邪再致，内外相引，故病湿热。"实则因"内不能运水谷之湿，外复感时令之湿。"所以以湿浊内停弥漫表里上下，阻滞气机，遏伤阳气为其特点。

湿为阴邪，其性重浊粘腻，且湿与热合，湿热裹结，湿郁热炽，热蒸湿动，遂弥漫表里，充斥于三焦。三焦为气机升降的道路，是人体阳气和水液运行的通道，饮食物的受纳、腐熟、其精微的运化、代谢都与三焦的气化功能有关。正如《难经·六十六难》中说："三焦者，原气之别使也，主通行三气，经历五脏六腑。"说明三焦运行原气，以达周身促进脏腑的功能。同时它又是水液运行的道路，主持人体水液的代谢。《素问·灵兰秘典论》中说："三焦者，决渎之官，水道出焉。"《难经三十一难》也说："三焦者，水谷之道路，气之所终始也。"而《灵枢·营卫生会篇》指出："上焦如雾，中焦如沤，下焦如渎"，说明三焦又同时主持着人体的气化功能。若湿热阻滞，则三焦不畅，气机不通，气化不行，水液代谢受到障碍，则诸病遂生。如《灵枢·五癃津液别篇》说："三焦不泻，津液不化，水谷并行于肠胃之中，别于回肠，留于三焦不得渗膀胱，则下焦胀，水溢则为水肿。"《沈氏尊生书·海藏》则进一步指出："上焦如雾，雾不散则为喘满……中焦如沤，沤不利则留饮不散，久为中满……下焦如渎，渎不利则为肿满……”都说明三焦具有十分重要的作用。

湿热病，湿郁热蒸，湿热弥漫于三焦之中，留连于卫气之分，且热处湿中，湿热裹结，如油入面，难解难分。而热以湿为依附，湿不去则热不清，湿去则热不能独存。因之如何有效地祛除湿邪，以使湿热分离，则是治疗湿热病的关键。

因湿与三焦气化功能关系密切，所以宣畅三焦，通阳化气去湿，则是治疗湿热病的重要方法。湿属阴邪，得阳则化，气化则水行。所以柳宝诒说：“治湿热两感之病，必先通利气机俾气水两畅，则湿从水化，庶几湿热无所凝结。”湿浊已化，清热则易。切忌湿未化而过早误投寒凉，因寒则涩而不流，湿因寒而凝涩，甚则冰伏，气机更闭塞不通。必须温则消而去之。而湿热为病，湿中有热，若过用辛温，则伤阴助热。所以叶天士说：“热病救阴犹易，通阳最难。……通阳不在温，而在利小便。”因之在治疗中必须分清湿与热的多少，湿邪虽常可弥漫三焦，但究竟以上焦为主，还是中焦、下焦为主，也当分辨。另外，还须视热的轻重程度。用分消宣化之法，以宣展气机，使水道通畅，小便通利，利三焦弥漫之湿邪，可达膀胱，从小便而去。弥漫之湿浊既去，则阳气得通，热可自透。根据热的多少，可适当加入清热之品，但湿热病应始终不忘祛湿。

我在临床实践中，根据湿热病中湿邪的多少，阻滞程度将其分为湿阻、凉遏、寒凝、冰伏四个阶段，辨证用药常取得较好的疗效。

1. 湿阻　湿热之邪犯人，初起即阻滞气机，病在上焦。若太阴脾虚内湿之人，则邪多从湿化而归于太阴，以湿邪阴滞中焦为主。

湿郁于上，初起为湿热邪气困肌表，营卫失和，周身困重酸楚，湿热蔽阻清阳，清阳不开而头晕且沉。即《素问·生气通天论》“因于湿，首如裹”之谓。其壅遏阳气，肺气不宣，升降失常而胸闷、咳嗽、喘息，甚则舌苔白滑润腻脉濡滑而缓。

治宜轻扬宣郁化湿。肺为华盖，其位最高主宣发肃降，外合皮毛，湿热之邪上受，肺必先伤。肺受邪则郁闭，其气化不利，湿邪留滞。治宜先化肺气。正如吴鞠通所说："盖肺主一身之气，气化则湿亦化。"如大豆卷、炒山栀、前胡、杏仁、浙贝母、芦根等。或以三仁汤、藿朴夏苓汤、藿香正气散等方加减选用，轻扬宣肺化气以祛湿。肺宣湿开，热随湿去。所以湿热郁阻上焦，不用发汗，以轻扬宣肺化湿，正是徐灵胎所谓："治湿不用燥热之品，皆以芳香淡渗之药，疏肺气而利膀胱，此为良法。"

若湿阻于中，脾胃受病，气机升降之枢纽失灵。人体之气机升降，其权衡在于中气。章虚谷说："三焦升降之气，由脾鼓动，中焦和则上下顺。"中焦和，即脾胃和。阳明为水谷之海，太阴为湿土之脏，胃主纳谷，脾主运化。脾升则健，胃降是和。所以中焦和，脾胃升降皆得适度，则心肺在上，行营卫而光泽于外。肝肾在下，养筋骨而强伏于内；脾胃在中，传化精微以溉四旁，人体保持正常的气机升降运动，是为无病。

若脾运失健，则内湿停中。脾本主湿，以升为主。湿邪最易损伤脾阳，脾为湿困，脾气不升，则胃气不降，水湿内聚，气机不畅，可见胸脘痞闷，大便溏滞不爽。湿热阻中，热蒸湿浊，常可弥漫表里上下，兼见倦怠乏力，四肢沉重，面色光亮而淡，头晕且胀，舌苔白腻而滑润液多，脉沉濡而软，或沉缓而迟。

湿热阻滞于中焦，当运脾气，宜苦燥泄热法，药如半夏、陈皮、厚朴、杏仁、大腹皮、黄芩、黄连等。苦躁祛湿清热。脾气得升，胃气则降，湿开则热祛。正如章虚谷所说："脾气弱则湿自内生，湿盛而脾不健运，浊壅不行，自觉闷极，虽有热邪，其内湿盛而舌苔不躁，当先开泄其湿，而后清热，不可投寒凉以闭其湿也。”

2. 凉遏　感受湿热之邪，恣食饮冷，或贪凉过度，或误服寒凉之剂；或感受湿热之邪而湿重热微者，因寒凉凝涩，遏阻中阳，脾胃升降之机为寒凉湿浊阻滞，则全身气机不畅。证见胸脘痞闷，憋气堵胀、叹息，全身酸楚，大便溏、小便不畅，面色淡黄，舌质略红，苔白滑而腻，脉缓软，或沉缓且濡。治宜苦微温法开湿郁畅中阳以利三焦，湿邪凉遏一化，气机宣畅，热邪即随湿而去。药如半夏、陈皮、杏仁、白蔻仁、苍术、木香、草蔻等。

若凉遏偏于上焦，卫气不疏，阳气不通，唇红不渴、常欲叹息，憋闷者，可选用白芷、苏叶、藿梗、防风等，辛以开郁。湿郁开，再议清热，如藿朴夏苓加草蔻之类。

3. 寒凝　素体中阳不足，复感湿热之邪，邪从湿化而归于太阴。又因过分饮冷，或过服寒凉滋腻，则湿盛阳微。湿属寒水之类。遇寒则凝泣，而使气机涩滞。证见胸脘痞满，堵闷异常，喘息腹痛，大便稀、小便清白，舌淡苔白腻而滑润，脉沉软而涩或沉涩。

寒凝涩滞，非温不能驱寒开凝通闭，药如桂枝尖、苏叶梗、草蔻、生姜等。用辛温之品治湿热，因暂寒凝于中，为权宜之计，待脉缓渐起、苔化寒凝开（中病）即止，不可久服，防其增热。

4. 冰伏　冰伏较寒凝更甚。并非湿热病一用寒凉即成冰伏，其多见于素体阳虚的湿热病人，暴进冷饮或过服寒凉重剂，寒凉入胃，中阳重伤，湿盛阳微，湿热之邪为寒凉所凝至冰冻之势而深伏于内，气机为寒凉所遏滞，阴阳不相顺接，阳气不能达于四末。证见面色苍白、胸脘痞闷加重，四肢厥冷，少腹绞痛，舌质淡润多液，大便溏稀，小便清长，脉沉迟或沉伏。此非辛温燥烈之品，不能缓解冰伏，散寒开郁而通闭。急用四逆、理中法。常用药物如桂枝、肉桂、生姜、干姜、川椒、草蔻等。冰解、寒散、舌苔化、面色润即停服，不可过用，防其热势加重。

下焦湿热，病在大小肠及膀胱，当考虑淡渗与通导之法。

1. 淡渗　淡渗法用于利小便通阳以祛除湿邪。湿热病小便不利，常因湿热阻滞于膀胱。《灵兰秘典论》曰："膀胱者，州都之官，津液藏焉，气化则能出矣。"湿热阻滞，膀胱气化不利，则小便涩滞不行，可用清利膀胱之品，以利水道。药如通草、茯苓皮、猪苓、木通、车前子、冬瓜皮、滑石、寒水石、山栀等。但湿邪重浊，湿热最易弥漫三焦，使决渎无权而致上壅下闭，三焦皆困。肺为水之上源，上源闭塞，则下流不行。若证兼见胸满喘息、咳嗽而小便不利者，当加宣肺之品，如苏叶、前胡、杏仁、枇杷叶等。辛开肺气，佐以淡渗通利膀胱即所谓"启上闸、开支河、导水势下行"之法。

2. 导滞　湿热兼滞，除其具湿热见证外，舌苔黄厚，根部厚垢而腻，口臭，大便臭不爽色如败酱，脉濡滑而数，关尺部尤甚。其气机为湿热食滞所阻塞，因之除祛湿外，必须加消食化滞之品如保和丸、焦三仙、木香导滞丸、沉香化滞丸、香砂枳术丸等。攻下、猛攻皆所禁忌。

总之，湿温病的治疗，应以化湿、祛湿、渗湿为主，切忌早投寒凉之品。否则误治，湿未去而热反恋。治湿必先化气，"气化湿亦化"。湿在上焦，则宣肺气，在中焦，则运脾气，在下焦则化膀胱之气。湿开则热随湿去。湿祛再议清热，非热重湿轻者莫轻用苦寒。

病案举例

1. 湿阻

张某，男，65岁　1936年8月11日

雨后天晴，暑热湿动，起居不慎，感邪致病。今觉身热头晕，胸脘满闷，周身酸楚乏力微有恶心，胃不思纳。大便尚可，小溲不畅，舌白苔腻，脉象濡软略滑。

病属暑热外迫，湿阻中、上焦，气机不畅，法当芳香宣化，辛开苦泄。

鲜佩兰10克（后下） 鲜藿香10克（后下） 大豆卷10克 制厚朴6克 陈皮6克 川连3克 六一散10克（布包）一付

二诊 1936年8月12日

药后遍体小汗，身热渐退，头晕已减，身酸楚亦轻，但中脘仍闷，略有恶心，舌白苔腻，脉象濡滑，再以前方增损之。

原方加草蔻1克 杏仁10克 连服三付而愈。

2. 凉遏

周某，女，57岁 1941年9月3日

平素脾胃虚弱，内停蕴郁之湿，复感暑热之邪，身热头晕胸脘满闷，口渴、医不察内湿蕴郁遂进白虎。服后即觉胸脘满闷异常，少腹因之不舒，舌苔白滑而腻，脉象濡软力弱。素体阳气不足，辛凉重剂戕伤中阳，中焦运化失灵，腹中隐隐作痛，辛微温以化湿邪，佐芳香兼以缓痛。生冷皆忌。

苏叶6克 藿香梗10克（后下） 大豆卷10克 半夏10克 厚朴6克 白蔻仁3克 煨姜2克 木香5克 茯苓皮10克 二付

二诊 1941年9月5日

前进芳香疏解、辛微温以化湿之后，中脘满闷渐解，腹中隐痛未作，脉仍濡软，力量略增，再以芳香疏调，治在中焦。

苏藿梗各6克 半夏曲10克 陈皮6克 厚朴花6克 白蔻仁3克 鲜煨姜3克 焦麦芽10克 二付而愈。

3. 寒凝

鲍某，男，21岁 1941年8月25日

连日炎热，突然患感，身热头晕，心烦口渴，暴吃冰棍六、七支，又过多吃生冷瓜果，移时即觉胸中堵满、憋闷，呼吸粗促，腹中胀小便短少，少腹作痛，遂来应诊。面色青暗，舌白淡腻润滑多液，两脉沉涩不畅。

此暑热外受，暴进生冷，阳气郁遏，湿为寒凉凝涩，寒凝之证，宜先以辛香微温，宣郁缓痛，温解寒凝。俟寒化、凝开、湿去，再行清化方法。

陈香薷 15 克（后下） 藿苏梗各 10 克 白芷 6 克 煨姜 6 克 桂枝尖 2 克 草豆蔻 3 克 木香 6 克 白蔻仁 2 克 半夏 10 克 二付

二诊 1947 年 8 月 27 日

药后遍体小汗出，身热头晕皆减、胸满、憋气堵闷之症见轻，呼吸粗促已解，面色略暗小便甚畅。舌仍淡腻，两脉已渐转滑利。前方去陈香薷、桂皮尖、草豆蔻、又服二付而安。

4. 冰伏

张某，女，40 岁 1978 年 8 月 23 日

近日患感，觉头晕、身热、恶心、胸闷，全身酸软无力。昨日自服安宫牛黄丸二丸，次日即胸闷异常，呼吸气粗、下肢浮肿、全身无力，四肢逆冷，面色苍白且浮、顷诊两脉沉伏按之涩而不畅，舌白质淡，苔滑润液多，小便不爽，精神萎靡。此暑湿蕴热，过服寒凉，邪被冰伏于中，急以辛温通阳，芳香祛湿，解冰伏散寒邪开郁通闭。

桂枝 10 克 干姜 6 克 香薷 6 克 半夏 10 克 厚朴 6 克 草蔻 3 克 炒川椒 6 克 生姜 6 克 一付

二诊 1978 年 8 月 24 日

药后遍体小汗，身热已退，胸闷大减，呼吸正常，面目四肢浮肿皆退，两脉渐起，脉象濡滑，四肢转温，舌润质略红。此寒去冰解，改用芳香宣化方法：

藿香 10 克 半夏 10 克 厚朴 6 克 草蔻 3 克 陈皮 10 克 苍术 6 克 生姜 6 克 茯苓 10 克 冬瓜皮 20 克

又服三付而愈。

附：治疗湿热病的常用方法

（一）芳香宣化法（上焦）

暑热之邪袭于外，湿热秽浊蕴于中。

症见：头晕身热，周身酸沉乏力，胸中气塞，脘闷咳嗽，小便黄赤，舌苔白腻而滑，脉濡滑。

此湿温初起之证，宜芳香宣化方法。

鲜佩兰10克（后下） 大豆卷10克 鲜藿香10克（后下） 嫩前胡3克 川郁金6克 白蒺藜10克 姜竹茹10克 制厚朴5克 川黄连3克（研冲） 通草3克

（二）芳香疏解法（上焦）

暑热外受，表气不畅。

症见：形寒头晕，周身酸楚，身热肌肤干涩，中脘满闷，恶心呕吐，腹中不舒。舌苔白腻，脉濡滑，按之濡软略数。

芳香疏解，退热定恶。

佩兰叶12克（后下） 广藿香10克（后下） 陈香薷5克（后下） 大豆卷10克 制厚朴6克 白蔻仁5克 煨鲜姜3克 杏仁6克 太乙玉枢丹1克 研细分冲。

（三）芳香化浊法（上、中焦）

暑热湿滞、互阻中焦。

症见：身热泛恶，呕吐痰水，心烦急躁，两目有神，口干不欲饮水。胸腹中阵痛，大便欲解不得。舌白苔腻，脉象濡数，按之弦滑且数。

以芳香化浊法定呕降逆折热。

佩兰叶10克（后下） 藿香6克（后下） 制厚朴6克 半夏曲12克 川连3克 佛手10克 大腹皮10克 煨姜3克 保和丸12克（布包） 赤芍12克 焦麦芽10克

上落水沉香末1克、白蔻仁末1克二味共研装胶囊分两次汤药送下。沉香末以降其气逆，蔻仁末以化开湿郁，治若不当，即可转痢。

（四）轻扬宣解法（上、中焦）

暑温蕴热，互阻肺胃。

症见：身热头晕，咳嗽痰多，胸脘痞闷。舌红苔白腻，脉弦滑略数，右脉濡滑且数。

热在肺胃，法宜宣解；湿浊中阻，又当轻扬。

香豆豉 12 克　炒山栀 6 克　嫩前胡 3 克　象贝母 10 克　杏仁泥 10 克　枇杷叶 12 克（布包）　保和丸 15 克（布包）　鲜芦根 30 克

（五）宣肃疏化法（上、中焦）

暑湿热郁，蕴阻肺胃。

症见：咳嗽痰多，胸中满闷，大便不通，小溲赤黄，舌苔黄垢而厚，脉象濡滑，右关尺滑且有力。

宜宣肃上焦，疏化畅中法。

前胡 3 克　象贝母 12 克　杏仁泥 10 克　香豆豉 12 克（布包）　山栀 3 克　炙杷叶 12 克（布包）　黄芩 10 克　保和丸 15 克（布包）　焦麦芽 10 克　枳壳 3 克

（六）轻宣清化法（上、中焦）

暑热偏多，湿邪略少。

症见：身热咳嗽，汗出口干，意欲凉饮，胸脘少闷。舌红苔黄，脉滑数略濡，右部有力。

宜清解暑热，轻宣化浊。

薄荷细枝 2 克（后下）　佩兰叶 10 克（后下）　连翘 12 克　炙杷叶 12 克（布包）　白蒺藜 12 克　前胡 3 克　杏仁 10 克　川贝母 5 克（研冲）　鲜西瓜翠衣 30 克　鲜荷叶一角　益元散 12 克（布包）　竹叶 6 克　黄芩 6 克

（七）辛开苦降法（中焦）

湿热病，热郁中州，湿阻不化。

症见：头晕且胀，胸闷而周身酸楚，漾漾泛恶，大便不畅，小便赤黄，苔白滑腻，脉濡滑而沉取有力。

宜辛开其郁以利三焦，苦降其热以燥湿浊，少佐淡渗分消。

白蒺藜10克　佩兰叶12克（后下）　白芷3克（后下）半夏10克　黄芩10克　黄连3克（研冲）　炒苡米12克　白蔻仁12克　赤苓12克　滑石12克

（八）宣化通腑法（中、下焦）

暑挟湿滞，互阻不化。

症见：恶心呕吐，腹胀矢气，大便不通，小溲艰涩。舌苔白腻，根部垢厚，脉濡滑关、尺有力。

宜宣化降逆，展气通腑，一方两法，兼顾胃肠。

鲜佩兰12克（后下）　鲜藿香6克（后下）　香豆豉12克　山栀5克　新会皮5克　佛手片10克　槟榔10克　杏仁10克　前胡6克　通草3克　煨姜2克

酒军0.5克　太乙玉枢丹1克二味共研，装胶囊，分两次用佛手片10克　煨姜3克　煎汤送下，药先服（此定呕法）。

（九）泄化余邪、轻通胃肠法（中、下焦）

湿温后期，身热已退，症状大轻，余热未除，湿热积滞退而不净。

症见：大便不通，腑气不畅，腹中不舒，舌苔腻根黄厚，脉象濡滑，右侧关、尺滑且有力。

宜泄化余邪而通胃肠。

白蒺藜10克　粉丹皮6克　香青蒿1克　枳实3克　鲜杷叶12克　保和丸15克（布包）　全瓜蒌30克　知母6克　炒苡米12克　山楂炭12克　杏仁10克　茵陈12克

白蔻仁末0.6克、生熟大黄末各1克三味共研细末装胶囊，分两次汤药送下。

（十）泄化余邪、甘润和中（中、下焦）

湿温初愈，邪退不净，中阳未复，阴分亦虚，运化欠佳。

症见：胃纳不馨，周身乏力。舌胖而淡，脉濡滑缓弱，按之，弱而无力。

宜泄化余邪，甘润和中方法，以善其后。病势向愈，饮食寒暖切当留意。

川石斛 12 克　丹皮 6 克　香青蒿 0.5 克　甜杏仁 10 克　范志曲 12 克　鸡内金 10 克　冬瓜子 20 克　茯苓皮 15 克

生熟谷麦芽各 12 克　香砂枳术丸 15 克（布包）

方剂索引

一　　划

二　　划

三　　划

四　　划

五　　划

六　划

七　划

八　划

九　划

十　划

十 一 划

十 二 划

十 三 划

十 四 划

十 五 划

十 六 划

十 九 划